龙江医派丛书

总主编　姜德友　常存库

寒地养生

主　编　姜德友

科学出版社

北　京

内 容 简 介

本书为“龙江医派丛书”之一。论述了寒地养生的基本理论，并从调神、饮食、起居、运动、房事、娱乐、兴趣、交际、色彩、沐浴、环境、体质、时令、部位、针灸、药物等多方面进行养生指导。一方面强调如何适应寒地自然环境，以养生保健；另一方面论述寒地养生的优势，以利健康。提示寒地居民养生要注意趋利避害，注重三因忌宜，守恒有节，以对寒地居民养生保健提供有益参考。

本书适用于广大中医爱好者和寒地居民阅读。

图书在版编目（CIP）数据

寒地养生 / 姜德友主编. —北京：科学出版社，2018.9
（龙江医派丛书 / 姜德友，常存库主编）
ISBN 978-7-03-058701-5
Ⅰ. ①寒… Ⅱ. ①姜… Ⅲ. ①养生（中医） Ⅳ.①R212
中国版本图书馆 CIP 数据核字（2018）第 205869 号

责任编辑：鲍　燕 / 责任校对：张凤琴
责任印制：张欣秀 / 封面设计：北京图阅盛世文化传媒有限公司

科学出版社 出版
北京东黄城根北街 16 号
邮政编码：100717
http://www.sciencep.com
北京凌奇印刷有限责任公司印刷
科学出版社发行　各地新华书店经销
*
2018 年 9 月第　一　版　开本：787 × 1092　1/16
2024 年 6 月第四次印刷　印张：15
字数：384 000
定价：88.00 元
（如有印装质量问题，我社负责调换）

《龙江医派丛书》

组委会

《龙江医派丛书》

学术委员会

《龙江医派丛书》

总编委会

总　　序

中医药学源远流长。薪火相传，流派纷呈，是中医药学的一大特色，也是中医药学术思想和临床经验传承创新的主要形式。在数千年漫长的发展过程中，涌现出了一大批著名医家，形成了不同的医学流派，他们在学术争鸣中互相渗透、发展、融合，最终形成了中医药学“一源多流”的学术特点及文化特色。

开展中医药学术流派的研究，进一步挖掘和揭示各医学流派形成和发展的历史规律，不仅仅是为了评价流派在中医药传承和发展中的作用及历史地位，更为重要的是以史为鉴，古为今用，不断丰富中医药学术理论体系，从而推动当代中医药学研究的创新和发展，促进中医药事业的繁荣与发展。

黑龙江地处祖国北疆边陲，白山黑水之畔，与俄罗斯、日本、韩国都有密切交往，具有独特的地域地理气候特点及历史文化底蕴。通过一代代中医药人的不懈努力，在龙江大地上已逐渐形成了以高仲山、马骥、韩百灵、张琪四大名医为首的黑龙江名中医群体，他们在黑龙江省特有的地域环境和文化背景下，在动荡不安、不断更迭的历史条件下，相互碰撞争鸣、撷取交融，以临床实践为重点的内科、外科、妇科、儿科、五官科、骨伤科、针灸科等协同发展，各成体系，学术经验多有特点，并有论著传世，形成了风格独特的“龙江医派”，蕴育了北寒地区中医药防治疾病的优势与特色，成为我国北方地区新崛起的医学流派。

当今，“龙江医派”已融汇成为区域中医学术传承创新的精华，筑建起黑龙江中医学术探讨的平台，成为黑龙江中医事业发展和人才培养的内生动力。龙江学派的系统研究将为学派的学术内涵建设提供良好环境，为黑龙江中医文化品牌和地域社会文化的优势形成做出卓越贡献。

“龙江医派丛书”不仅全面、系统地搜集整理了有关“龙江医派”的珍贵文献资料，而且利用现代研究方法对其进行了深入的分析、研究和提炼。“龙江医派”反映了近百年来中医药人不畏艰苦、自强不息、不断发展壮大的奋斗历程，为中医药学的理论研究和创新实践提供了坚实的学术基础。相信本丛书的出版，对于继承和发扬“龙江医派”名老中医学术思想和临床经验，激励中医药新生力量成长有着重要的教育意义，亦将对推动黑龙江中医药学术进步与事业发展产生积极、深远的影响。同时，对全国中医药学术流派的挖掘、整理、研究也有重要的启迪，更期盼同道能将丛书所辑各位名家临床经验和学术思想进行综合剖析，凝练特点，彰显“龙江医派”所独具的优势和特色。谨致数语为之序。

中国工程院　院士
中国中医科学院　院长
天津中医药大学　校长
2012年春日

总前言

中国地大物博，传统文化源远流长，中医学就是在中国的自然和人文环境中发育成长起来的。由于自然和人文条件的差异，中医学在其发生发展过程中就必然地形成了地方特色，由此便出现了林林总总的地方流派。龙江医派就是近现代在我国北疆新崛起的中医学术流派，是在黑龙江省独特的历史、文化、经济、地理、气候等诸多因素的作用下逐渐形成的，是在白山黑水中、在黑土文化历史背景下蕴育成长起来的，有着鲜明的地域文化特色。以高仲山、马骥、韩百灵、张琪四大名医为代表的新时代黑龙江名中医群体涌现，凸显了对北方地区疾病防治的优势。特别在其百余年的发展过程中，龙江医派医家群体不断创新，薪火相传，形成了鲜明的学术特色和临证风格。龙江医派体现了中医学术流派必须具备的代表人物、地域性、学术性、继承性、辐射性、群体性等特点，有自身的贡献和价值。梳理龙江医学发展历史脉络，总结龙江医派的学术经验和成就，对促进龙江中医的进步，发展全国的中医事业都有重要意义。

1　龙江医派的文化背景

龙江医派的形成和发展与黑龙江流域的古代文明、文明拓展和古民族分布、少数民族文明的勃兴、黑土文化特点及黑龙江省特有精神具有密切联系。

黑龙江古代文明和古人类距今已 18 万年，黑龙江省兴凯湖就曾出土过 6000 年前的形态各异的陶器。黑龙江省有三大族系：一是东胡、鲜卑系——西部游牧经济；二是秽貊、夫余系——中部农业渔猎经济；三是肃慎、女真系——东部狩猎捕鱼经济。全省现共有 53 个少数民族。公元 5～17 世纪，北方少数民族所建立的北魏、辽、金、元、清五个重要朝代都兴起于黑龙江流域，他们创建了独具特色的鲜卑文化、渤海文化、金元文化、满族文化、流人文化、侨民文化。所以，黑龙江地区具有开放性、多元性、豪放性、融合性、开创性等多种黑土文化特点。同时由于近代的发展与拓展，各种精神不断传播，闯关东精神、抗联精神、北大荒精神、大庆精神、铁人精神、龙医精神，激励着一代又一代的龙江人不断进取。

2　龙江医派的形成与发展

龙江地区医疗实践经跌宕起伏，脉冲式发展历程，形成了独树一帜的诊疗风格及用药特色，其学术思想鲜明，颇具北疆寒地特点。

2.1 龙江中医的蕴育

有了人类就有了医疗保健活动。据史料记载，早在旧石器时代晚期，黑龙江流域就有了中华民族先人的生息活动，西汉时黑龙江各民族就已经处于中央管辖之下。经历代王朝兴衰、地方民族政权的演替，黑龙江地区逐步发展为多民族聚居的省份，有丰富的地产药材。在漫长的历史过程中，各族人民利用地产药物和不同的民族文化，积累了特色鲜明的医药经验和知识，形成了满医、蒙医、朝鲜医、中医等不同的民族医学，还有赫哲、鄂伦春等民族特殊的医药经验和知识。黑龙江的中医学在历史上不可避免地吸收了各方面的医药知识和经验，如此就使龙江医派的学术中融汇了地方和民族医药因素，逐步形成了地方医学流派的内涵和风格。

在漫长的古代，黑龙江区域的医疗主要是少数民族医药内容。汉族的中医学基本是从唐宋以来逐步兴盛起来的。唐代时渤海国接受唐王朝册封后，多次派遣人员赴唐学习中原文化，中原文化大规模输入北方渤海国，并向日本等周边国家和地区出口中药材，这样的反复交流活动，促使黑龙江的中医学术逐步积累起来。金代女真人攻陷北宋汴梁，掳掠中原人十余万，其中就有大批医药人员，包括太医局医官，此外还有大量的医药典籍和医药器具，这极大地促进了中医药在黑龙江的传播和发展。

到了清代，随着移民、经商、开矿、设立边防驿站、流放犯人等活动的进行，中医药大量进入黑龙江，专业从事人员日益增多，中医药事业随之发展起来并逐渐具备了一定的阵容和规模。

2.2 龙江医派的雏形

由于民族因素、地方疾病谱及地方药物等物质文化原因，黑龙江中医药经过漫长的蕴育，到清末和民国初期，初步形成了龙江医派格局。当时的黑龙江中医有六个支系，分别为龙沙系、松滨系、呼兰系、汇通系、三大山系和宁古塔系。

龙沙系的主流是由唐宋以来至明清的中原医药辗转传承而来的，渊源深远，文化和经验基础雄厚。他们自标儒医，重医德，讲气节，放任不羁，注重文化修养，习医者必先修四书五经以立道德文章之本，然后才研读《内经》《伤寒论》等医药典籍。临证多用经方，用药轻，辨证细腻。1742 年（清乾隆七年），杭州旗人华熙，被流放齐齐哈尔，在此地行医，其对天花、麻疹患儿救治尤多。1775 年（清乾隆四十年），吕留良的子孙被发遣到齐齐哈尔，有多人行医，最有名望者为吕留良的四世孙吕景瑞。1807 年（清嘉庆十二年），晋商武诩从中原为黑龙江带来药物贸易，此人擅针灸并施药济人。文献记载他曾把药物投入井中治疗了很多时疫病人。此系医风延及黑龙江的嫩江、讷河、克山、望奎一带。

松滨系起于黑龙江的巴彦县，因沿松花江滨流传而得名。此派系医家多以明代医书《寿世保元》《万病回春》为传承教本，用药多以平补为主，少有急攻峻补之品。理论上讲求体质禀赋，临证上重视保元固本。应用药物多以地产的人参、黄芪、五味子等为主，治疗以调养为主要方法。

呼兰系世人多称为“金鉴派”，源于光绪年间秀才王明五叔侄于 1921 年所创之“中医学社”。该社讲学授徒专重《医宗金鉴》，并辅之以明清医书《内经知要》《本草备要》《温病条辨》，依此四种医书为基础授业。此派医家用药简洁精炼，擅长时方，治热性病经验丰富。此医系门人数百，分布于黑龙江的哈尔滨、绥化、阿城、呼兰一带。

汇通系以阎德润为代表，阎德润先生 1927 年留学日本仙台东北帝国大学，1929 年夏获医学博士学位，1934年任哈尔滨医学专门学校校长，1938～1940年任哈尔滨医科大学校长兼教授。先生虽习西医，但是热爱中医，从1924年开始，陆续发表《汉医剪辟》等文章，并著有中医专著《伤寒论评释》等。他是近代西医界少有的以肯定态度研究中医而成就卓著者。其授课时除讲解生理、解剖等知识外，还研究中医名著，主张中西医汇通，见解独到，是黑龙江近现代中西医汇通派的优秀代表人物。

三大山系属走方铃医性质，串雅于东北各地区。据说此派系王氏等三人以医艺会友而结派，为此派的开山祖师，三人姓名中都有“山”字，故又名“三大山派”。哈尔滨道外北五道街有“王麻子药店”，以王麻子膏药著称，此即三大山派人物之一。同派人物流落到此，可管吃住，但是临别时须献一治病绝技，以此作为交流，增长提高治病技艺。该派偏重奇方妙法，忽视医理探究，除惯用外用膏药外，多习针灸之术，而针灸又以刺络泄血手法称绝。

宁古塔系在今宁安市一带，古为渤海国，此系军医官较多。1655年（清顺治十二年），流徙宁古塔的周长卿擅长医术，为居民治病，是宁古塔中医的创始人。1822年（清道光二年），宁古塔副都统衙门有从九品医官杜奇源。1824年（清道光四年），副都统衙门有从九品医官刘永祥行医治病，衙门不给俸禄，只给药资银每月12两。1862年（清同治元年），宁古塔民间中医有李瑞昌，擅长内科。1875年（清光绪元年），宁古塔有医官刘克明行医治病。1880年（清光绪六年），有练军退役军医黄维瑶，持将军衙门的带龙旗的执照在宁古塔城设四居堂诊所。此时城里还有专治黑红伤的中医刘少男、串乡游医李芝兰。1880年（清光绪六年）吴大澂来宁安，次年设立种痘局预防天花。据1911年（清宣统三年）统计，宁古塔有中医内科医生19人，外科医生4人，妇科医生2人，儿科医生3人，喉科医生2人，眼科医生1人，牙科医生1人。宁古塔一地，已形成人才比较全面的中医群体。

2.3 龙江医派的发展壮大

从民国初年以降，龙江医派逐步发展壮大。一代名医高仲山可谓龙江医派发展壮大的关键人物。他积极组织学术团体，筹办中医教育，培养了一大批龙江中医俊才，整合和凝聚了龙江中医的各个支系，组织领导并推动了龙江医派在现代的进步。其时虽无龙江医派之名，但却具备了龙江医派之实。

高仲山，1910年生于吉林省吉林市，祖辈均为当地名医。高仲山幼读私塾，1924年于新式教育的毓文中学毕业，后随父学医。1926年为深造医学，他远赴沪上，求学于上海中国医学院，师从沪上名医秦伯未、陆渊雷等。

1931年毕业并获得医学学士学位，后来到黑龙江省哈尔滨市开业行医。1932年他在哈尔滨开办“成德堂”门诊，1932年夏末，松花江决堤，霍乱病流行，染病者不计其数，高仲山用急救回阳汤救治，疗效显著，名声远扬。同时自编讲义开展早期中医函授教育。

1934年高仲山先生在哈尔滨组建中医学术团体，集中了黑龙江的中医有识之士；1937年创立“哈尔滨汉医学研究会”任会长，开创龙江医派先河；1941年又成立“滨江省汉医会”任会长，并在各市、县设立分会；1941年创办哈尔滨市汉医学讲习会，培养中医师500余名；1941年任滨江省汉医讲习会会长，伪满洲国汉医会副会长；1945年任东北卫生工作者协会松江分会会长；1946年任哈尔滨市中医师公会理事长；1949年任东北卫生工作者协会哈尔滨市医药联合会主任。中华人民共和国成立后，1955年高仲山先生被国务院任命为黑龙江省卫生厅副厅长，负责中医工作。这一时期他四处访贤，组织中医力量，先后创办了哈尔滨中医进修学校、黑龙江省中医进修学校、牡丹江卫生学校、黑龙江省中医学校、黑龙江省卫生干部进修学院。1956年创办“黑龙江省祖国医药研究所”；1959年在原黑龙江省卫生干部进修学院基础上创建了黑龙江中医学院，标志着黑龙江省高等中医教育的开始，并成立了“黑龙江省中医学会”。

20世纪40年代初，高仲山先生创办了《哈尔滨汉医学研究会月刊》，1940年更名为《滨江省汉医学月刊》并发行了53期；1958年创刊《哈尔滨中医》；1965年创办《黑龙江中医药》。

在高仲山先生的率领下，黑龙江汇聚了数百名中医名家，形成了龙江医派的阵容和规模。

3 龙江医派之人才与成就

龙江医派经长期吸收全国各地中医人才，终于在近现代形成了蔚为壮观的队伍阵容。在汇聚积累人才的同时，龙江中医不仅在临床上为黑龙江的民众解决了疾苦，且在学术上做出了突出的贡献。

3.1 龙江医派之人才队伍

龙江医派的人才队伍是经过漫长的时间才逐步积累起来的，自唐宋移民直至明清才使黑龙江的中医人才队伍初具规模。随着近现代东北的开发，中医人才迅速集中，而中华人民共和国的建立，为黑龙江中医人才辈出创造了优越条件。

在20世纪40年代，哈尔滨就产生了“四大名医”，此外，当时名望卓著的中医还有左云亭、刘巧合、安子明、安世泽、高香岩、王子良、纪铭、李德荣、王俊卿、高文会、阎海门、宋瑞生、李修政、章子腴、韩凤阁、马金墀、孙希泰等，他们都是当时哈尔滨汉医学研究会和滨江省汉医会的骨干成员。并且，各地还设有分会，会长均由当地名医担任。计有延寿县罗甸一，宾县真书樵，苇河县林舆伍和杨景山，五常县杨耀东，望奎县阎勇三，东兴县宋宝山，珠河县王维翰，双城县刘化南，青冈县李凤歧，木兰县李英臣，呼兰县王明五，巴彦县金昌，安达县吴仲英和迟子栋，阿城县沈九经，哈尔滨市陈志和，肇东县李全德，兰西县杨辅震，肇州县孙舆，郭后旗佟振中等。其他如齐齐哈尔市韩星楼，依兰县孙汝续、付华东，佳木斯何子敬、宫显卿，绥滨县高中午，他们均是旧中国时龙江医派的精英和骨干，是后来龙江医派发展壮大的奠基人士。

中华人民共和国成立后，高仲山先生各地访贤，会聚各地著名中医张琪、赵正元、赵麟阁、钟育衡、陈景河、金文华、白郡符、华廷芳、孙纪常、王若铨、吴惟康、陈占奎、孟广奇、胡青山、柯利民、郑侨、黄国昌、于瀛涛、于盈科、衣震寰、刘青、孙文廷、汪秀峰、杨乃儒、张志刚、高式国、夏静华、常广丰、阎惠民、翟奎、吕效临、崔云峰、姜淑明、李西园、刘晓汉、范春洲、邹德琛、段富津等近百人。这些名医是龙江医派后来发展的中坚力量，并产生了黑龙江省“四大名医”，即高仲山、马骥、韩百灵、张琪。

高仲山（1910—1986），我国著名中医学家，中医教育家，现代黑龙江中医药教育的开拓者和奠基人，黑龙江中医药大学创始人。开创龙江医派，黑龙江中医药大学伤寒学科奠基人。黑龙江省四大名医之首。1931年毕业于上海中国医学院获学士学位，1937年创办哈尔滨汉医学研究会任会长，1941年创办滨江省汉医学讲习会，为全国培养中医人才五百余人，创办哈尔滨汉医学研究会月刊、创办滨江省汉医学月刊。1955年任黑龙江省卫生厅副厅长。著有《汉药丸散膏酒标准配本》《妇科学》等，倡导中华大医学观，善治外感急重热病等内科疾病。

马骥（1913—1991），自幼年随祖父清代宫廷御医马承先侍诊，哈尔滨市汉医讲习会首批学员。1941 年于哈尔滨市开设中医诊所。1950 年首创哈尔滨市联合医疗机构。1954 年后，曾任哈尔滨市中医进修学校校长，哈尔滨市卫生局副局长，黑龙江中医学院附属医院副院长，博士生导师，黑龙江中医药大学中医内科学科奠基人，黑龙江省四大名医之一，善治内科杂病及时病。

韩百灵（1907—2010），1939 年在哈尔滨自设“百灵诊所”行医。黑龙江中医药大学博士生导师，黑龙江省四大名医之一，国家级重点学科中医妇科学科奠基人，全国著名中医妇科专家，在中医妇科界素有“南罗北韩”之称，被授予“国医楷模”称号，荣获中华中医药学会首届中医药传承特别贡献奖，著有《百灵妇科学》《百灵妇科传真》等。创立“肝肾学说”，发展“同因异病、异病同治”理论，善治妇科疑难杂病。

张琪（1922—2019），哈尔滨汉医讲习会首批学员，1951 年创办哈尔滨第四联合诊所，黑龙江中医药大学博士生导师，黑龙江省中医学会名誉会长，黑龙江省中医肾病学科奠基人。黑龙江省四大名医之一，国家级非物质文化遗产传统医药项目代表性传承人，2009 年被评为首批国医大师，为当代龙江医派之旗帜、我国著名中医学家。著《脉学刍议》《张琪临床经验荟要》《张琪肾病医案精选》等。创制“宁神灵”等有效方剂，提出辨治疑难内科疾病以气血为纲，主张大方复法，治疗肾病倡导顾护脾肾。善治内科疑难重病，尤善治肾病。

1987 年黑龙江人民出版社出版了《北疆名医》一书，书中记载了 70 多位黑龙江著名中医的简要生平、学术经历及他们的学术特点和经验，从中反映出龙江医派的学术成就及其特点。

从 20 世纪 80 年代末开始，国家和省、市陆续评定了国医大师和几批全国老中医药专家学术经验继承工作指导老师及省级名中医。黑龙江省现有 3 位国医大师，数十人被评为全国老中医药专家学术经验继承工作指导老师，数百人被评为省级名中医和德艺双馨名医。从这些名中医的数量、学历和职称等因素看，龙江医派的队伍构成已经发生了很深刻的变化，表现了龙江医派与时俱进的趋势。

3.2 龙江医派之学术成就

龙江医派作为龙江地方的学术群体，在近现代以来，不仅在医疗上为黑龙江的防病治病做出了历史性的贡献，在学术上也为后人留下了弥足珍贵的财富。这些学术财富不仅引导了后学，在医学历史上也留下了痕迹，具备了恒久的意义和价值。

在中华人民共和国成立之前，高仲山先生为发扬中医学术，培养后学，曾编著了多种中医著述，既为传播学术上的成果，又可作为学习中医的教材读本。这些著述有《黄帝内经素问合解》《汉药丸散膏酒标准配本》《高仲山处方新例》《湿温时疫之研究》《时疫新论》《血证辑要》《中医肿瘤学原始》《妇科学》等十余种，其中《汉药丸散膏酒标准配本》为当时中成药市场标准化规范化做出了重要贡献。

中华人民共和国成立后，老一代中医专家也都各自著书立说，为龙江医派的学术建设做出了可贵的贡献。如马骥著《中医内科学》《万荣轩得效录》，王度著《针灸概要》，白郡符著《白郡符临床经验选》，孙文廷著《中医儿科经验选》，华廷芳著《华廷芳医案》，吕效临著《吕氏医案》《医方集锦》等，张秀峰著《张秀峰医案选》等，韩百灵著《百灵妇科》《中医妇产科学》《百灵临床辨证》《百灵论文集》等，张金衡著《中药药物学》，肖贯一著《验方汇编》《临床经验选》等书，吴惟康编《针灸各家学说讲义》《中医各家学说及医案分析》《医学史料笔记》等，张琪编《脉学刍议》《张琪临床经验荟要》《国医大师临床丛书·张琪肾病医案精选》《跟名师学临床系列丛书·张琪》《中国百年百名中医临床家丛书·张琪》《国医大师临床经验实录·张琪》等，李西园著《西园医案》等，孟广奇编《中医学基础》《中医诊断学》《金匮要略》《温病学》《本草》《中医妇科学》《中医内科学》《中医临床学》等，杨乃儒著《祖国医学的儿科四诊集要》，杨明贤著《常用中药手册》《中药炮制学》，陈景河著《医疗心得集》，邹德琛著《伤寒总病论点校》等，郑侨著《郑侨医案》《郑侨医疗经验集》，高式国著《内经摘误补正》《针灸穴名解》等，栾汝爵著《栾氏按摩法》，窦广誉著《临床医案医话》，陈占奎著《陈氏整骨学》，樊春洲著《中医伤科学》，邓福树著《整骨学》等。

这些论作表现出老一代中医人的拳拳道业之心，既朴实厚重，又内涵丰富，既有术的实用，又有道的深邃幽远。正是这些前辈的引领，才使今天的龙江医派人才如林，成果丰厚，跻身于全国中医前列。

4 龙江医派之学术特点

龙江医派汇聚全国各地的医药精粹，在天人合一、整体观念、病证结合、三因制宜等思想指导下，融合了黑龙江各民族医药经验，结合黑龙江地方多发病，利用黑龙江地产药物，经过漫长的历史酝酿认识到黑龙江地区常见疾病的病因病机特点是外因寒燥、内伤痰热，气血不畅，并积累了以温润、清化、调畅气血为常法的丰富诊疗经验及具有地区特色的中医预防与调养方法。

4.1 多元汇聚，融汇各地医学之长

龙江医派的学术，除了融合早期地方民族医药经验之外，还通过从唐代开始的移民等方式，由中原和南方各地传播而来。这种从内地传入的方式自宋代以后逐步增多，至明清达到一个高潮，已经初步形成人才队伍，这种趋势到近代随东北开发而达到顶点。因此可以说龙江医派的学术根源是地方民族医药经验与全国各地医学的融合，因此也就必然会显示出全国各地医学的特色元素。

唐代渤海国派遣人员到中原学习，带回了中原医学的典籍，这就使中原医学的学术思想和临床经验传播到了黑龙江地区，从而龙江医学也就吸收了中原医学的营养。

北宋末年，金人攻陷汴梁，掳掠了大批医药人员及医学典籍和器物，其中就有北宋所铸造的针灸铜人。这在客观上是比较大规模的医药传播，使中原医药在黑龙江传播得更加广泛和深入。

到明清时期，随着移民、经商、开矿、设立边防驿站、流人、马市贸易等，中医药开始更大规模地传播到黑龙江，并逐渐成为龙江医学的主流。如顺治年间流入的史可法药酒，流放至宁古塔的方拱乾、陈世纪、周长卿、史世仪等，乾隆年间杭州旗人流放齐齐哈尔并在当地开展医疗活动，吕留良的子孙在齐齐哈尔行医等，这都是南方医学在黑龙江传播的证明。而清代在龙江各地行医者大多为中原人，清宣统时仅宁古塔一地就有了比较齐全的各科医生，说明全国各地的医药学术已在龙江安家落户，这对龙江医派的学术特点影响至深至广。

近现代黑龙江各地中医人员的籍贯出身，就更能反映出龙江医派学术的来源。多数名医祖籍均为山东、河北、河南，另有祖籍为江南各省者。如果上追三代，他们绝大多数都是中原和南方移民的后裔，故龙江医派包容了各地的学术内涵。

黑龙江省地处北部边陲，古代地广人稀，从唐代以后是最主要的北方移民所在地之一，到清代形成移民高潮。移民是最主要也是最有效的文化传播方式，龙江医派融合全国各地的医药内容是历史的必然。移民地区虽然原始文化根基薄弱，但是没有固有文化的限制，因此有利于形成开放的精神，可以为不同的医药学内容的发展传承搭建舞台。这可能是今天黑龙江的中医事业水平跻身全国前列的文化基因。

4.2 以明清医药典籍为主要学术内容

中医学发展到明清时期达到鼎盛，医书的编写内容比较丰富，体例也日益标准化。这些医书因为理法方药内容较全面，只要熟读一本就可满足一般的临床需要，故为龙江中医所偏爱习诵，如《药性赋》《汤头歌》《濒湖脉学》等歌诀。此外，人们多以明清时期明了易懂的医书作为修习的课本，如《寿世保元》《万病回春》《医宗必读》《万科正宗》《温病条辨》《本草备要》等。《医宗金鉴》是清代朝廷组织国家力量编著的，其中对中医基础理论、诊断、药物、方剂及临证各科都有全面系统的论述，既有普及歌诀，也有详细解说，确实是中医药学书籍中既有相当深度广度，又切合临床实用的优秀医书。因此龙江医派的大多数医家都能熟记《医宗金鉴》内容，熟练应用该书的诊疗方法。

直到高仲山先生自沪上毕业而来黑龙江兴办汉医讲习会，使“四大经典”及近现代的中医课程在黑龙江成为习医教材。中华人民共和国成立之前，得益于高仲山先生对中医教育的积极努力，黑龙江地区涌现了一大批高素质的中医人才。

4.3 龙江医派学术的地方特色

龙江医派的学术来源有多元化特点，既有全国南北各地的医药传入，又有地方民族医药观念和经验，这些都是酝酿龙江医派学术特色和风格的基础。同时，黑龙江地处北方，地方性气候、地理特点及民众体质禀赋、风俗文化习惯长期以来深刻地影响了龙江医派医家的学术认知，这也必然会给龙江医派医家群体的学术思想、理论认识及临床诊治特点和风格打上深刻的地方性烙印。

首先，善治外感热病、疫病。黑龙江地区纬度较高，偏寒多风，而且冬季漫长，气温极低，寒温季节转变迅速，罹患伤寒、温病者多见，尤其春冬两季更为普遍。地方性高发疾病谱使龙江医派群体重视对伤寒和温病的研究，对北方热性病、疫病的诊治积累了丰厚的经验，临床应用经方和时方并重而不偏。在黑龙江省各地方志都有大量记载。如清末民初，黑龙江地区发生大规模流行的肺鼠疫，经伍连德采取的有效防治措施，中医顾喜诰、西医柳振林、司事贾凤石在疫区医院连续工作数月，救治鼠疫患者2000余例，成功遏制了鼠疫的蔓延，其中中医在治疗鼠疫方面起到了独特有效的作用。许多医家重视以仲景之法辨表里寒热虚实，善用六经辨证和方证相应理论指导临证，同时对温病诸家的理法方药也多能融会贯通，互相配合，灵活应用。而且龙江医派大多数医家无论家居城乡、年龄少长，对《医宗金鉴·伤寒心法要诀》和《温病条辨》都能倒背如流并熟练应用，寒温之说并行不悖，可见一斑。

其次，善治复合病、复合症、疑难病。本地区民众豪放好酒，饮食肉类摄入较多，蔬菜水果相对偏少，而且习惯食用腌制品，如酸菜、咸菜等，造成盐摄入量过高，导致代谢性疾病如糖尿病、痛风等多发，心脑血管疾病在本地区也十分常见。黑龙江地区每年寒冷时段漫长，户外运动不便，加之民众防病治病、养生保健意识相对薄弱，客观上也造成了疾病的复杂性，单个患者多种疾病并存，兼症多，疑难病多，治疗棘手。龙江医派医家长年诊治复合病、复合症、疑难病，习惯于纷繁复杂之中精细辨证，灵活运用各种治法，熔扶正祛邪于一炉。面对疑难复杂病症，龙江医家临证谨守病机，重视脾肾，强调内伤杂病痰瘀相关、水血同治，或经方小剂，药简效宏，或大方复法，兼顾周全，总以愈疾为期。

再次，本地区冬季寒冷，气候以寒湿、寒燥为主，民众风湿痹痛普遍，加之龙江地区冰雪天气多见，外伤骨折、脱位高发。龙江医派医家对此类疾患诊治时日已久，骨伤科治疗经验独到丰富，或以手法称奇，或以药功见著，既有整体观，又讲辨证法，既有家传师授的临床经验，又有坚实的中医理论基础，外科不离于内科，心法更胜于手法。值得一提的是，许多龙江医家注意吸收源于北方蒙古等善于骑射的少数民族的骨伤整复、治疗方法，从而也形成了龙江医派骨伤科学术特色的一部分。

另外，众多医家在成长之中，对黑龙江地产药材如人参、鹿茸、五味子、北五加、北细辛等的特殊性能体会深刻，进而可以更好地临证遣方用药。更因龙江民众一般体质强壮，腠理致密，正邪交争之时反应较剧，所以一般来说，龙江医派医家多善用峻猛力强之品，实则急攻，虚则峻补，或单刀直入，或大方围攻，常用乌头、附子、大黄、芒硝、人参、鹿茸等，所以多能于病情危重之时力挽狂澜，或治疗沉疴痼疾之时，收到出人意料之效。

龙江医派医家也多善用外治、针灸、奇方、秘术。黑龙江是北方少数民族聚集之地，本地区少数民族医药虽然理论不系统，经验零散，但是在漫长的历史中积累了很多奇诡的治病捷法。例如龙江大地赫哲族、鄂伦春族、达斡尔族及部分地区的蒙古族民众等普遍信奉的萨满文化，即包含许多医学内容，这些内容在民间广为流传，虽说不清医理药性，但是临证施用，往往立竿见影。此外，常用外用膏药、针挑放血、拔罐火攻、头针丛刺、项针等治疗方法在龙江医派中也是临床特色之一。

5 龙江医派近年所做工作

为弘扬龙医精神，发展龙江中医药事业，以龙江医学流派传承工作室及省龙江医派研究会为依托，龙江医派建设团队做了大量工作，为龙江医派进一步发展奠定了历史性基础。并被列入黑龙江省委、省政府颁布的《“健康龙江2030”规划》《黑龙江省“十三五”中医药发展规划》《黑龙江省中医药产业发展规划》《黑龙江省中医药条例》《黑龙江省“十四五”中医药发展规划》《关于促进中医药传承创新发展的实施意见》中。

5.1 抢救挖掘整理前辈经验，出版“龙江医派丛书”

为传承发扬龙江医派前辈学术精华，黑龙江中医药大学龙江医派研究团队一直致力于前辈经验的抢救搜集挖掘整理工作，由科学出版社先后出版的《龙江医派创始人高仲山学术经验集》《华廷芳学术经验集》《御医传人马骥学术经验集》《国医大师张琪学术思想探赜》《王德光学术经验集》《邓福树骨伤科学术经验集》《邹德琛学术经验集》《崔振儒学术经验集》《吴惟康学术经验集》《王选章推拿学术经验集》《国医大师卢芳学术经验集》《张金良肝胆脾胃病学术经验集》《黑龙江省名中医医案精选》《王维昌妇科学术经验集》《白郡符皮肤外科学术经验集》《抗战时期龙江医家学术经验集萃》《寒地养生》《龙江医派学术与文化》《黑龙江省民间医药选萃》《国医大师张琪学术经验集》《国医大师孙申田针灸学术经验集》等著作，引起省内外中医爱好者的强烈反响，“龙江医派丛书”已被国家教育行政学院、英国大英图书馆等收录为馆藏图书。

“龙江医派丛书”反映了龙江中医药事业近百年来不畏艰苦、自强不息的发展历程及取得的辉煌成果，其中宝贵的学术思想和经验对于现代中医临床和科研工作具有重要的实用价值和指导意义，同时也是黑土文化的重要组成部分。

5.2 建设龙江医学流派传承工作室，创立龙江医派研究会，搭建学术交流平台

国家中医药管理局龙江医学流派传承工作室作为全国首批 64 家学术流派工作室之一，以探索建立龙江医派学术传承、临床运用、推广转化的新模式为己任，着力凝聚和培育特色优势明显、学术影响较大、临床疗效显著、传承梯队完备、资源横向整合的龙江中医学术流派传承群体，既促进中医药学术繁荣，又更好地满足广大人民群众对中医药服务的需求。2019 年顺利完成验收，并启动第二轮建设。2022 年获评黑龙江省教科文卫体系统“劳模和工匠人才创新工作室”。2023 年，龙江医学流派传承工作室顺利完成第二轮建设验收。

为更全面地整合龙江中医资源，由黑龙江省民政厅批准、黑龙江省中医药管理局为业务主管部门，成立黑龙江省龙江医派研究会，黑龙江中医药大学姜德友教授任首任会长。研究会为学术性、非营利性、公益性社会团体法人的省一级学会，其宗旨是团结组织黑龙江省内中医药工作者，发扬中医药特色和优势，发掘、整理、验证、创新、推广龙江中医药学术思想，提供中医药学术交流切磋的平台，提高龙江中医药的科研、医疗服务能力。龙江医学流派传承工作室与黑龙江省龙江医派研究会相得益彰，为提炼整理龙江医派学术特点及诊疗技术并推广应用，为龙江医派学术文化创建工程做出大量卓有成效的工作。

5.3 举办龙江医派研究会学术年会，推进学术平台建设

为繁荣龙江中医学术，营造学术交流氛围，2014 年，黑龙江省龙江医派研究会举办首届学术年会，与会专家以“龙江名医之路”为主题进行交流探讨。第二届学术年会于 2015 年举办，龙江医派传承人围绕黑龙江省四大名医及龙江医派发展史为主题进行交流。同时通过《龙江医派会刊》的编撰，荟萃龙江中医药学术精华。

5.4 建立黑龙江省龙江医派研究中心，深化和丰富龙江医派学术内涵

2016 年 10 月经黑龙江省卫生和计划生育委员会批准，在黑龙江中医药大学附属第一医院建立龙江医派研究中心。中心依托黑龙江中医药大学附属第一医院和国家临床研究基地、黑龙江省中医药数据中心，旨在通过临床病例研究黑龙江地区常见病、多发病、疑难病的病因病机、证治规律，寒地养生的理论与实践体系等。现已编纂“龙江医派现代中医临床思路与方法丛书”25 册，由科学出版社出版。发表相关论文百余篇。

5.5 建立龙江医派传承基地，提升中医临床思维能力，探索中医临床家培养的教育途径

龙江医派传承工作室先后在中国台湾、深圳、三亚、长春、东港、丹东、天津、满洲里及黑龙江省多地建立传承基地，主要开展讲座、出诊及带教工作，其中三亚市中医院已成为黑龙江中医药大学教学医院及本科生实习基地，现已进行多次专家交流出诊带教工作。

受黑龙江省中医药管理局委托，2013 年进行“发扬龙江医派优势特色，提升县级中医院医疗水平”帮扶活动，研究会于黑龙江省设立十个试点单位，2014 年通过讲座、义诊等一系列活动，使各试点县后备传承人诊疗水平和门诊量均有不同程度的提升。2015 年，黑龙江省中医药管理局委托龙江医派研究会及工作室，在全省各地市县中医医院全面开展

龙江医学流派传承工作室二级工作站的建设，全面提升黑龙江省中医院的学术水平与医疗服务能力。并编撰《龙江医派养生备要》，向全省民众发放。

旨在研究培养中医药人才、发挥中医药优势的“龙江医派教育科学研究团队”，于2014年被批准为黑龙江省首批A类教育教学研究团队，团队致力于建设一批学术底蕴深厚、中医特色鲜明的教育研究群体，以期探索中医人才的成长规律，培养能够充分发挥中医特色优势的中医精英。2022年，黑龙江中医药大学作为黑龙江省非物质文化遗产龙江医派项目保护单位，入选由黑龙江省文化和旅游厅公布的第二批省级非物质文化遗产教育基地和研究基地。

通过在黑龙江中医药大学举办“龙江医派杯”中医经典知识竞赛、英语开口秀、“龙江医派杰出医家马骥基金评选及颁奖活动”，开设龙江医派学术经验选讲、中医学术流派课程，出版《龙江医派学术经验选讲》特色教材以激发学生学习中医的热情，强化其对龙江医派的归属感及凝聚力。

5.6 创办龙江医派学术文化节，创新中医药文化传播模式，打造龙医文化名片

通过创办龙江医派学术文化节，建立龙江医派网站，打造龙医学术文化品牌，宣传中医药文化思想，扩大龙江医派影响力。2012年以来，举办高仲山、马骥、华廷芳、孟广奇、吴惟康等龙江医派著名医家百年诞辰纪念活动，使全省各界感受到龙江中医药的独特魅力及龙医精神，黑龙江省龙江医派研究会会长姜德友教授，经过多年对龙江医派名家事迹、学术思想、道德、行业精神等的多方面研究，提炼总结出八大龙医精神，其内容是勇于开拓的创业精神；勤奋务实的敬业精神；求真创新的博学精神；重育贤才的传承精神；执中致和的包容精神；仁爱诚信的厚德精神；铁肩护道的爱国精神；济世救人的大医精神。充分展现出龙医风采，成为黑龙江省特有的中医文化之魂。龙江医派各项工作的推进，得到了中国中医药报、新华网、人民网、东北网、黑龙江日报等数十家媒体平台的大量报道，在学术界及龙江民众中获得良好声誉，并载入《黑龙江中医药大学校史》《中国中医药年鉴》。

工作室团队以黑龙江省中医药博物馆的建设为契机，大力挖掘黑龙江省中医药学术文化历史资源，梳理明晰龙江医学流派发展脉络，建成龙江医学发展史馆，所编写的《龙江医派之歌》在同学中广为传唱，激发杏林学子对龙江中医的热情。

通过对龙江医派底蕴的发掘和打造，使其成为黑龙江中医药学术界理论产生和创新的土壤，成为黑龙江省中医从业者的凝聚中心，成为黑龙江中医学术探讨的平台和学术园地，成为黑龙江省中医药人才培养与成长的核心动力，成为引领、传承、传播黑龙江中医学术的主体力量，成为黑龙江中医文化品牌和精神家园，成为龙江医药学的特色标志，成为黑龙江省非物质文化遗产，成为黑龙江的重要地理文化标识。相信，在新的历史时期，龙江医派将会做出新的学术建树，为丰富祖国医学的内涵做出更大的贡献。

“龙江医派丛书”总编委会

2024年6月16日

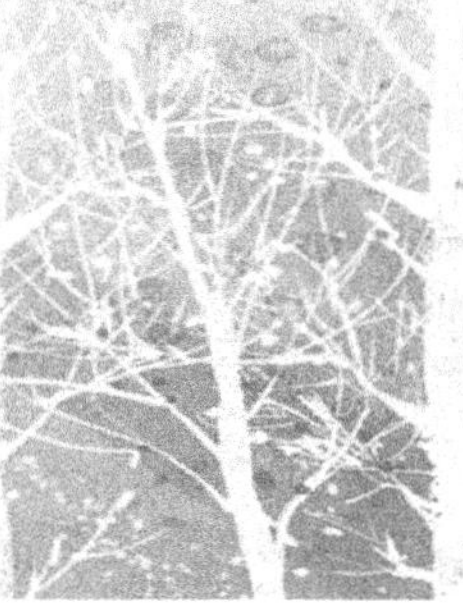
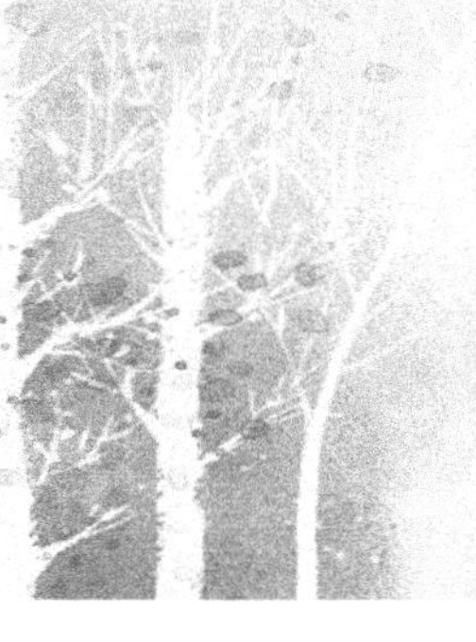

序

余自舞象之年辗转至哈尔滨，至今八十余稔。昨日风华少年转瞬青丝变白发，不禁慨叹时光易老，韶华易逝。无疑，日月盈仄，生长壮老，都是自然界的客观变化，无法阻止，不可逆转。吾等扼不住时间的缰绳，衰老死亡总会不期而至，但这丝毫减低不了众生渴求益寿延年的热情。从对疾病诊疗的钻研探索到对养生理念的趋之若鹜，人们在追寻健康长寿的路上始终没有停下脚步。

“人身小天地，天地大人身”，人生于四宇之内，时空之间，禀天地之气而长，与山川水泽气息相通，神机活动无不受自然环境的影响，美恶寿夭无不与所处环境如鸥水相依。北域龙江，黑土寒地，“八月见霜，九月积雪，冬月坚冰如铁”，全年以冬寒之景为多，飞雪漫天，风寒料峭，水冻地拆，实为阴寒盛极之地。余年九十有六，至此雪窖冰天之境业医半生，虽已逾耄耋，幸未耄聩；虽已皓首苍髯，幸尚耳目聪明。人常有惑，问及严酷寒地竟有何养生之法，余每笑而不答。此非余有秘而不宣之法，诚如张文潜所谓“大抵养生求安乐，亦无深远难知之事，不过起居寝食之间尔。”摄生之法，非有他也。养生之事无外节饮食、慎起居、调精神之类，未有一法“放之四海而皆准”，故不足为道。然秉要执本，论摄生之理论精髓当为“天人相应”，此为行具体养生之法之要义，为执简驭繁之根本。

久居龙江寒地，为医者如何尽其所学，使龙江桑梓少壮者少受疾病之苦，老迈者咸登仁寿之域，病患者皆获康宁之福，门生德友萌生编撰《寒地养生》一书之意。寒地养生概念的提出，实为从因地制宜角度出发，不离追求“天人相应”之终极目标，与余之观点不谋而合。养生之于寒地，与传统养生观念的宗旨不相违背，却重在针对寒地气候特色，提出更有针对性的养生理念。全书分列上中下三篇，关于寒地养生之理、摄养之道、食养之方及寒地常见疾病的医药调治之法，荟萃其类，悉为详备。遍视今之涉养生之作，罕有类此者。书稿既成，付梓之前，余受爱徒之托，为之撰序，得以先览为快。是书实为造福桑梓之作，读之品之，如获至珍，爱不忍释，寥寥数语，特为推介。

首届国医大师　张琪
时戊戌年春于冰城哈尔滨

前　　言

中医养生学是在中医理论指导下，根据人体生命活动变化规律，采用能够保养身体、减少疾病、增进健康、延年益寿的手段，使人们达到少得病、晚得病、不得病、不复发的目的。主要强调起居有常、饮食有节、劳逸有度、心态平和，坚持防患于未然的“治未病”理念，即未病养生、防病于先；欲病救萌、防微杜渐；已病早治、防其传变；愈后调摄、防其复发。

中医养生学还强调因地制宜，顺应地域的差异。寒地养生正是脱胎于中医养生学的地域性养生专著。因黑龙江省地处北方，气候寒冷，秋冬季节较长，人们室外活动较少，加之饮食多嗜咸肥甘厚味等，具有典型寒地特征，故本书主要以黑龙江省为代表地域论述寒地养生方法及手段。寒地养生应注意：一是顺应自然、天人合一；二是形神共养、内外共调；三是动静结合、劳逸相宜；四是协调平衡、和谐有度；五是三因制宜、审因施养；六是护养正气、慎御邪气；七是综合调摄、持之以恒。

本书论述了寒地养生的基本理论，并从调神、饮食、起居、运动、房事、娱乐、兴趣、交际、色彩、沐浴、环境、体质、时令、部位、针灸、药物等多方面进行了养生指导。一方面强调如何适应寒地自然环境，以养生保健；另一方面论述寒地养生的优势，以利健康。同时，因黑龙江省寒地特征形成龙江人的独特体质，现代医学所谓之三高——“高血压、高血脂、高血糖”较多，随之出现的中风、胸痹、消渴、痛风等疾病极为常见，咳喘、痹证亦为多发疾病。龙江中医在天人合一、整体观念、病证结合、审机辨治、三因制宜思想指导下，通过一代又一代医家长期的临床实践，认识到黑龙江省的寒地特点，民众的生活方式、饮食习惯所造成的常见疾病是以外因寒燥、内伤痰热、气血不畅为致病特点，并积累了丰富的诊疗经验及具有黑龙江省特色的中医预防与养生方法。

根据黑龙江省委、黑龙江省人民政府关于《健康龙江 2030 规划》的指示精神，特编辑此书，以供养生参考，以期对寒地居民健康有所裨益。

由于编者学识与经验所限，书中难免有疵漏之处，望读者提出宝贵意见，以便再版时修订。

《寒地养生》编委会

2018 年 5 月

目　录

下篇 寒地常见疾病的调养

上篇

寒地养生基本理论

第一章 绪 论

人与自然息息相应，地理环境、气候特点、呼吸的空气、食材的种类和品质、水质成分等自然因素均可对当地居民体质、易患疾病、情志品性、文化习俗产生影响，即所谓“一方水土养一方人”。因此，“因地制宜”的理论与实践始终是中医养生学及中医药体系的重要组成部分。东北寒地尽管气候寒冷，但水土肥美，农产品丰富、气候高爽，如果能顺应自然条件、趋利避害，总结形成独具一格的养生理论体系，挖掘当地居民的生活经验，因时、因人、因地灵活应用于寒地生活中，就能更有针对性地提高生存质量、延长生命长度。

一、寒地养生的基本概念

养生，又称摄生，是人类出于求生本能，为防病、少病、带病提高生存质量，以及病后防复而有意地采取一系列针对身、心的养护活动。自先秦时期直至近现代，历代养生学派在静神、动形、固精、调气、食养、药饵等方面各有侧重。

中医养生学，是在中医理论指导下，融合各家养生特长，根据人体生命活动变化规律，研究调摄身心、养护生命、祛病延年理论和方法的中医分支学科，涉及天文气象、哲学心法、人文社会等诸多领域。

寒地养生基于“因地制宜”养生原则，是一门在中医养生学基础上衍生出的突出地域及气候特点的养生学说，主要针对长年居住在年均气温偏低地区，如我国黑龙江等地的居民，其理念及原则同样适用辽宁省、吉林省、内蒙古自治区等北方省份及俄罗斯、加拿大等高纬度地区居民。

二、寒地养生的基本特点

寒地养生根植于中医养生学，经过长期经验积累、理论升华和实践验证而具有综合性、实用性、广泛性等特点，并糅合丰富的人文哲学思想。同时，又在中医养生学基础上丰富了独立性和针对性特点，是相比中医养生学更加具体形象的体现形式。

1. 针对性强

寒地养生学属于中医养生学在“因地制宜”方面的分支，它以中医养生学为基础，更有针对性地对寒地气候特点、地理因素、饮食起居、社会风俗、体质特点、易发疾病进行客观总结分析，略去了中医养生学中不适用于寒地居民的理论和技法，使研习者能够更直观、清晰地选择适合自己的养生方法。

2. 进一步深化整体观

整体观，是中医理论体系的首要特点和优势，寒地养生从整体观出发，突出“天人相应”“形神合一”“因地施养”的学术核心，强调人与自然环境相适应、生命活动与外界环境相协调，其所有理论、方法、技术都围绕这一核心展开。

3. 辨体施养，动态灵活

辨证施治，是中医理论体系另一重要特点和优势，个体差异是疾病传变、预后、治疗中不可忽视的重要因素。同样，无论对健康人或带病延年者，养生不可同一而论、泛泛而谈，辨体施养尤为重要。

天、地、人，对个体的影响是复杂多变的。同一地区居民，由于先天禀赋及生活习惯的差异，体质千差万别。同一个体在生命各个阶段，其情志及气血阴阳状态、脏腑盛衰也在不断变化，这些都体现于体质状态上；同时，随着四季轮转、气候变化，每个人体所采用的养生技法也需相应调整。寒地养生运用阴阳五行、经络气血及藏象学说来阐释自然环境、社会环境与生命活动相结合的内在联系规律，从动态灵活的养生理念出发，针对人体的生老病死、防病治病、延年益寿提出相应的养生理论及方法，指导养生者随时间、气候改变而适当调整饮食、起居、运动等生命活动，使养生更具针对性和实效性。

4. 全面实用

人体是有机联动的复杂生命结构，阴阳调和、健康长寿决非一功一法、一朝一夕、一餐一食所能完成，必须对个体内部状态和外界环境进行综合辨析，采取有针对性的多种调摄方法。无论是调神养生、起居养生、饮食养生，还是运动养生、房事养生，以及按摩、针灸、沐浴等具体养生技法，都渗透于日常生活中，对生命活动中的方方面面进行实操性的指导。

寒地养生不仅针对迫切渴望健康长寿的老年人，同样适用于幼儿、少年、中青年，甚至尚在孕育中的胎儿也可通过孕妇有意识地采取养生手段来完善发育、调整体质。

同时，寒地养生不仅适用于无病之时，患病之中、病愈之后都有养生的必要。由于气候和饮食起居习惯的特异性，寒地疾病谱也有别于其他地区，当地居民在罹患寒地高发疾病后，如何在寒地养生原则的指导下采取适当的养生手段来身心并调，以助气血调和、阴阳共生，达到扶正祛邪或带病延年的目的，是寒地养生学的重要内容。

5. 时代特征

中医养生学起源于远古时期，然而现代人类的生活环境、起居特点已发生巨大改变，如若照搬以往经验不仅难以实施，更不适用于现代人的体质。另外，现代疾病谱的变化及一些新型病症的出现不仅给医疗工作带来新的挑战，也为中医养生增添了新课题。现代寒地养生学就是在中医养生原则的指导下，提炼养生的内涵及意义，结合现代寒地自然环境及生活起居特点灵活变通，加以改良，提出更适用于现代寒地居民的养生理法。

三、寒地养生的目的和意义

1. 寒地养生的目的

生存，是生命个体的本能；生活，是生命个体维持生存状态的具体活动。养生的目的，就是在保证生存的同时以更好的状态生活。

从现存史料来看，自原始群居社会起，人类就开始了养生知识及技法的创造和应用；直至先秦时期道家学说兴起后，老庄学派对天、地、人的认识成为养生学的基础；宋金元时期，养生学术呈现兴盛之势；明清时期，养生实践摒弃了长生不死、飞升成仙的唯心观念，走向客观、大众的学术道路。在养生学漫长的发展历程中，人们养生的目的经历了从简单求生到长生不死，再到追求长寿的变化，反映出生命观从神化到理智、从主观到客观的演化过程。时至今日，人们对养生理法趋之若鹜，反映出对美好生活的向往，更是对生命的珍视。

寒地养生的目的，是指导寒地居民克服或顺应特殊的外部环境，针对在寒地环境中生存所形成的相应体质，结合现代寒地生活特点，在寒地养生的原则指导下灵活采取适宜的养生技法，达到提高生活质量、改善生存状态、延长生命长度的目的。

具体目标包括：

（1）孕母养生：赋予子女良好的体质基础。

（2）婴幼儿养生：平稳适应外界环境，避免不良喂养造成的体质偏颇并及时纠正。

（3）青少年养生：充养气血，调和脏腑。

（4）中老年养生：葆养精气，防病祛病，延年益寿。

（5）未病时，内养精气，外慎邪气，防止过耗。

（6）既病之初，及时调养，防止传变及深重。

（7）已病后，辅助治疗，加速痊愈。

（8）病愈后，善后调养，以防病复。

（9）病难愈时，延缓病程，改善状态。

2. 寒地养生的意义

养生不仅有益于生命个体，更是整个种族乃至人类存续发展的需求。寒地养生的意义在此基础上突出了以下几个方面：

（1）助益民众康寿：随着生活水平的日益提高，人们对美好生活的向往使益寿延年的需求更加迫切；同时快节奏的生活、物质供应的极大丰富、高科技带来的各种现代高发病又使人们开始思考如何适应现代生存环境、防病祛疾、提高生存质量。寒地养生为当地居民提供了更有针对性、客观实用、行之有效的养生理法，突出现代生活特点，着眼于生命中各个阶段，对未病、已病、病后等不同状态，从衣、食、住、行等生活各方面调养身心，为寒地居民防病治病、益寿延年提供理论和实践经验支持。

（2）助力社会发展：作为人口最多的发展中国家，我国的社会卫生工作负担较重，随着社会的不断发展进步，人们对健康、对寿命的日益重视，这种负担进一步加重。因此，我国目前大力推进社区卫生服务，强调社会健康管理，倡导“治未病”理念，使卫生工作的重心前移，以便更为合理地分配医疗资源，减轻社会医疗负担。这与养生理念不谋而合，而更具针对性和实用性的寒地养生将对地区卫生环境的改善做出重要贡献。

另外，寒地人口、人才流失除与经济因素有关外，寒冷气候也是不容忽视的因素之一，相对于四季如春的地区，寒地漫长的冬季增加了生活成本，限制了户外活动，让人本能地产生逃离的欲望。同时，很多幼儿和中老年人因呼吸系统疾病，难以适应干燥气候，成为候鸟族，加重了交通运输负担。但实际上，常年温暖甚至炎热的区域并非最有益于健康的居处环境，寒地的闭藏之性更益于坚阴葆精。如果能恰当运用中医养生理法来扬长避短、采长补短，完善寒地养生理法，打破人们对寒地环境认识的局限，将寒地打造成宜居、宜养的养生区域，将有助于留住人才、吸引人才、安抚人才，从而促进地区发展。

（3）细化养生理法：寒地气候相对恶劣，采暖技术落后时人迹罕至，养生经验相对于中原及江南、沿海地区较为薄弱，居民养生多参照其他地区的经验技法，难免南橘北枳，不仅不能有效养生，甚至有损健康。因此，突出寒地特点、针对当地水土风俗及居民体质的寒地养生理法，填补了地域养生的空白，不仅有益于当地民众，更使中医养生学具体化、时代化。

（4）教育传承：寒地养生除以中医养生理法为基础外，还充分挖掘了当地居民长期以来积累的生活经验，整理养生误区及因调摄失宜所致的病症，这均为留给后学及后世的宝贵财富。而在此基础上形成的寒地养生学说也需要在日常实践中加以验证，取其精华继续传承，丰富寒地养生学及中医学理法体系。

第二章　寒地养生基本理念

寒地养生与中医养生学一样，主张从动态综合的角度看待生命、生活，只有充分认识生命的规律、健康和疾病的关系、防病治病的契合点，才能客观、高效地探讨养生理论与实践。否则，对生命各阶段应有的现象认识不清、不理智地看待身体变化、对健康和疾病状态缺乏正确判断、以防为治或以治为防，就会导致心情焦虑、用法失当、过度治疗、延误病情等恶果，不仅影响个体感受，也损害养生学甚至中医药学的声誉。因此，在学习寒地养生的基本原则和技法之前，必须先了解中医养生学中生命、健康、疾病、防治的基本理念。

第一节　生　命　观

养生，源于对生命的尊重、对美好生活的向往、对健康状态的渴求。的确，一枚受精卵能够结合形成并顺利着床的过程就是一个奇迹，它在母体中不断有序分裂、发育健全并成熟又是一个奇迹，母亲经历生产中的种种潜在危险最终娩出胎儿更是一个奇迹。因此，每个生命的存在都值得尊重，每个生命的存续都需要保养，人生的每一个阶段、衣食住行的每一个细节都应认真审视、仔细考量。只有这样，才能避免生命中无数挑战和波折的人为因素，沉着应对无法回避的自然因素。

一、寿命

寿命，或称生命的长度，即某个体从出生到死亡的年数。尽管养生的目的并非对延长生命的单一追求，但长寿毕竟是相对客观实际的养生目标，而在摒弃一切有害因素后所能达到的最大寿命长度便是终极目标。

人的自然生命长度，又称“天年”，是指在完全理想的生存状态下，生命延续的年数。《素问·上古天真论》认为，上古时期掌握了天道的人能够“尽终其天年，度百岁乃去”。唐代孔颖达总结前人观点后在《五经正义》中提出：“上寿百二十年，中寿百岁，下寿八十。”西方生理学家认为，哺乳动物的自然寿命是其生长发育期的5～7倍，对于人类来说就是100～175岁。可见，中西方都认为人类自然寿命长度为100～175年。而超过80岁即可谓长寿，短于60岁称为“夭”。

但从历史记载来看，寿命能够达到120岁的人凤毛麟角，而且也并非均为精通养生学理的养生大家，这是因为影响寿命的因素是多方面的，目前认为有以下几个方面：

1. 遗传禀赋

生命个体的生理特征很大程度上受遗传因素，即父母基因状态的影响，同时也受受孕时父母及孕育期间母体的体质、情绪状态影响。我们将这些禀受于父母及受孕时与生俱来的身体素质，包括特有的体魄、智力等，称为遗传禀赋。《灵枢·天年》说，人之始生“以母为基，以父为楯”;《医学正传·医学或问》进一步提出：“受气之两盛者，当得中上之寿；受气之偏盛者，当得中下之寿；受气之两衰者，能保养仅得下寿。”这里所说的气，即中医理论中生命的物质基础——精气，说明个体一生的健康状态及寿命的长短均与胎元禀赋有直接关系。

现代研究表明，寿命与某些特定基因有关，也就是说家族或种族可能具有群体寿命特征，如果父母具有家族长寿史，那么子女就更可能长寿。例如，世界卫生组织（WHO）认定的五大长寿乡，均地处偏远、交通及信息闭塞，婚配多在相近族群中进行，避免了基因受外界族群干扰。尽管五大长寿乡的自然因素、社会风俗有利于健康长寿，但遗传因素可能占有更重要的比例。

2.自然环境

自然环境因素长期潜移默化地作用于人体，使相同地区的居民体质出现相似性。《素问·异法方宜论》言：“东方之域，天地之所始生也，鱼盐之地，海滨傍水，其民食鱼而嗜咸，皆安其处，美其食，鱼者使人热中，盐者胜血，故其民皆黑色疏理，其病皆为痈疡，其治宜砭石，故砭石者，亦从东方来。西方者，金玉之域，沙石之处，天地之所收引也，其民陵居而多风，水土刚强，其民不衣而褐荐，其民华食而脂肥，故邪不能伤其形体，其病生于内，其治宜毒药，故毒药者亦从西方来。北方者，天地所闭藏之域也，其地高陵居，风寒冰冽，其民乐野处而乳食，脏寒生满病，其治宜灸焫，故灸焫者，亦从北方来。南方者，天地所长养，阳之所盛处也，其地下，水土弱，雾露之所聚也，其民嗜酸而食胕，故其民皆致理而赤色，其病挛痹，其治宜微针，故九针者，亦从南方来。中央者，其地平以湿，天地所以生万物也众，其民食杂而不劳，故其病多痿厥寒热，其治宜导引按跻，故导引按跻者，亦从中央出也。”可见自然环境中的气候、水土、物产均可对居民体质产生重要影响，使其所患疾病具有相似性，进而出现地域性优势疗法。

3. 社会环境

由于人类具有群居特性，因此社会环境对个体有巨大的影响。但真正有益于身心的社会环境并非优渥、散漫的生活状态或是一帆风顺的人际关系，而是积极乐观的社会风气和坚韧不拔的社会心态。现代社会中百岁老人大都经历过战争的浩劫、社会的动荡、贫穷和饥荒、亲朋相继离世等挫折和苦难，但仍凭借对生命、生活的珍视，坚强乐观地走过百年风雨；与此相反，从小生活在安定的生活环境下、享受完备医疗条件的现代中青年人，部分精神迷茫，缺乏积极向上的生活追求，在物质的洪流中急功近利，养成作息不规律、饮食不均衡、张弛无度的生活恶习，同时又受到环境污染和食品安全的影响，亚健康状态高发，昼不精夜不瞑，充分表明物质条件的富足并非绝对有益于身心，社会风俗、精神意识的引领才是社会环境中值得注重的因素。

医疗条件也是社会环境的重要组成部分。现代高科技诊疗手段和日益提高的医疗水平有助于及时准确地诊治疾病，延续生命，我国现代人口的平均寿命已达70岁左右，远远高于以往任何时期的人均寿命，全世界也出现了“老龄化”现象，这不得不说是医疗进步的成果。

4. 养生意识

梁代著名医学家陶弘景在《养性延命录》中言："我命在我，不在于天"，强调了个体行为在养生中的重要作用。在采集了众多百岁老人的生活习惯信息后我们可以发现，无论居处、身份、地位如何，他们都有意无意地践行着养生活动：有的长年规律作息、保持劳作；有的因地产及群体习性低能量饮食；有的爱好交友娱乐；有的请人按摩疏通气血；有的针对自身不适及时自我调理；有的定期食疗补充营养。这说明长寿老人都有热爱生活、珍爱生命的生活热情，也能客观看待衰老和病痛并采取适当的措施。同时，高知群体中长寿者也占有很大比例，这与高知人群具有相对较强的养生意识和辨别知识真伪的能力有关。在目前养生保健鱼目混珠的状态下，保持清醒的头脑，坚定养生原则，不迷信、不盲从，也是达到益寿延年目的的必要条件。

二、衰老

衰老，是生物正常生命活动中的自然进程，是机体在完成生长发育后到死亡前，外观和脏腑功能伴随年龄增长所出现的退行性改变过程。客观、理性地看待衰老，了解衰老的表现和机制，有助于我们对照发现病理性改变并及时采取措施，甚至达到延缓衰老的目的。

1. 衰老的表现及机制

《灵枢·天年》描述了人从生至死，气血盛衰导致功能变化的规律，其曰："人生十岁，五脏始定，血气已通，其气在下，故好走；二十岁，血气始盛，肌肉方长，故好趋；三十岁，五脏大定，肌肉坚固，血脉盛满，故好步；四十岁，五脏六腑十二经脉，皆大盛以平定，腠理始疏，荣华颓落，发鬓斑白，平盛不摇，故好坐；五十岁，肝气始衰，肝叶始薄，胆汁始灭，目始不明；六十岁，心气始衰，苦忧悲，血气懈惰，故好卧；七十岁，脾气虚，皮肤枯；八十岁，肺气衰，魄离，故言善误；九十岁，肾气焦，四脏经脉空虚；百岁，五脏皆虚，神气皆去，形骸独居而终矣。"可见，30～40 岁是人体开始衰老的年龄，通常情况下，从外周皮腠、毛发到五脏气血、神志，衰老现象按一定次序出现。同时，衰老的本质在于脏腑气血的虚损，究其原因，既与先天禀赋有关，也与后天失养有关。例如，青少年出现须发早白具有明显的遗传倾向；长寿家族也有早夭的例外。

2. 早衰

如果相应的衰老现象提前出现，尤其在 30 岁以前就出现皮肤晦暗松弛、肌肉痿软无力、须发早白、目视不清、言语迟钝等均可称为早衰。

3. 理性看待衰老

《养老奉亲书》曰："年老之人，痿瘁为常。"可见衰老是一种自然现象，不属于疾病。如若在相应年龄出现功能的退化，应调整心态，适当减少损耗，从作息活动、饮食调养等方面完成从青壮年到中老年的转变，不可一味追求容貌的年轻化或以青壮年的体能标准要求自己。事实证明，古往今来妄图以强硬手段长生不老或长生不死之人多半早夭。

但亦不可忽视衰老现象。衰老之后即是死亡，很多早衰现象是身体发出的透支警报，故出现衰老迹象应引起重视，及时判断虚损状态并加以补益扶助，延缓衰老进程。因此，有必要在进入衰老期后强化养生防病的意识，减少疾病的发生，如若出现不适病症应及时就医，防止疾病过度耗伤精气、扰乱阴阳，可在一定程度上延缓衰老、延长寿命。正如汉代医学家杨上善《黄帝内经太素·阴阳大论》中所言："若人能修道察同，去损益之病，则阴阳气和，

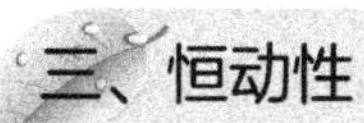

无诸衰老。”

三、恒动性

运动，是所有生命体乃至天体存在的必要属性，正如《素问·天元纪大论》所说：“太虚寥廓，肇基化元，万物资始，五运终天，布气真灵，揔统坤元，九星悬朗，七曜周旋，曰阴曰阳，曰柔曰刚，幽显既位，寒暑弛张，生生化化，品物咸章。”人作为世间生物的一分子，同样具有运动变化的属性，一个生命个体，从来自父母的精卵结合，直至死亡，始终处于运动变化中。

1. 精、气、神的运动

精，在中医理论中有广义、狭义之分。广义之精是指人体内一切精微物质，包括气、血、津液及狭义之精；狭义之精是指禀受于父母的先天之精，以及先天之精与后天水谷精微相融合而成的后天之精，两者是构成人体并维持生命活动的最基本物质。

气，是构成人体和维持生命活体的另一基本物质，在体内运行不息，通过“升降出入”的运动形式，主导其他精微物质的运化，并使人体表现各种生命现象。正如《素问·六微旨大论》云：“出入废则神机化灭，升降息则气立孤危。故非出入，则无以生、长、壮、老、已；非升降，则无以生、长、化、收、藏。”

神，在中医理论中指主宰人体生命活动及其外在总体表现的总称，其功能即《素问·五常政大论》所说的“根于中者，命曰神机，神去则机息。”同时，神也指人的意识、思维、情感等精神活动。

精、气、神之间互为基础、互为主宰。精是气、神的生化之源；气生化、布散精微，使脏腑、内外协调有序；神既主宰精气的产生及功能，又以精气为物质基础。维持三者互济关系的根本正是其永恒的运动，也正是这种运动保证了生命的存在。

2. 生命状态的变化

人的一生要经过生、长、壮、老、已不同的阶段，脏腑状态、气血盛衰、阴阳消长，在每个人生阶段都不相同，甚至随着四季的流转、日月的变换而不断变化。因此，在选择养生方法及具体技巧时，不可长期固守，应根据不同年龄段的体质特点，以及一天中、一年中阴阳、气血、脏腑的具体状态灵活调整。例如，婴幼儿生机蓬勃，随之表现出阳气旺盛的体质特点，平素多动少静、喜凉恶热，感病易热化，若采用针对老年人的少言、少动以蓄精的养生法来限制小儿的运动，又或是以老年人的体感温度来给小儿添加衣被，势必造成小儿热郁于内，出现诸多火热病症。又如成年人为助阳气升发，可适量食用生姜，但并非在一天中任意时段进食生姜都有益于人体，如果在傍晚阳消阴长、气血趋于收敛时食用，则易扰乱气血常态，使人兴奋，可能导致失眠。

在人体永恒的变化中，生殖功能和外在体征随着天癸的成熟、衰竭产生的变化是较为明显的。天癸的成熟除使其具备生育能力和第二性征外，还赋予男性阳刚的外表和性情，肌肉坚实、骨骼突出、声音低沉、喜凉恶热、有勇气、易冲动、性情暴躁，而当中年后天癸逐渐消减直至衰竭，以上特征也逐渐消失，不仅因年老而肌肉松弛，声音也会变得柔细，性格变得阴郁细腻；而对于女性，天癸成熟后脂肪增厚、声音尖细、畏寒喜暖、柔弱、多愁善感，天癸消减至衰竭期间，全身脏腑阴阳出现跳崖式失和性病症，此后多出现声音沙哑、喜凉恶热、有勇气、易冲动、性情暴躁。可见，由于天癸的作用，人体的阴阳属性均发生改变。

3. 人体的自我调整变化

人体具备一定的自稳性，会随着环境的变化做出相应的调整以维护脏腑功能、协调气血阴阳，甚至抵御、排出外来邪气，具体体现在饮食起居喜好的变化及一些病症表现上。例如，久居北方之人通常喜咸不喜甜，以肉食、腌制食品为主，但移居海滨后口味会变淡，喜甜食、蔬果，这不是单纯因地区特产或群体饮食习惯造成的改变，而是身体随地区气候、水土做出的自我调整。北方天寒地坼，食肉类等血肉有情之品可有效御寒，但寒则腠理闭束，气机易瘀滞，加之饮食滋腻，常易脾滞不化，咸食既可增进食欲又无化燥之弊，一定程度上又可滋肾水；沿海广阔之地空气湿润温暖，食甘可助脾运湿而无滞腻之感，食蔬果可补充因汗出而流失的津液。这种饮食喜好变化正是人体感受到了外界环境变化而做出的自我调整，基于这种调整功能，在某些症状初起时可不急于用药，而用饮食、起居等调养法辅助机体恢复常态，即使在用药治疗时，尤其是应用峻猛药物时，亦不可尽去其邪，而应适当利用机体的自主祛邪能力，以防伤及正气。

第二节 健 康 观

“养生”常与“保健”或“防病”联系在一起，通常认为健康无病是保持良好生活状态及益寿延年的基础，但实际上，真正达到绝对健康标准的个体凤毛麟角，而能较长时间保持健康更是难上加难。因此，养生者必须对健康和疾病有客观清醒的认识，否则急功近利难以持之以恒，更易产生消极悲观情绪，反而有害身心。

一、生理健康

中医理论中，生理组织包括皮、毛、筋、骨、肌、精、髓、七窍、血脉、经络、脏腑、气、血、津、液，生理功能主要体现为阴阳消长及气、血、津液和脏腑之间的运化关系。

《灵枢·天年》将生理健康状态描述为：“五脏坚固，血脉和调，肌肉解利，皮肤致密，营卫之行，不失其常，呼吸微徐，气以度行，六腑化谷，津液布扬，各如其常，故能长久。”即脏腑、血脉、肌肤发育良好，功能正常，营卫气血循其常道、滋养内外。

除各项功能正常、无不适感外，目前认为，绝对的生理健康主要包含以下特征：①目光有神，面色荣润，形体匀称，须发分布均匀有光泽；②思维敏捷，精神集中，记忆力好；③呼吸平顺无声；④睡眠安和，醒后心情舒畅、精力旺；⑤食欲旺盛而有度，无偏嗜；⑥大便有规律，二便顺畅；⑦体力充沛，不易疲劳。但这只是对人体某一时刻或某一时段生理状态的评价，人的生理特征会随着年龄的增长及外界环境的变化而变化，因此，即使短时间内不符合以上健康特征也并不能说明不健康。尤其对于中老年人来说，脏腑气血的虚衰是必然现象，各方面生理状态几乎不可能达到以上绝对健康的标准，但并不代表一定患病，因此，应以动态、客观的标准来看待健康。

健康的内涵应是《素问·生气通天论》所强调“阴平阳秘，精神乃治”，以及《金匮要略·脏腑经络先后病脉证》所说“五脏元真通畅”，即气血通畅、内外调和。当人体感受到外界刺激时，身心必然做出相应的反应，阴阳调和者，无须采取外部手段就可自我调整，阴阳失和者则气血逆乱、脏腑失调，出现相应的病症表现。因此，衡量一个人生理健康与否，除关注其外在形体和功能状态外，还应评价其自我调和能力，相对于长期保持健康特征，身体拥有良好的自我协调性对于养生更有意义。

二、心理健康

心理，包括对事物的认识、情感、意志，以及随之发生的行为、人格的完整协调、与社会的适应度。中医情志学说包括七情和五神，可以说是对现代医学中心理状态的高度概括。

1. 七情

七情即怒、喜、忧、思、悲、恐、惊。个体对事物产生七情反应是正常现象，健康与否在于这种情绪是否有度。一个健康人，无论顺境逆境，都能够以宽广的胸怀、长远的眼光来看待人、事、物，即使在应激情况下产生相应情绪也能自我化解而非长期纠结，正如《素问·上古天真论》所言："志闲而少欲，心安而不惧……高下不相慕……嗜欲不能劳其目，淫邪不能惑其心，愚智贤不肖，不惧于物。"始终"以恬愉为务"。这种客观、理性的心理状态来源于对世间万物发展变化规律的认识，善于运用"否极泰来""阴阳消长"等理念保持良好心态和修养，防止情绪失控，扰乱气血阴阳，是心理健康的一种表现。需要注意的是，所谓"恬淡虚无""志闲而少欲"，并非指消极避世、不思进取，而是一种不急功近利、顺其自然的豁达态度。

2. 五神

五神即神、魂、魄、意、志，对应于人的精神状态、勇气魄力、意志品质、志向理想。平人之五神应充沛、旺盛，即有切合实际的高远志向及为之奋斗的决心和耐力，善于思考、勇于行动，遇到困难和挫折时不气馁、不退缩，勇于接受挑战，同时对自身能力有客观准确的认识，在力所能及的范围内体现自我价值。

3. 社交能力

由于个体能力的限制，人类必须保持群居状态，随之衍生出复杂的社会关系和多变的社会氛围，会反作用于个体，使其产生多种情志变化，同时，协调有度的情志状态又是快速适应社会、形成良好人际关系的基础。因此，是否能顺应社会氛围、拥有和谐社会关系亦是衡量一个人心理是否健康的标准之一，正如《素问·上古天真论》所言："美其食，任其服，乐其俗。"

4. 思想道德

道德是特定社会在长期发展变化中，通过潜移默化的自我修正所形成的有益于社会发展进步的公认行为准则。良好的社交能力建立在社会道德的基础上，自觉遵守社会秩序是一个人立身处世的根本，而非人云亦云、同流合污。若无视道德标准、模糊是非观念，则会有损于他人，会遭到群体或社会的谴责，即使可能在短时间内获得某些群体的认同，但由于其不利于社会及人类的长远发展，日后也必然遭到否定。这种不良后果会影响社会关系，进而影响情绪心理，即使社会关系暂时平稳，但相应的心理暗示会使人惶恐不安，久之则心神不安、气血逆乱，严重影响生理状态及寿命。孔子云："仁者寿""大德必得其寿""君子坦荡荡，小人常戚戚"，即指道德高尚、宽厚仁慈之人在顺应社会道德的同时必然心气平和，心安而无惧，由此则气血安定，有益身心。

三、生理健康与心理健康的关系

中医学主张"形神合一"，即心理与生理相互联系、相互影响。心情舒畅有助于气血调和，防御疾病，如《素问·上古天真论》所说："恬淡虚无，真气从之，精神内守，病安从来。"心理异常在一定程度上可导致生理疾病，如长期忧思之人多脾滞不运，纳呆食少、形体消瘦、面色少华。而某些生理变化也会导致心理失常，如围绝经期妇女出现情绪失控、急躁易怒。因此，不可将心理、生理割裂开来，心理状态可反映出生理状态，心理调整有助于改善生理状态，出现心理失衡时应积极调适，以防影响生理功能，导致疾病。因此，评价一个人是否健康应包含生理健康和心理健康两方面，日常养生时也不可将生理与心理分割开。

四、健康与疾病的关系

1. 疾病的概念

疾病，指与健康相对立的身体状态，即一定时段内相对稳定地出现不符合生理或心理健康标准者都患有相应疾病。

中医及现代医学都认为疾病有三种表现形式：一有明显的自觉症状，同时有客观体征的异常或理化检查指标的异常；二有明显的自觉症状，但没有客观体征的异常或理化检查指标的异常，即所谓"亚健康"状态，现代医学多以"××综合征""××症状群"进行诊断，大多认为是感觉神经异常的表现，主要从神经系统进行调节，中医学则以患者主诉为辨病依据，并可通过全身状态及舌脉表现进行辨证施治；三无明显不适，或偶有不适但尚可忍受而忽略诊治，同时气色、精神、舌脉等客观体征或理化检查指标已出现异常，通常在例行体检中被发现。

2. 疾病的本质

无论是以上哪一种形式的疾病，都是人体气血阴阳失调的结果，但有轻重、浅深之别。当机体感受到来自外界的刺激时必然做出相应的反应，或是气机的异常运动，或是经络气血失和。健康人可以通过阴阳间的消长、脏腑间的协调运化，对这种相对异常的反应做出调整，而无法进行自我调节达到和谐状态者即属于疾病状态。

另外，疾病不仅是身体内在脏腑气血阴阳失和的外在表现，也是进一步耗伤正气的原因。如在疾病过程中滋生或助长瘀血、痰饮等有形实邪，或病后出现气血津液虚损之象。

3. 健康与疾病相互转化

疾病与健康必然共同存在于个体生命过程中，在同等外部条件及病邪特征下，身体的阴阳、气血及经络脏腑的协调性决定了疾病的发生、发展、传变、预后。因此，如若忽视对身体内在正气的调养，或疏于对外邪的防范，就会从健康转变为疾病；反之，如果患病后有意识地祛除邪气、扶助正气，则可缩短病程，从疾病转为健康；另外，疾病痊愈也不代表回归到健康状态，很可能因病或因药而出现虚损及体质变化。

第三节 治未病观

由于健康与疾病间可相互转化，健康时要内养正气，外慎邪气，疾病发生时要积极应对，及时去除病因、防止疾病传变。中医养生学的防治观主要包括未病先防、有病早治、已病防传、病后防复四个方面。

一、未病先防，积极主动

1. 意义

人在未病时常会忽视养生调养，甚至存在“得过且过”“听天由命”“及时行乐”等消极思想，明知烟酒无度、饮食偏嗜、劳逸失宜、起居失常、情志过极、房事过度等可能造成的恶果却避而不谈，即使已出现了较为轻微的病症表现亦不知悔改，殊不知脏腑气血正是在这一点一滴的不良行为中耗损，阴阳二气在不知不觉中偏颇而不能复常，待到疾病发生或病痛加剧时仍懵懂不知所因。这一现象古往今来一直存在，尤其在物质相对富足的时期或人群中，如《素问·上古天真论》即言：“今时之人不然也，以酒为浆，以妄为常，醉以入房，以欲竭其精，以耗散其真，不知持满，不时御神，务快其心，逆于生乐，起居无节，故半百而衰也。”医圣张仲景在其《伤寒杂病论·序》中也痛心地指出当时之人不注重医药常识、忽视养生，其曰：“怪当今居世之士，曾不留神医药，精究方术，上以疗君亲之疾，下以救贫贱之厄，中以保身长全，以养其生，但竞逐荣势，企踵权豪，孜孜汲汲，惟名利是务，崇饰其末，忽弃其本，华其外而悴其内。皮之不存，毛将安附焉。”因此，为了长期保持较高的生存质量、健康体质，必须在未病之时居安思危、注重调养。

2. 方式

疾病的发生一定包含内、外两部分因素，内因主要指人体内部阴阳、气血、津液、经络、脏腑的失和或虚损及情志过极，可概括为正气不足；外因包括外感邪气、社会环境、烟酒无度、饮食偏嗜、劳逸失宜、起居失常、房事过度、意外伤害等。因此，养生防病主要包括以下两个方面。

（1）内养正气：正气的盛衰不仅决定了一个人的生存质量，更在疾病的发生、发展、预后中起重要作用。正气强盛时，即使外邪峻烈，甚至是疫疠之气，亦可能不被传染发病，《素问遗篇·刺法论》曰：“不相染者，正气存内，邪不可干。”这就是各种瘟疫暴发时均有幸存者的原因。正气虚除先天禀赋的不足，又多受外因影响，这为内养正气提供了可能，即顺应社会环境，避免烟酒无度、饮食偏嗜、劳逸失宜、起居失常、房事过度、意外伤害等，正如《金匮要略·脏腑经络先后病脉证》所说：“若人能养慎，不令邪风干忤经络……更能无犯王法，禽兽灾伤。房室勿令竭乏，服食节其冷、热、苦、酸、辛、甘，不遗形体有衰，病则无由入其腠理。”

（2）外慎邪气：自然环境中的风、寒、暑、湿、燥、火六气过度即成为邪气，称为外感六淫，运气过度或不及又化为传染性强、病症严重、预后较差的疫疠之邪，而对于正气虚弱者，非过度的六气亦可成为外邪。邪气通常是疾病发生的诱因，因此在内养正气的同时，外慎邪气也是防御疾病的重要方式，即《素问·上古天真论》言：“虚邪贼风，避之有时，恬惔虚无，真气从之，精神内守，病安从来。”尤其面对疫疠之邪时更不可莽撞，因正气的状态不易评判，即使是气血旺盛的青壮年亦不代表正气一定充盛，且不同运气下产生的疫气属性不同，通常侵犯相应脏腑虚损之人，因此《素问遗篇·刺法论》在强调正气的同时还指出应“避其毒气”，只有在正气强盛、不犯毒气的情况下，方可达到“天牝从来，复得其往，气出于脑，即不邪干”的目的。

二、有病早治，且不过用

1. 意义

在中、西医的疾病范畴中，均有初始症状轻微不觉者，有呈季节性时隐时现者，有仅有舌脉或理化指标异常而无自觉症状者。这些疾病对于患者来说看似不会造成大的痛苦，但说明正气已虚或邪气已入，久而久之病情会逐渐加重，病机逐渐复杂，多造成气血阴阳俱损，甚至扰及先天之本，即“久病入肾”，治疗时会更加棘手，甚至难以取效。因此，切莫忽视轻微的症状和异常的体征和指标，应及时采取相应措施将疾病消灭在萌芽中，防止其进一步耗伤气血、扰乱阴阳。

2. 方式

有病早治以早期诊断为基础，即出现轻微自觉不适或体征时，采取恰当的措施加以调整，即使是因时气变换或居处环境变化造成短暂气血阴阳失和，亦应运用养生方法帮助气血恢复通畅。病位表浅、病情不重时可自我调理，病位较深、病机复杂时必须进行专业、系统的治疗。

治疗方法包括患者自行进行全身运动、吐纳呼吸、心理暗示、药浴、娱乐、饮食调养等，也包括口服、外用药物或针灸按摩；治疗场所和实施者，不局限于医院、诊所和医务工作者，很多轻浅的病症，患者自己在家中、在工作中即可调治。综上，有病早治的理念提倡积极行动、调畅气血、祛除疾病，即《金匮要略·脏腑经络先后病脉证》所言：“适中经络，未流传脏腑即医治之。四肢才觉重滞，即导引、吐纳、针灸、膏摩，勿令九窍闭塞。”

三、已病防传，配合治疗

1. 意义

经络、腠理沟通人体内外，脏腑间表里相依，五脏间相互生克制化，这些复杂的关系体系使病邪或虚损状态必然发生传变。因此，在有病早治理念的基础上还应根据疾病的传变特点确定治疗的方向，做到有的放矢、先期而治。

2. 方式

根据藏象理论确定病变、易传变脏腑及其喜恶，在日常生活中从饮食、起居、情志、环境条件等方面配合治疗进行调整，截断疾病传变路径。

四、病后防复，后续调养

1. 意义

疾病主要症状的消失不代表正气已复常，脏腑气血在病中会有所耗损、逆乱，治疗所用的药物可能对身体有所损伤，出现矫枉过正的情况，且疾病的发生即说明其已有患病的内外因，若无后续调养，极可能再次招致病邪。临床中常见忽视病后调养导致病情反复甚至加重的情况，如高热患者病后饮食肥甘厚味之品以致热势反复；肺炎患者病后不滋补肺阴而反复咳喘；痛风、水肿患者症状略有好转食饮过度而症状反弹；过用苦寒药或静脉输液治疗，导致阳气虚馁，出现小便不利、面目或下肢浮肿、舌淡胖有齿痕、舌苔白滑等。

2. 方式

根据疾病特点结合治疗所用药物及治法的偏性对个体进行辨证、辨体，从饮食、起居、情志、环境条件等方面应用药膳、功法、灸法、按摩等方法调畅气血，促进正气向复。

第四节　国医大师养生观

一、张琪养生观

张琪，男，1922 年 12 月生，河北省乐亭县人，中共党员，著名中医学家。黑龙江省中医药科学院主任医师、教授，黑龙江中医药大学博士生导师，全国老中医药专家学术经验继承工作指导老师，全国劳动模范。2009 年 6 月，被国家人力资源和社会保障部、卫生部、国家中医药管理局授予全国首届“国医大师”称号。

1. 养生先养心

张老认为修德养心是养生的最高境界。张老为人豁达仁厚、真诚守信、与人为善、不矜名利、随和心静，虽已近期颐之年，依然精神矍铄，可谓仁者寿。

2. 作息饮食、守常有节

张老认为生活要养成好习惯，持之以恒，身心调衡和谐就是福。张老日常早睡早起午休，顺时调摄，选择适己、适度、适量的运动方式，劳逸结合、动静相宜。不吸烟、不饮酒、不偏食、喝淡茶。

3. 读书、笔耕、看病

勤于动脑思考，探索解决疑难疾病的新方法、新途径，把毕生学术思想和经验传授给后学是张老最大的乐趣。

二、段富津养生观

段富津，男，1930 年 12 月生，吉林怀德人，中共党员。黑龙江中医药大学教授，著名中医教育家，博士生导师，博士后合作导师，全国教学名师。2014 年，被国家人力资源和社会保障部、国家卫生和计划生育委员会、国家中医药管理局授予全国第二届“国医大师”称号。

段老常说，个人得失上要保持平常心，对名利看得淡一些。淡泊名利是一种境界，更是一种心态，平和的心态是他养生的先决条件。

1. 规律造就健康

段老生活规律，在饮食上没有特殊要求。他不吸烟，不饮酒，不喝饮料，不喝茶，只喝白开水。

2. 坚持工作

段老耄耋之年，一直坚持在临床、教学、科研第一线。坚持工作能保持头脑灵活，是段老养生之术。

3. 淡泊名利、不断学习

阅读是段老长年的习惯。他主动学习新知识、新事物，活到老学到老。

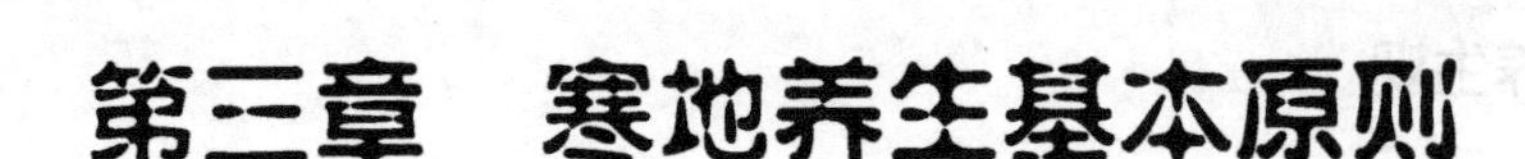

第三章　寒地养生基本原则

第一节　天 人 合 一

老子云："人法地，地法天，天法道，道法自然。"人处天地间，无法孤立存在，更无力逆天而存，所谓"人定胜天"，不过是表达一种积极进取、勇往直前的坚强意志，而实际上，人类不过是地球上数万种生物中的一种，更是宇宙中极其渺小的存在，在自然之力面前与其他生物别无二致。因此，若想延年益寿，必要顺应自然，与天地万物和谐共生。对于寒地居民养生，主要包括以下三个方面：

一、趋利避害

相对于江南水乡而言，天寒地坼的黑土寒地并非宜居之地，当地居民要花费大量的精力、物力来保暖祛寒、防止冻害，农作物采收周期长，种类相对匮乏。但同时，寒冷的气候也降低了病虫害的发生率。丰富的煤炭资源给取暖提供了保障。野生动物种类约占全国的21.6%，野生植物达2100余种，不仅为居民提供了丰富的食材，其副产品也有十分珍贵的补益或治疗作用，如林蛙油、红豆杉、人参、灵芝、北五味子、龙胆、升麻、防风等；椴树、山梨、山楂等植物可作为养蜂酿蜜的来源；很多经济植物可用于加工和提取油料、芳香油、农药、淀粉、单宁、纤维、染料、树脂树胶、饮料、酒水等；黑龙江、松花江、乌苏里江和绥芬河四个水系，以及兴凯湖、镜泊湖和五大连池三处湖泊，为当地居民提供了丰富的水利资源及渔牧资源。

二、知常达变

随着信息的高速流通和运输产业的不断发达，寒地居民对中原或沿海甚至海外居民的生活经验、养生食谱、作息习惯等有所了解，然而媒体在宣传时，常忽视地域差别，给人以各地通用的错觉，寒地居民若不加甄别盲目学用，则可能适得其反。这是因为不同地区水土中矿物元素不同，光照、温度、温差、湿度、风向、季候不同，致使居民体质迥异，产出的农副产品从种类到品质、从口感到营养成分千差万别，多具备滋养当地居民的突出作用，即所谓"一方水土养一方人"。因此，尽管现代发达的运输条件使各地农副产品流通变得快捷方便，高科技的储藏条件和培育方法亦使反季农产品随时可购，极大地丰富了寒地居民的食材种类，但这很大程度上有悖于“天人合一”“顺应自然”的养生原则，寒地居民不可一味照搬其他地区的养生方法，应在客观、全面分析寒地特点的基础上灵活变通，科学取用。

三、顺应天时

《素问·生气通天论》云：“天地之间，六合之内，其气九州、九窍、五脏、十二节，皆通乎天气……苍天之气，清净则志意治，顺之则阳气固，虽有贼邪，弗能害也。”即人体及自然万物均随四季、月廓、昼夜的轮转而发生循环往复的变化，顺应天时规律采取适当的养生方法，可使阳气密固、抵御外邪，这是寒地养生的重要内容，提示我们养生方法、手段及对人体状态的评价切不可固守执一、一概而论。

1. 顺应四时

一年中，不仅气候具有春温、夏热、秋燥、冬寒的特点，天地气机及阴阳也呈现出春生、夏长、秋收、冬藏及春夏属阳、秋冬属阴的不同。人体应积极适应这些变化，也可借助其特点进行调养。如《素问·八正神明论》曰：“天温日明，则人血淖液而卫气浮……天寒日阴，则人血凝泣而卫气沉。”故天气温暖时身热汗出为正常现象，宜静不宜动，以防耗散；天气阴冷时人体畏寒倦怠也属正常，但宜动不宜静，以防气血凝滞。又如“春夏养阳，秋冬养阴”的养生大法，即为顺应春夏阳气升发之势，以饮食或温热手法扶助人体阳气，顺应秋冬收敛藏蓄之性，以饮食或舒缓的起居活动蓄养阴精。

另外，不同的季节有其易发疾病，秋冬寒邪最能伤人阳气，使阳气不足，导致哮喘、痹证等疾病的发生率比较高；春季阳气升发，皮肤痒疹及咽喉肿痛高发；夏季炎热，阳气达于外而虚于内，故胃脘痛或呕吐、腹泻高发。出现相应的病证，既可代表体质出现偏颇，也可为采取养生措施提供依据，防止来年复发。

2. 顺应月廓变化

月亮的盈亏对人体最明显的影响表现在妇女的月经周期上，但实际上对所有人群都会产生影响。月球与地球间引力的变化对人体体液所产生的作用如同潮汐，通常情况下，月亏时气血下注，月盈时气血上浮于头面。了解这一规律，可以适时安排相应的生活活动，如在月盈时进行较高强度的脑力活动，可能达到事半功倍的效果；也可以指导疾病的调治，如《素问·八正神明论》认为“凡刺之法，必候日月星辰，四时八正之气，气定乃刺之”，补泻手法选择上应“月生无泻，月满无补上，月廓空无治”，否则“月生而泻，是谓脏虚；月满而补，血气扬溢，络有留血，命曰重实；月廓空而治，是谓乱经”，充分说明人体气血与月廓变化的密切关系。

3. 顺应昼夜变化

《素问·生气通天论》曰：“故阳气者，一日而主外，平旦人气生，日中而阳气隆，日西而阳气已虚，气门乃闭。是故暮而收拒，无扰筋骨，无见雾露，反此三时，形乃困薄。”即人身之气随一天中日光的变化而发散于外或收拒于内，一日的作息活动亦应顺其调整，如夜晚不宜剧烈运动，以防扰动筋骨出现劳损；不宜久居户外，以防感受雾露之邪而肢节困重。这种“日出而作，日落而息”的作息规律并非仅因古人限于照明技术的落后，而是顺应天时养生的智慧经验。现代人日间工作繁忙，多选择夜间会友娱乐，或进行体育运动，致使阳气过度耗损而昼间精神萎顿、形寒肢冷，均是忽视昼夜规律、违背养生原则的后果。

第二节 形神共养

所谓“形”，概指整个人体的形体结构而言，包括五脏、六腑、经络、五官、五体、五窍等组织器官和组织结构，以及气、血、津、液、精等基本营养物质和代谢产物。所谓神，有广义、狭义之分，广义之神指整体生命活动现象或外在表现，包括语言、应答、眼神、面色、肢体活动姿态及整体形象等；狭义之神，即中医学之心所主之神志，包括人的精神、意识和思维活动。中医学认为，人由“形”与“神”构成，《灵枢·天年》曰：“血气已和，荣卫已通，五脏已成，神气舍心，魂魄毕具，乃成为人。”

一、保形全神，养神为先

神以形为物质基础，即《灵枢·本神》言：“故生之来谓之精，两精相搏谓之神，随神往来者谓之魂，并精而出入者谓之魄，所以任物者谓之心，心有所忆谓之意，意之所存谓之志，因志而存变谓之思，因思而远慕谓之虑，因虑而处物谓之智。”即神、魂、魄、意、志、思、虑、智均从有形之精生化而来。形在一定程度上既受神的主导支配，又可影响神志状态，如《素问·灵兰秘典论》言：“心者，君主之官，神明出焉……肝者，将军之官，谋虑出焉。胆者，中正之官，决断出焉。膻中者，臣使之官，喜乐出焉。”；《灵枢·本神》说：“肝藏血，血舍魂，肝气虚则恐，实则怒。脾藏营，营舍意……心藏脉，脉舍神，心气虚则悲，实则笑不休……肺藏气，气舍魄……肾藏精，精舍志”。形与神之间无时无刻不进行着作用与反作用，形神共养可相互促进，如张景岳在《类经》中概括的“形者神之质，神者形之用，无形则神无以生，无神则形不可活”。养生即应保形而全神，达到《素问·上古天真论》所言之“形与神俱，而尽终其天年”的目的。

在形神共生的关系中，神处于主导地位，是生命的主宰，也是生命力的具体表现，正如《灵枢·天年》言：“失神者死，得神者生也。”在所有神志中，心神具有统领作用，因此，无论是广义的神志还是心所主之神明，都支配着生命活动，故养神在形神共养中处于首要地位。

二、静以养神，动以养形

静是相对于动而言的精神上的清净和形体上的相对安静。神志，既忌躁动昏蒙，又忌纠结偏执，正常的神志状态应是七情俱而不过度。因此，养神的基本方法是少私寡欲、精神乐观愉快、节制情志，主张通过静思修心来主动调节思想意识，使神思安宁而不外越过耗，即《素问·痹论》所谓“阴气者，静则神藏，躁则消亡。”而形体之静并不代表神机静息不动，与之相反，养神需在形静的状态下运用意念调息、运气，使内部气血保持流通，同时神机也可动，勤用脑以锻炼思维的灵敏度，使头部血流通畅。

形体，重在保持气血的恒动状态，通过外部活动通畅气血、通利九窍，防止气血瘀阻、筋骨痿废，一定程度上可达到肌肉坚实、健运脾胃、防御或排出病邪、恢复病残部位功能的作用。动形包括主动运动和被动运动两种方式，主动运动包括劳动和有意识的形体锻炼；被动运动主要指推拿按摩，即借助特定手法疏通表浅部的气血。但无论哪种方式，都切忌过劳，避免局部肌肉、骨节过度劳损，甚至耗伤精气。唐代养生名家孙思邈提出“养性之道，常欲小劳”，既提倡运动，又提示适度，不宜过劳，而应劳而不倦。

动与静必须结合，两者必须适度，不能出现某一方面的太过或不及。只有动静结合，才能达到形神合一、增强体质的目的。

第三节　滋阴养阳

人体阴阳以协调平和、相互长养为常态，养生活动宜阴阳并调、葆养精气。东北寒地长年低温，气候干燥，似乎养阳应重于养阴，但随着生活水平的提高、采暖设备的进步，居民感受外界寒气的概率降低、摄入高热量饮食过多，体质反而出现了温燥之象。因此外因寒燥、内伤痰热是北方常见病因病机，故在寒地养生原则中，仍强调滋阴与养阳并举，以防体质偏颇。

一、温阳御寒

寒易伤阳，对于长年暴露在低温环境下的人群而言，通过饮食来扶助、补益阳气十分必要。如食用牛、羊、狗、鹿肉等温热性质的动物肉，或在烹饪时加入姜、茴香、肉桂、花椒等辛温发散的药材及调味品，又或是饮用辛温走窜的烈性酒等，均可在短时间内补益、鼓舞阳气，促进气血达于外周，以御寒邪，消除寒冷不适感。

二、动以通阳

气血宜温，得寒则凝，得温则行。寒地长年低温，气血易凝滞，人体易因此产生倦怠感，但若少动则气血瘀滞，即使有取暖设备亦不能从根本上解决问题。动则阳气升，在寒地养生活动中积极动形可疏通气血、提振阳气以御寒。运动或劳动场所以日照充足的室外或空气流通性较好的室内为佳。

三、防止过耗

寒地居民相对于温、热带居民来说，腠理更为密固，汗液不易外泄，这既有寒地的低温和相对较短的日照时间使人体阳气不足的原因，也是寒气收束的结果，更是人体蓄阳保阴的自我保护。汗出是阳气加之于阴津的结果，若盲目追求运动量而大汗淋漓，或用汗蒸、桑拿浴等物理方法强迫汗液外出，则伤阳耗阴，有违万物在低温环境下收敛藏蓄的自然规律。

四、滋阴润燥

随着科技的发展，寒地御寒设备日益先进和普及，秋冬季室内温度越来越高，人为营造了温燥的生活环境，而寒地户外气候也呈现出寒燥的特点，加之部分居民为御寒而常辛温饮食，少饮汤水，致燥性体质形成，常见口唇干裂、舌红瘦少津、舌有裂纹者。因此，现代寒地养生越来越需要关注滋阴，而非一味扶阳。

第四节　综合调养

养生，应渗透于生活的各方各面，从内在情绪到外在着装，从呼吸方式到睡卧寝具，从饮食性味到饮食时间，从排便习惯到运动宜忌，无不在潜移默化中影响着人体，任何一个方面出现偏颇都会有损养生效果。同时，综合调摄又需综合考虑，即根据某个个体的生活环境、体质特点、年龄性别等诸多因素，运用多种养生方法，依据“全面实施，重点突出”的原则，制订出特异化的养生方案。

一、方法多样，科学运用

人是有机整体，五脏六腑在生理功能上相互扶助，在病理变化上相互影响，在养生防病上也要综合考虑。人体生理功能中任何环节出现问题，都不是单一的，而是全身的，会影响整体生命质量。养生着眼于整体全局，注重天人、形神、阴阳、气血、经络、脏腑、官窍的协调配合，不同部位所采取的方法不同。如《医学入门·保养说》所言“避风寒以保其皮肤、六腑”“节劳逸以保其筋骨五脏”“戒色欲以养精，正思虑以养神”“薄滋味以养血，寡言语以养气”等，这样才能完成养生防病的总目标。中医学养生方法众多，且各有所长，养生防病应落实在日常生活的各个方面，从起居、动静、药食、针灸、推拿按摩等多个途径进行调摄，以使经络气血畅通周流，并内注于脏腑协调平和；也可观赏娱乐以调畅心神，促气机流转；因时、因地、因人调节饮食起居，以顺应外界及机体营养需要等。

无论哪种养生方法都有自身局限性，无法完全依赖单一的养生方法或手段达到良好的养生效果，因此不可拘于一时一地、一功一法，而应将各种养生手段相互配合，恰到好处，不能太过，也不可不及，总之以中和为要，养勿过偏，在养生原则的指导下辨证辨体、因时因地加以运用。

二、灵活适度，避免偏执

鉴于所有单一养生方法或手段都有其特点，运用时应恰到好处，以中和为要，适可而止，避免过犹不及，反而影响体质。同时，养生的最佳状态是将养生理念和原则渗透于日常生活中，在放松平和的状态下自然而然地践行养生方法，不可过分拘泥紧张，患得患失，否则影响情志，难以达到养生防病、益寿延年的目的。

第五节　与时俱进

养生学发于远古，很多养生方法是针对当时的气候特点、居民起居习惯、常见体质类型而提出或创造的，随着人类社会发展、生活条件转优、饮食种类丰富、地球气候周期性变化，各地居民体质特点的差异性愈加明显，疾病谱已发生了巨大改变，某些养生方法已不适用于现代，对疾病的防治方法也需要不断补充，加以改进，否则疾病来袭时就会措手不及。应用不合时宜的养生方法亦与健康长寿南辕北辙。

一、尊古变通，灵活运用

历史悠久的养生技法虽可能历经了千百年的实践验证，但必然存在其历史局限性，且不乏断章取义，或将已被淘汰的方法翻出重提以博人眼球。

例如，“过午不食”被很多现代人作为节食疗法的古代依据，却忽视了此法提出的社会、生活背景。首先，对于明清前的古人而言，“日出而作，日暮而息”是普遍的作息规律，睡卧前若进食过饱或进食难以消化之物必然引起胃脘不适，而现代人睡得晚、起床晚，若不进晚餐必然长时间空腹，致使傍晚体力不支，消化液相对过多，引起内分泌系统疾病；其次，古代时间历法经过多次演变，先秦时期列国实施历法各有不同，在“过午不食”理论形成的时代，“午”是否作为准确的时间计量名词尚不得而知，即使将其作为“十二地支”计时法的汉安帝刘祜（公元94～125年）时期，对其对应的具体时间亦不明确，即是否与现代北京时间11：00～13：00大致对应尚存疑问，故现代人不可死板地将午时与北京时间准确对应；另外，“过午不食”来源于佛家戒律，“不食”并非针对所有食物，而是特指某类食物，以达成某种宗教信仰为目的，普通人无须遵守。

但这些养生技法并非一无是处，反而从原则上给现代人以提示，如对于早睡早起的古人来说，“过午不食”的目的是减轻胃肠负担、防止食后睡卧造成宿食积滞，那么对于夜卧晚起的现代人来说，夜宵就应戒除。现代人夜生活丰富，若在下午6：00左右进晚餐，而后进行一些高强度工作，或娱乐及体育锻炼活动，到夜晚10：00左右就会感觉饥饿，此时进食夜宵给人以饱腹满足感，通常不再多做活动便准备入睡，殊不知全身器官在夜间的运化能力弱于日间，因此进食夜宵后即使不立即入睡也会造成消化紊乱，久而久之出现内分泌或消化系统病症。因此，现代人不应完全遵照“过午不食”节制傍晚饮食，但应变通地节制深夜饮食，根据自身情况灵活运用。

二、积极应对，举一反三

时代的发展变化不代表养生理论的过时和失效，相反，只有深刻理解、掌握了中医学及养生学的理念及原则，面对新形势、新问题时才能举一反三，创造出科学合理、确有实效的养生方法及手段。

现代的高科技生活条件和治疗手段大大延长了人类的平均寿命，但也出现了一些新型病因。例如，静脉输液的给药方式使大量药液从静脉进入人体，对于循环较慢的人来说会造成水液潴留，出现头面或下肢浮肿，甚至胸闷气促、抽搐发绀等输液反应，因此有必要进行相应的养生调护。静脉输液法在古代不存在，但在中医理论体系中，阳气虚馁或肺、脾、肾、膀胱、三焦运化失常者，常因从口饮入之液体失于运化停聚体内而出现浮肿、胸闷短气、眩晕恶心等不适感，古称“饮病”或“水病”，这与静脉输液后的不良反应相似，因此，过度静脉输液可被作为现代饮邪的新型来源。与此同时，对于静脉输液者的调护可参照饮病的调护，从顾护、扶助阳气入手，对于阳虚及相应脏腑虚损之人加以重点观察，一旦出现不良反应应以温阳化饮为调治大法，日常饮食酌加辛温之品，如生姜、桂枝等，起居宜早卧、午睡，注意监测排尿情况等。除此之外，伴随着现代人高脂、高蛋白、高热量饮食和昼伏夜出的起居习惯而出现的现代高发疾病还有很多，都可以在中医养生原则的指导下借鉴古法进行变通，制订出适应新时代的养生方法及方案。

第六节 持之以恒

养生不同于治疗，无论药食同源的食材还是导引按摩的操作，均无法在短时间内显露出明显的效果，而是在一呼一吸、一餐一眠中，潜移默化地对身心产生影响，因此养生最忌急功近利，万万不可患得患失、半途而废。

一、贯穿生命始终

养生不应是中老年人的话题，一个生命个体若想正气充盛、体魄强健，不仅与其后天调养有关，更与其先天禀赋有关。因此，养生应始于备孕时期，即在受精卵形成之前父母应先行调养。这种调养并不等同于现代生育学中的“优生优育”理念，而是身心并调，不仅要戒除不良嗜好、补足营养、强健体魄，还要静心宁神，明代著名医家张景岳在《类经》提出：“凡寡欲而得之男女，贵而寿；多欲而得之男女，浊而夭。”即强调了父母精神思虑对子女体质寿命的影响。在孕育过程中，孕母的身心状态更是直接影响胎儿，胎儿娩出后，在适应自然界六气的过程中会出现一些病症表现，需要参照小儿体质特点运用养生理法加以辅助及调护。青少年时期尽管体质强盛，但天癸的成熟也会带来身心上的变化，亦应加以调摄。壮年时工作生活压力较大，若倚仗体魄强壮而恣意耗损、不知养护，则会为中老年时期埋下病根。中老年人脏腑气血不足，各种功能衰退，养生成为其生活中的主要内容，但不可盲目，必须在专业指导下有针对性地进行养生活动。

同时，无病时要养护，生病时要调养，病后应适当补养，这都提示我们，无论在人生的哪个阶段、处于何种状态，都应珍视生命，将养生融入思想、贯穿始终。

二、知行并重

养生贵在实际、实践、实效。首先，要制订符合实际、符合时代、契合需求、切实可行的养生方案，并选择相应的技法；其次，要将养生落实在日常生活的作、息、坐、卧、衣、食、住、行等各个细节，以实际行动践行养生理念，避免纸上谈兵；在实践过程中要注意观察身心变化，一旦出现不适感应及时做出调整，但不可奢求通过养生方法明显改善身心状态，要认识到养生“润物细无声”的特点，是在潜移默化中对身心产生影响，切不可急于求成、有始无终。

总之，养生应在“天人合一”“形神共养”“趋利避害”“综合调养”的总原则指导下科学灵活地加以运用，不仅要方法合适，付诸行动，而且要不懈地坚持，才能改善脏腑功能和体质、健康长寿。

第四章　寒地养生的特色与优势

东北寒地四季分明、气候高爽、农产品丰富、水土肥美，当地居民顺应自然条件、趋利避害，总结形成了独具一格的养生理论体系和生活经验。寒地的自然风貌和长期以来积累形成的社会人文特点使寒地养生突显出其独特的优势。

第一节　环 境 优 势

一、气候优势

寒地多处于高纬度地区，气温长年偏低。以我国黑龙江省为例，大部分地区处于中温带，大兴安岭北部处于北温带，总体属温带季风区大陆，是我国纬度最高的区域，日照时间长、日照角度小。来自北冰洋的寒潮常使气温骤降，全年平均气温多在-5～5℃，呈现出春季短暂、夏季炎热、秋季高爽、冬季寒冷干燥而漫长的特点。

1. 气温偏低

黑龙江省年平均气温一般比同纬度其他地区低5～8℃，寒冷的气候虽使人体感不适，但相对于炎热天气致人毛窍开泄汗出而言，低气温使人汗孔闭塞，阴津阳气不会由汗而泄，因此有助于收敛精津、葆养阳气，这是寒地居民多体魄壮实、声高气足的原因之一。天寒地坼的冬季及长时间低温环境不利于病原微生物的存活、繁殖，不仅使居民避开了很多温热类传染病，更减少了农作物的病虫害。

2. 昼夜温差大

高纬度寒地昼夜温差较大，以我国黑龙江省为例，一年四季昼夜温差平均在10℃左右。这一气候特点不仅有利于农作物富集营养，也减少了居民在夜间外出的欲望，一方面避开了寒湿之邪；另一方面从客观上避免了过度兴奋的夜生活，有助于养成按时休息、规律作息、科学进餐的习惯。

3. 空气干燥

黑龙江省降水资源比较稳定，风速较大，全省年平均相对湿度为60%～70%，相对于江浙、湖广、云贵川地区较为干燥。脾胃为后天之本、气血生化之源，主四肢肌肉，且喜燥恶湿。寒地相对干燥的气候有利于脾胃运化，因此居民肌肉丰满，不易受外湿侵袭。另外，寒地高气压及大风有利于空气污染物的扩散，空气相对洁净，这些都为寒地居民的身体健康提供了有利条件。

4. 日照资源丰富

黑龙江省比南方各省区云量少，日照时数多，而且辐射强度大。日照不仅是农作物和林木生长的必要条件，也是人类从外界获取阳气的主要来源。阳气为人体一身之本，《素问·生气通天论》曰："阳气者，若天与日，失其所则折寿而不彰，故天运当以日光明。因故阳因而上，卫外者也……凡阴阳之要，阳密乃固。"低温环境一定程度上会伤人阳气，而对于寒地居民来说，能够保持充足的阳气和强健的体魄，与在户外活动中从日光中汲取阳气不无关系。

二、地理优势

1. 地势平坦，地质灾害少

我国寒地地貌以平原和丘陵为主，包括松嫩平原、辽河平原、三江平原和辽宁西部的辽西丘陵。其中黑龙江省素有"五山、一水、一草、三分田"之称，中山占 4.4%，低山占 20.4%，丘陵占 21.8%，台地占 1.8%，山区河谷和冲积平原占 10.5%。

一方面，地势平坦有利于空气污染物的扩散，不易形成湿热邪气，减少了湿热病的发生；另一方面，山谷多由地壳的挤压运动形成，地势平坦说明此区域内几乎未受到过地壳剧烈运动的影响，属非板块边缘区域，这意味着在今后相当长的时间内也不会出现因地壳运动而引发的地质灾害。另外，山谷较少也减少了雨后发生山洪及泥石流的可能，给居民提供了较为安全的生产生活环境。

2. 矿物元素较均衡

水土中矿物元素的含量及比例分布与地理特点密切相关，平原低洼地区易出现活泼元素过多、氟过量的情况，山区多出现碘缺乏、低硒等情况。黑龙江地区除少部分山区是甲状腺肿大、克山病高发病区外，大部分地质水土适宜农作物生长及人类居住。

另外，黑龙江地区矿泉丰富，既有冷矿泉也有温泉，分别起到不同的疗养作用。如位于黑河市的五大连池冷矿泉，因其富含偏硅酸、锶、锂、锌、硒、碘化物等矿物质和游离二氧化碳而具有治疗皮肤外科疾病的作用；位于大庆市林甸县的汤岗子温泉，含硒、硅、碘、锶等 20 多种对人体有益的微量元素，在温泉中泡澡可以起到透皮吸收微量元素、舒筋活血、解除疲劳、美容防衰老的作用。

3. 森林资源丰富

黑龙江林区是全国重要的林业生产基地，全省现有森林面积 2007 万公顷，活立木总蓄积 15 亿立方米，森林蓄积 14.32 亿立方米，森林覆盖率为 45.73%。良好的森林生态环境有效地保护了水土，提供了丰富的林副产品，净化了空气环境。林区负氧离子含量高，被称为"天然大氧吧"，适合避暑、漂流和滑雪，成为寒地居民休闲养生、净化身心的绝佳去处。

第二节 饮 食 优 势

黑龙江省耕地面积大，森林覆盖率高，水源充足洁净，农作物病虫害少，产量高，营养富集量高，这些都为寒地居民摄取高品质饮食提供了保障。

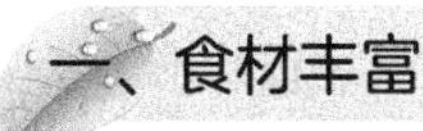

一、食材丰富

1. 主要粮食作物

黑龙江省四大粮食作物为水稻、玉米、小麦、大豆。水稻种植广泛，且质量优于其他产区；黑龙江省的气候可满足玉米生长所需最佳温度（夏季夜间不低于 10℃，白天不高于 30℃）要求；在小麦灌浆期，黑龙江省气温较高而又不过热，正好使小麦成熟饱满，结成富含蛋白质的高质麦粒；大豆是黑龙江省著名特产，其颗粒圆润饱满，皮薄色黄，含有丰富的油脂、蛋白质、氨基酸，质量上乘，在国内外享有盛誉。蔬菜以马铃薯、白菜、萝卜、番茄、豆角、茄子为主，随着农业培植技术发展成熟，种类也逐渐丰富。2016 年，黑龙江省粮食产量 6058.5 万吨，连续 6 年位列全国第一。其中，水稻、小麦、玉米和大豆产量分别为 2255.3 万吨、29.0 万吨、3127.4 万吨和 503.6 万吨，蔬菜产量 936.8 万吨，瓜果类产量 206.7 万吨，甜菜产量 11.4 万吨。高产、高质的农作物极大地丰富了寒地居民的饮食结构，为居民健康饮食提供了基础。

2. 林副产品

寒冷气候适于耐寒力强的红松和落叶松等珍贵树种生存。而在夏季，黑龙江省平均温度适宜，降水充沛，符合多种植物所需的最佳条件，尤其有利于蜜源植物生长和分泌花蜜，如椴树、柳树、苕条、向日葵、荞麦等，均为蜜产品提供了充足、优质的资源保障。另外，还有依托于林业而产出的蘑菇、木耳、蓝莓等野生山珍也是寒地居民的主要食材。

3. 动物食品

由于寒地气候寒冷，居民多进食动物食品以御寒，主要以猪肉为主，辅以牛、羊、鸡、鸭、鱼、狗、鹿等，而且寒地气候也适于耐寒的珍贵皮毛动物和脂肪丰富的鱼类繁衍生息。2016 年，猪肉产量 138.2 万吨，牛肉和羊肉产量为 42.5 万吨和 12.8 万吨，禽肉和禽蛋产量为 36.0 万吨和 106.3 万吨，牛奶产量为 545.9 万吨。发达、成熟的畜牧业使肉、蛋、禽类价格均较平稳，让百姓吃得起放心肉，喝得到放心奶，极大地提高了居民的幸福感。

二、食品安全率高

黑龙江省的绿色食品产业走在全国前列。2016 年末，全省绿色食品种植面积 7400 万亩，绿色食品认证个数 2200 个，绿色食品加工企业产品产量 1510 万吨。

第三节　人 文 优 势

一、民风淳朴，社会安定

早期的寒地居民为在恶劣的环境中求生存必须团结协作，无论是游牧的少数民族还是逃难开荒的关内移民，都秉持着互助互爱、善良朴实的个性，这种民风一直延续至今。同时，舒适的气候环境造就较弱的体质和温顺的性格，恶劣的环境造就健壮的体魄和强悍的性格，寒地居民在早期没有采暖设备的情况下与严寒相战、相合，依靠的就是坚韧不拔的生存信念、日积月累的生活智慧和战风斗雪的强健体魄。

中华人民共和国成立后，东北寒地作为支持新中国生产建设的工业基地和提供粮油储备的大后方，承担着紧张繁重的工业、农业生产压力，老一代居民在生产生活过程中形成了坚韧果敢的性格。近年来，黑龙江省作为祖国的“大粮仓”“大冰箱”承担着农、林、牧、畜、渔业的生产任务，而经济水平的暂时落后也给各行各业的寒地居民提出了更大的挑战。现代寒地居民传承了老一辈吃苦耐劳、敢于奋斗的工作作风，为全国乃至全世界提供了优质的农畜产品，实现了经济发展的大跨越，居民生活水平不断提高，性情也更加平和稳重。

东北寒地，自古聚居了满、回、朝鲜、达斡尔、鄂伦春、鄂温克等少数民族，近代中东铁路建成后，黑龙江地区因地处欧亚大陆交汇之际，成为东西方文化交流之要冲，曾有 23 个国家在哈尔滨设置领馆，多国外侨长期定居。长期多元文化的交融形成了更为包容的社会风气，社会不安定因素较少。

二、生活节奏张弛有度

东北寒地依山傍水，景色秀丽，尤其是独树一帜的冰雪资源，使东北寒地成为一年四季皆有去处的旅游佳地。春夏登山、漂流、滑草、泡冷矿泉，秋季赏层林尽染、五花山色，冬季滑雪、滑冰、赏冰雕雪塑、泡温泉，寒地为全国乃至全世界提供了游玩、观赏、调养身心的丰富资源。另外，东北寒地北邻俄罗斯，东望朝鲜半岛及日本，出境游览异国风情也十分便利。寒地居民享近水楼台之福，周末即可在城市周边选择相应的休闲方式，休养生息后以更为饱满的精神状态继续投入紧张的工作中。

寒地少数民族能歌善舞的人文风俗深刻影响着当地居民，创造出二人转、龙江戏等寒地独有的曲艺形式，而欧洲的西洋音乐也同样受到寒地居民的喜爱。一年一度的“哈尔滨之夏”音乐会成为中国民乐和欧洲交响乐交汇的舞台，也为东西方音乐家搭建了交流的平台，雅俗共赏的音乐形式和异彩纷呈的节目内容受到当地群众的广泛欢迎和参与。这些都成为寒地居民在较大的生产生活压力下调养身心、砥砺奋进的重要因素。

中篇

寒地养生常用方法

第五章　调神养生法

中医学奠基之作《黄帝内经》的182个篇章中，论及精神调摄的内容占67.7%。可见，心身相关的思想始终贯穿在中医的病因、病机、诊断、治疗、养生等各个方面，“形神合一”及“心身合一”是中医治病、养生所追求的核心环节。

人们在日常生活中时常会出现七情变化，即怒、喜、忧、思、悲、恐、惊，这是人对客观外界事物的不同反应，属正常的精神活动，可增强机体适应环境和抵御疾病的能力，达到防病的目的。但在突然、强烈或长期持久的情志刺激下，不仅是造成精神疾病的直接原因，人体的正常生理活动也会受到七情变化的影响，使脏腑气血功能发生紊乱，进而导致其他疾病的发生，正如中医学所谓“怒伤肝、喜伤心、思伤脾、忧伤肺、恐伤肾”。此外，若已患病，良好的心理状态会促进康复，反之不良的情绪会导致疾病的恶化。可见，人的精神状态反映和体现了人的精神心理活动，而精神心理活动的健康与否直接关系着疾病的发生和发展。因此，中医理论认为养生当以调神为先，调神养生是长寿之本。

第一节　调神养生的作用

“神”是古代哲学的概念，中医认为其是生命活动现象与精神意识活动现象的总称及主宰。分则五脏六腑、九窍百骸各有其神，合则共为一神。诚如《黄庭经解》中所谓：“其神无处不在，无时不有……故五脏六腑、九窍百骸，津液上下流通，气血往来贯穿，皆自然而然，无容勉强于其间。”由于神在人体的重要作用，中医学把心比作君主之官，主藏神，为一身之主宰。而实际上，神体现的是大脑的功能，一方面主持人的精神意识活动；另一方面，主宰全身各脏腑组织的功能活动，使人体内在环境协调一致，并与外在自然界平衡统一。

神与精、气合称作人身三宝，其中精、气是物质基础，精充、气足，才能神旺，精亏、气虚，就会神衰。反之，神又是一身之主宰，对全身气血阴阳有驾驭作用，唯有神在，才能有人的一切生命现象。脑神健全，则精神旺盛，生机勃勃，脏腑功能活动旺盛，气血活跃，百脉通畅，能与自然界相应，则人体健康长寿。如神衰则精神疲顿，思维迟缓，脏腑功能活动低下，气血瘀滞，百脉壅塞，痰浊内盛，不能适应外界阴阳的变化，则人体衰老病痛。此所谓神存则生，神去则死，神充则身强，神衰则身弱。实所谓“得神者昌，失神者亡”。

调神，即调整大脑的精神意识活动。“养生”中的养，指保养或调养；生指生命或生存。养生就是预防和治疗因生活习俗和不良习惯而导致的身体和心理方面的疾病，保养形体，增进健康，从而延长寿命、延缓衰老、提高生存质量。调神养生即是静心养神，调适情志，而通过对意识情志的调整，进一步调整脏腑组织的功能状态，进而达到养生增寿的目的。

健全的形体是神机旺盛的物质保证，神机旺盛又是形体强健的根本条件。健康的人应是形神两方面都正常，因为健康的形体是精力充沛、思维敏捷的前提保证，而充沛的精神和乐观的情绪又是形体健康的主要条件。虽然养形和调神都是在形神统一之下确立的养生原则，但在形神关系中，神是人体生命活动的主宰，起着主导的作用，生命的体现就是神的活动。神为一身之纲领，任万物而理万机，神的充耗、调畅关系到人的壮老，神的得失，又关系到人的昌亡。所谓“神清意平，百节皆宁”，可见养神是养生之本。

第二节　调神养生的意义

在竞争日益激烈的当代社会，生活节奏紧张，工作繁忙，人们普遍感到压力过大，进而导致心身疾病繁多。特别是东北地域，春暖晚，夏暑短，秋凉早，全年以冬寒之景为多。风雪漫天，江河封冻，草木凋零，如此凋败萧瑟之象，不免使人触景生情，情绪低落。尤其体弱多病之人，自身本为阴阳失衡，更易为外界环境所扰，情志变化更为明显。所谓“得神者昌，失神者亡”，因此身处东北寒地，精神调摄是人体健康的重要环节，养生当以精神调摄为要。

现代医学也有研究指出，社会心理因素的刺激可通过中枢神经系统、内分泌系统、免疫系统影响全身，而良好的心理状态对生理病理过程有巨大的调节作用，可促使神经中枢系统、内分泌系统、免疫监护系统的相互协调，对维护机体健康起着重要作用。因此，情绪稳定是心理健康的重要标志。情绪反应过于强烈或持久，超过情绪自身所能发挥的调节功能，就会引起神经系统功能紊乱，使心理失衡，并导致脏腑失调而致病。可见，调节情绪、保持心理平衡是精神养生的核心，也是身心健康的保证。

一、精神调摄是养生防病之本

人的精神状态与形体功能密切相关，《灵枢·本脏》云：“志意者，所以御精神，收魂魄，适寒温，和喜怒者也……志意和则精神专直，魂魄不散，悔怒不起，五脏不受邪矣”，说明人的精神意志对人体适应外界的寒热等生活环境有着重要的调节作用，心静则神清，心定则神凝。《素问·痹论》曰：“阴气者，静则神藏，躁则消亡”，说明人的精神情绪稳定，藏守于形体，脏腑功能才能协调平衡，正气充沛，维持人体健康。《素问·生气通天论》载：“清静则肉腠闭拒，虽有大风苛毒，弗之能害”，说明思想清静，畅达情志，使精气神内守而不散失，有利于防病祛疾。保持心灵的清静平和，有助于气机的协调，从而使精神与形体处于一种和谐的状态。中医学认为，人要保持身体健康，应保持正气的强盛，气和则生机盎然，功能旺盛，抗病能力亦强；气失其和则人体功能低下，抗病能力减弱，易招邪气侵袭而为病。调摄精神可以使人体气机调畅，从而使正气充盛于内，则“正气存内，邪不可干”。若精神情志失调，人体气机紊乱，正气馁弱，邪气疾病就容易扰犯人体。尤乘《寿世青编》曰：“凡欲身之无病，必须先正其心，使其心不乱求，心不狂思，不贪嗜欲，不着迷惑，则心君泰然矣。心君泰然，则百骸四体虽有病不难治疗，独此心一动，百患为招，即扁鹊华佗在旁亦无所措手矣”，说明精神调摄是养生防病之本。

二、精神调摄可促进病体康复

精神调摄不仅有预防保健的作用，对于既病之后的治疗与调养也有正面的促进作用。历代医家已认识到在疾病过程中，激烈或持续的情绪波动会使疾病恶化，情志的变化可引起脏腑气机的升降出入，不同的情志可引起不同的脏腑气机变化，轻则为常态，重则气机紊乱而为病态。各种不同性质的情志刺激均可直接损伤脏腑，《灵枢·百病始生》言："喜怒不节则伤脏，脏伤则病起于阴也。"情志因素作用于脏腑首先影响脏腑气机，使其气机升降出入失常，不能行使正常职能，但初期的气机变化是可逆的，只要排除情志刺激，气机便可恢复常态。若情志刺激过度，使气机变化过于强烈，便可破坏脏腑功能的协调平衡，并可损伤气血，而五脏六腑的功能协调、气血津液的运行有序、情志活动的舒畅条达，均依赖神的统帅和调节。精神调摄之所以是养生防病的关键，是因为神能够调控全身气机的变化，是人体发病或向愈的重要指标。情志波动可使病情加重，或迅速恶化，临床上有许多疾病在患者有剧烈情志波动时，往往病情加重，或急剧恶化，说明情志的剧烈波动不仅是造成疾病的病因，同时影响疾病发展的全过程，是病体康复或病情恶化的关键。如使精神长期处在相对平衡稳定的状态，人体气机的升降出入运动可保和谐，不仅使正常健康的人不易生病，也为病体的康复提供了良好的条件。

第三节　调神养生的原则与方法

古人认为神在于养，情在于节。调神养生，一来旨在保养元神，防止其耗散；二来意欲调整人的精神意识至最佳状态，即高度的稳定状态。《素问·上古天真论》载："虚邪贼风，避之有时，恬淡虚无，真气从之，精神内守，病安从来"；《素问·生气通天论》亦指出："清静则肉腠闭拒，虽有大风苛毒，弗之能害"，提示人们调神养生当从内、外两个方面进行，对外要顺应自然变化，谨防邪气侵袭，耗散元神；对内则要谨守虚无、心神宁静。如此效法，疾病无以发端。

一、调神养生的原则

北方之地，实为天地闭藏之所，精神调摄更以"养藏"为要，重在安心定志，收敛神气，保持神情安定，不要使情志过激，以免骚扰潜伏的阳气。气机是人情志活动的生理基础，人的情志活动又会影响气机的运行。北方气寒，寒邪内侵外束，加之北方之人多以肉食乳酪等肥甘厚味为食，内生湿浊，寒为湿阻，湿为寒困，脏腑气机多郁而不畅，因此更宜调畅情志，以调达气机而防气机愈加遏阻。总体而言，寒地调神养生的原则为"养藏""调达"，主要包括以下几个方面。

1. 常持仁德博爱之道

仁德是中国传统文化的基本思想，《易经》有"天行健，君子以自强不息；地势坤，君子以厚德载物"之说，"厚德"是保障心理健康进而达到身体健康的重要措施，能够达到修身养性之效。《论语》谓："仁者寿"；《中庸》亦言："大德……必得其寿"，足见"仁"亦为摄生长寿之道。中医养生十分重视强调道德修养，认为高尚的道德情怀是养生所追求的最高境界。

仁德是长寿之因，中医学的情志学说已经予以科学诠释。孙思邈在《备急千金要方·养生序》中指出："夫养性者，欲所习以成性，性自为善，不习无不利也。性既自善，内外百病自然不生，祸乱灾害亦无由作，此养生之大经也。"道德观是人的社会性所赋予的高级精神活动。"君子爱人"，在处世上自然有"浩然之气"，宽容忠恕，少有计较，心胸坦荡宽广，无戚戚之忧，神自然就不会受扰；而常怀悲悯之心，尽己所能，多予帮助，少求回报，心中坦然。行谦虚平和、大气为人的处世之道，襟怀旷广，略无滞怀，不自私，少抱怨，心胸坦荡，情志平和，则寝食自安，必然形神兼养，少病而多寿。

2. 常保虚静少欲之心

中国历代养生学家非常重视清心寡欲、虚静养神的观念。清心寡欲，指节制名利权欲、酒色淫欲、财物私欲等。虚静养神，即思想清静，调摄精神。这种调神养生的观念大抵倡始于老庄，所谓"罪莫大于可欲；祸莫大于不知足；咎莫大于欲得。故知足之足，常足"（《老子·俭欲》）。言语间尽显"见素抱朴，少私寡欲"之意。而寡欲静神思想在《黄帝内经》中也有充分的体现。《素问·上古天真论》曰："是以志闲而少欲，心安而不惧，形劳而不倦，气从以顺，各从其欲，皆得所愿。故美其食，任其服，乐其俗，高下不相慕，其民故曰朴。是以嗜欲不能劳其目，淫邪不能惑其心，愚智贤不肖，不惧于物，故合于道。所以能年皆度百岁而动作不衰者，以其德全不危也。"意志清闲而少欲，心绪安详而无惧，无怨恨愤怒之心，无忧患思虑之苦，以恬淡愉快为本，以自得其乐为功。唐代孙思邈在《千金翼方》中也全面系统地诠释了清心寡欲得以颐养天年的养生思想，其曰："养老之要，耳无妄听，口无妄言，身无妄动，心无妄念，此皆有益老人也。"内心安定平稳，抑目静耳，戒除杂念，气血方得调和，保精合神，邪不能害，自可使"形体不敝，精神不散"，而能延年益寿。

历代医家多以"养静"为摄生首务，不但与儒家重德思想相契合，也暗含道家清净思想。《小有经》中有一段这样的养生阐述，其曰："少思、少念、少欲、少事、少语、少笑、少愁、少乐、少喜、少怒、少好、好恶。行此十二少，乃养生之都契也。多思则神怠，多念则精散，多欲则智损，多事则形疲，多语则气促，多笑则肝伤，多愁则心慑，多乐则意溢，多喜则忘错昏乱，多怒则百脉不定，多好则专迷不治，多恶则焦煎无宁。此十二多不除，丧生之本也。"可见心静则神安，神安则身健，身健则寿永。以此养神则气血调和，脏腑安宁，阴阳调和，长有天命；反之，则神昏智散，气血失和，失去了生命的根本，何谈健康与长寿。

首批国医大师张琪虽已至期颐高龄，但依旧耳聪目明，思维灵敏，仍然投身于祖国的中医学事业，解除患者之疾苦，将自己对中医的满腔热情播撒于龙江沃土，回馈给寒地百姓。他认为身处寒地，寒气动扰，神更宜"静"宜"藏"。他每每强调欲念是天生就有的，是人类的本能，这无可厚非，但欲念应当有所节制。"多欲则智损，多事则形疲"，只有减少欲念，知足常乐，才能保养纯真的本心，有益健康长寿；反之若放纵自己的欲望，难填欲壑，情感波动剧烈无节，就会丧失仁义礼智信等道德意识，久而久之，情志不得畅达，必然罹患疾病，有损寿元。多年的中医文化及儒家思想的熏陶，使张老形成了豁达旷然的心境，把淡泊名利、知足常乐作为寒地养生的一项重要因素，将达到内心安和、张弛有度的思想境界作为养生的方向和追求，正所谓"安则物之感我者轻，和则我之应物者顺。外轻内顺，而生理备矣"。

3. 常以怡情快志为法

情志因素对人体的影响不容忽视，思想清静能够调神，能够促进人体精气神充盛内守而不散失，保持形神合一的最佳状态，因而能达到抗病的目的。七情郁结，好恶焦煎，患失患得，则人正常的七情会被激化，所谓“七情致病”也就由此而生。

所谓七情，指的是怒、喜、忧、思、悲、恐、惊七种情绪变化，是人们对外界事物刺激的情绪及心理反应。情志影响力量之大，往往比药物对人体的作用更强。情志对脏腑的影响有两个方面，一是直接影响脏腑所藏之神；二是间接影响脏腑的物质层面，是由神至气，而至形质的过程。因为控制七情不当，情绪过甚容易损伤五脏气机及血脉运行，怒伤肝，忧思伤脾，悲伤肺，恐伤肾，惊伤心，七情中某一情太过、太久，必然使某一脏腑的气血偏胜或偏衰，又由人体五行相生相克引发一系列失衡，久而久之，使得脏腑的功能失调，气血运行阻滞，抗病能力下降，正气虚弱，而导致各种疾病。所以情绪与健康之间有莫大关联，七情过甚是养生之大忌。人不可能没有七情之扰，但要达到康体延寿之功，就要注意调情畅志，使七情在适度的范围之内而不致伤身，保持精神愉快，心情开朗，对人生充满乐观情绪，就能够平和阴阳，通畅气血，协调五脏六腑，机体自然会处于健康状态。

二、调神养生的具体方法

长寿学者胡夫兰德说：“一切对人不利的影响中，最能使人短命夭亡的，就要算是不好的情绪和恶劣的心境，如忧愁、颓丧、惧怕、贪求、怯懦。”《养性延命录》也明确指出：“静者寿，躁者夭。”可见，思想清净、情志畅达，精气神才能内守而不失散，才能保持人体形神合一的生理状态。所以加强思想修养，积极主动地控制情绪和调整心态，乐观面对生活，是寒地养生中养神的关键。

1. 勤学乐道，养性修身

调神养生的最好方法首先是勤学，积累渊博的知识，提升思想修养，才能明辨是非，才能领会养生之道，“得道”才能够达到保养身心，益寿延年的目的。而多读书、读好书莫不是一个培养情操、加强自身修养的捷径。好书相伴左右，聚精会神地读书，你的心灵就会远离尘世的喧嚣，进入超凡脱俗的纯净空间。优质的阅读能美化心灵，提高修养，完善自我，延年益寿。诸葛亮曰：“非淡泊无以明志，非宁静无以致远。”书册在手，则可暂时脱离尘世的喧嚣与烦恼，沉浸在“淡泊、宁静”的境界之中，淡忘人间的红尘扰攘与物欲横流。读书，用心若一，便可感到心灵澄静自然，寂寞、孤独与郁闷不再侵扰心灵的净土，内心只感到惬意、舒心与享受。读的好书多了，就能领略绝顶风光，一览众山之小。

广泛地学习，坚守自己的志趣，多探讨并思考身边有意义的问题，从中培养坚定而淡然的道德品格，提升自己的精神修养，就能达到内心中正平和的状态，人的生命活动才是最自然、最健康的。只有在这种状态下，“精神”才能“内守”，“真气”才能“从之”。人体具有极强的自稳定、自组织、自平衡、自修复能力，但前提是不去扰动内心，才能达到五神安和，气血顺畅，所以要学会放弃。“不以物喜，不以己悲”，物我两忘，天人合一方是最好的养生之道。与亲友、周围交往，都做到以宽厚仁爱之心对待。爱人知人，爱身知己。遇事首先想到的是为对方着想，体谅对方，帮助对方，站在对方的立场思考，将心比心，推己及人。“己欲立而立人，己欲达而达人”，是儒家“仁”的精神体现。“大德并得其寿”，有仁爱之心不仅使自己健康长寿，也有助于他人健康长寿。

2. 浴沂风雪，自得其乐

龙江寒地，冬季漫长，气候严酷，北风凛冽，万木萧瑟，极易使人的心绪及生理功能处于抑制状态。然而景由心生，境随心转，植根于内心积极乐观的人生观，会使自然之景迥然不同。风刀霜剑，呵气成冰的凛冽，在毛主席看来便是山舞银蛇、原驰蜡象、银装素裹之雄美壮丽；草木枯瘦、百花凋零的冷寂，但在乐观的人看来，惟见凌寒梅花、傲雪劲松之顽强坚韧。

在《寿亲养老新书·古今嘉善行七十二事》中，陈直引证了不少古人舒畅情志的方法，如《经钼堂杂志·述五事》云："静坐第一，观书第二，看山水花木第三，与良朋讲论第四，教子弟第五。"又如《述齐斋十乐》云："读义理书，学法帖字，澄心静坐，益友清谈，小酌半醺，浇花种竹，听琴玩鹤，焚香煎茶，登城观山，寓意弈棋。"这些怡情畅志的方法至今仍有很好的借鉴价值。

或邀三五好友于家中闲话家常，或挥毫泼墨于书画中怡情养性，或吹弹歌舞，或植艺豢鸟……总之，培养兴趣，探寻生活中美好的一面，以乐观向上的心境面对冰天雪地之景，以积极主动的心态调节心绪情感之变，是寒地养生的不二法宝。

3. 清心寡欲，宣泄不良情绪

在日常生活和工作中，人们经常会遇到不顺心的事，忧虑不堪，心事重重，这会使身体和心灵受到禁锢，不能相协调，甚至会损害健康。遇到这种情况可通过适当的宣泄调节，使气机恢复正常。一方面可以通过情志疗法，以情制情。例如，肝属木，主疏泄气机，在志为怒，在声为呼。根据五行生克制化理论，金能克木，悲属金，怒属肝，故悲以胜怒。郁怒、大怒皆可伤肝，以悲哭制之，通过哭释放宣泄不良情志，调整机体平衡。另一方面，可以通过心理疗法，自我调整，从思想上释放自我，不以外物萦纡我心。要洞晓七情内伤，损人尤甚的道理，所谓"不如意事常八九"，自己多有排解，养成一种柔而不弱、韧而不刚的独特气质，对于人世的纷争、不平自可一笑了之。保持思想安静无杂念，心灵纯净无污染，始终如一地坚守静而不躁的情绪。少私寡欲，站在更高的层次、更新的角度看问题。放下无谓的固执，这也就降低了无谓的欲念，减轻了不必要的负担。林则徐曰："海纳百川，有容乃大；壁立千仞，无欲则刚。"这正是养生之极高境界，御心制欲，然后能心志笃定；心志笃定，然后能心神清静；心神清静，然后能心境安宁；心境安宁，情志畅达，五神安和，气血畅达，精神健旺，自得健康长寿。

第六章　饮食养生法

中国饮食养生文化是中华民族的宝贵遗产，《汉书·郦食其传》中提到“民以食为天”，我国自古就有“寓医于食”“医食同源”之说。“食疗”顾名思义，即以膳食作为治疗疾病的手段，或称饮食疗法。早在1400多年前，唐代孙思邈《备急千金要方》一书就有“食治篇”，既分类介绍了果实、蔬菜、谷米、鸟兽及虫鱼的性能、应用，又在卷首序论中论述了食疗的意义、原则和饮食宜忌，而食养则是以膳食作为养生防病的手段。几千年来人们在实践中逐渐形成了一套具有中华民族特色的饮食养生理论，它涵盖原料配伍、饮食卫生、饮食结构、饮食习惯、饮食方法等内容，具有深邃的科学内涵。由于饮食为人所必需，而饮食不当，又最易影响健康，故食养是中医养生学的重要组成部分，并将随着科学、社会的进步而发扬光大。

寒地之人的饮食习惯受自然、社会条件等影响，喜欢吃高热量的食材，饮食以肉食为主。史料记载，金初以来，上京地区女真人燕宴时，马扩《茅斋自叙》云：“以木碟盛猪、羊、鸡、鹿、兔、狼、獐、麂、狐狸、牛、驴、犬、马、鹅、雁、鱼、鸭、虾蟆等肉，或燔、或烹、咸生脔，多以介蒜汁渍沃。”可见先人吃的多为高脂肪、高蛋白的肉，还多嗜酒，饮到醉时才罢休。由于酒可驱寒、舒筋、活血，所以北方人好饮酒与气候寒冷有关。

黑龙江省有着冰雪龙江的美称，东北地区的先民鲜卑、女真、蒙古、满等族，为白山黑水冻土地留下了丰富的寒地饮食养生方法。例如，满族人喜欢吃黏食和甜味食品，如饽饽、年糕等，多是温性食材，具有抗寒养脾胃之功。吃肉抗寒的传统方法有火锅、全羊席、酱肉、炖菜等。借助食物性效以“养肾防寒”，也是寒地养生的一项重要内容。满族民众重视补肾药的应用，用山核桃仁、托盘果、蜂蜜为馅包成“甜糕”来补肾壮阳。“八珍糕”是比较典型的满族药膳方，传说清代乾隆、慈禧常年服食八珍糕，来调养身体，益寿延年。

第一节　饮食养生的作用

饮食对人体的作用主要是由它所含的对人体有利的物质成分决定的，与食物的性味、归经，升降浮沉等特性密不可分。人们饮食养生的根本目的在于使人气血充盈，精神旺盛，健康长寿。它体现在以下几个方面：

一、饮食养生的预防作用

饮食对人体的滋养作用，本身就是一项重要的保健预防措施。明代张景岳感受深刻，其曰："祸始于微，危因于易，能预此者，谓之治未病，不能预此者，谓之治已病。知命者，其谨于微而已矣。"充足的营养是人们身体健康的重要保证。合理地安排饮食，保证营养供给，可使气血充足，维持机体正常新陈代谢及免疫功能，才能更好地抵御致病因素的侵袭。在漫长的人类历史进程中，人们通过自身体会，发现某些食物的特异性作用，可直接用于某些疾病的预防，积累了大量的宝贵经验，如食用动物肝脏预防夜盲症；食用大蒜可以杀菌消炎，预防胃肠道炎症；食用海带预防甲状腺肿大；食用谷皮、麦麸预防脚气病；食用西瓜、绿豆汤预防中暑等。

二、饮食养生的延缓衰老作用

饮食养生是长寿之道的重要环节。《灵枢·天年》就提到："五十岁肝气始衰……六十岁心气始衰……七十岁脾气虚……八十岁肺气衰……九十岁肾气焦……百岁五脏皆虚，神气皆去，形骸独居而终矣。"根据中医饮食养生理论，如果注重养生保健，及时消除病因，使机体功能协调，即可达到延年益寿的目的。

从中医饮食养生延年益寿所确立的法则来看，多以补益肺、脾、肾为主。中医传统理论认为"精生于先天，而养于后天，精藏于肾而养于五脏，精气足则肾气盛，肾气充则体健神旺"，肾脏功能正常是延年益寿的关键。因此，在选择食物种类时应注意选用具有补精益气、滋肾强身作用的食物来达到延年益寿的目的。脾胃在全身五脏六腑中占有非常重要的地位，《素问·五藏别论》曰："胃者，水谷之海，六腑之大源也。"只有脾胃功能旺盛，才能摄纳食物营养，进一步化生气、血、津、液，增强体质，维护机体健康，延年益寿。常用于补益肺、脾、肾功能的食物主要有猪肝、牛肉、鸡肉、鸭肉、鲤鱼、鲫鱼、鳝鱼、扁豆、豌豆、粳米、糯米、大枣、栗子等。

三、饮食养生的滋养作用

饮食的滋养是人体赖以生存的基础，2000 多年前，《难经》中就有"人赖饮食以生，五谷之味，熏肤（滋养肌肤），充身，泽毛"的记载。

饮食进入人体，通过胃的腐熟、脾的运化，成为水谷精微，然后输布全身，滋养人体脏腑、经脉、四肢、骨骼、皮毛等，以维持正常的生命活动和抗御邪气。如战国时期的名医扁鹊云："安身之本，必资于食。不知食宜者，不足以存生。"中医认为，气、血、津液是构成人体的基本物质，是脏腑、经络等生理功能的物质基础，三者依靠脾胃运化生成的水谷精微的及时充养，来维持人体生命活动中不断损耗。

四、饮食养生的治疗作用

食物与药物都有治疗疾病的作用，古代医者在治疗过程中，确实先予食疗，后予药疗，并认为能用食物治病的医生为“良工”，通过补虚扶正、泻实祛邪等方法而达治病目的。

食物较之药物更加安全而易被人们所接受，且人们天生就有“喜食恶药”的心理。食物的治疗作用，其目的亦是调整机体的阴阳平衡，达到“阴平阳秘”。人体的生理功能只有在和谐、协调的情况下，才能得以维持，从而处于健康状态，抵御外邪的侵袭；若人体各种组织、器官和整体功能低下则易导致疾病。如果病邪较盛即为“邪气实”，其证候称作“实证”。此时宜审因论治，祛邪安脏，如大蒜治痢疾、山楂消食积、藕汁治咯血、赤豆治水肿、猪胰治消渴等。有些食物有多方面的治疗作用，既可直接去除病因，又可全面调理病证，如李时珍曰：“鸡子黄补阴血，解热毒，治下痢甚验”，说明鸡蛋黄除营养作用外，还能够调节脏腑功能、清解热毒。在日常生活中，偏热的体质或热性疾病，可选用性质寒凉的食物，如西瓜、藕汁可清热；赤小豆、白扁豆可清热除湿。偏寒的体质或寒性疾病，可选用温热的食物，如辣椒、生姜能通阳健胃。

第二节　饮食养生的原则

饮食养生即寓治于食，不仅能达到保健强身、防治疾病的目的，而且还能给人感官上、精神上的享受，使人在享受食物美味之中，不知不觉达到防病治病之目的。饮食养生强调根据个体需要，选用相应药食，并进行合理搭配，以符合人体健康需要。因此，食物作用于人体，需根据一定的原则而应用。

一、天人相应的整体性原则

人处天地之间，生活于自然环境之中，人与自然具有相通相应的关系，共同受阴阳法则的制约，共同遵循运动变化规律。这种人与自然息息相关的关系同样体现在饮食养生方面。

中医常根据天人合一的整体性原则，运用食物来达到补虚、泄实、调整阴阳的目的。早在2000多年前，古代医者就认识到，酸、苦、甘、辛、咸五味对机体脏腑的特定选择作用。五味与五脏相关，酸入肝，苦入心，甘入脾，辛入肺，咸入肾。某一种味对相应脏的功能活动具有特殊的促进使用，《黄帝内经》称之为“先入”，如酸先入肝、甘先入脾等，这种先入能促进该脏功能，即所谓“久而增气，物化之常也”五脏的生理功能由五味所维持。《素问·六节藏象论》称之为“地食人以五味”，其曰：“五味入口，藏于肠胃。味有所藏，以养五脏气。”五脏受五味的滋养，才能使气血津液充盛，体现出正常生命活动，从而“神”才能“自生”。然而，若不适当地过用、偏用五味，则可导致脏腑阴阳失调，引起各种不同的病证。损伤途径也基本遵循五味五脏相关关系，即多食苦能损伤心气、多食咸能损伤肾气等。调治原则，根据五脏与五味及五脏之间的关系确定，如《素问·藏气法时论》指出：“肝色青，宜食甘”“肝苦急，宜食甘以缓之”；《素问·至真要大论》提示：“木位之主，其泻以酸，其补以辛”“厥阴之客，以辛补之，以酸泻之，以甘缓之”等，均指出病在肝脏者，根据病情的需要，需用散、缓、泻、补诸法，药食采用辛、甘、酸等味配伍。

谨和五味，就是根据人体生理需要，合理地调配膳食，适度地摄取膳食营养，以滋养人体，五味调和能滋养五脏，强壮身体，若五味偏嗜太过，不但对健康不利，久之会引起相应的脏腑功能活动失调，可导致某些疾病产生。适当食用酸味食物，可健脾开胃，促进食欲，但过量服食可引起胃酸增多，影响消化功能；适当食用苦味食物，有助于清火安神，多食苦味则会引起胃疼、腹泻、消化不良等症；适当食用甜味食物有助于补脾，过食甜腻之品，会诱发糖尿病、肥胖病；适当食用辛味食物有助于升发阳气，过食辛味食物，会刺激胃黏膜，故患有消化性溃疡、便秘、痔疮、肛裂的患者不食为好；咸味有调节人体正常的水钠代谢的作用，成人每天摄入食盐5克左右，过食可诱发水肿、高血压、动脉硬化等。故“谨和五味”，精细搭配，荤素结合，既调剂饮食增加花样品种，又可多方面地摄取精微。

自古以来，以养生益寿，防治疾病为主旨的古代道、佛、儒、医、武各家学说，无不用人体内部与自然界协调统一的理论来阐释人体生老病死的规律，同时也无不用天人相应的法则来制订各种体逸劳作、饮食起居措施。对饮食内容、进食方式方法，提倡既要注意全面膳食，同时又主张因时、因地、因人、因病之不同，饮食也应有所变化，做到“审因用膳”“辨证用膳”。

二、阴阳调理，平衡膳食原则

分析历代食养与食疗著作不难看出，掌握阴阳变化规律，围绕调理阴阳进行食事活动，使机体保持“阴平阳秘”，乃是传统营养学理论核心所在。饮食养生、治疗和康复手段，也是在调理阴阳这一基础原则指导下确立的。

传统饮食养生与治疗可概括为补虚和泻实两大方面。如补气、养血、滋阴、壮阳、填精、生津等方面可视为补虚；而解表、清热、祛寒、祛风、利水、泻下、燥湿等方面则可视为泻实。或补或泻，无一不是在调整阴阳，以平为期。

对饮食宜忌，中医也以阴阳平衡作为出发点，以有利于阴平阳秘为宜，反之则为忌。在正常人或患者饮食调理方面体现“虚则补之”“实则泻之”“寒者热之”“热者寒之”等原则。

在食物搭配和饮食调剂制备方面，中医注重调和阴阳，使所用膳食无偏寒、偏热、偏升、偏降等缺陷。例如，烹调鱼虾等寒凉性食物时佐以姜、葱、酒、醋类温性的调料，以防止本菜肴性偏寒凉，食后损伤脾胃而引起脘腹不舒之弊。

食物有寒、热、温、凉、平五性，应根据身体的状态、做出恰当的选择。寒凉食物具有清热泻火、凉血解毒、平肝安神、通利二便等作用，如西瓜、梨等，但过食则易损伤脾胃阳气，导致寒湿内生，可见腹痛、泄泻等症。温热食物有温中散寒、助阳益气、通经活血等作用，如蒜、羊肉等，但偏嗜则可使胃肠积热，出现腹满、腹胀、便秘等症。平性食物，具有平补气血、健脾和胃等功效，无论寒证、热证均可食用，如豆腐、猪肉等。常用食物五性举例如下：

寒性谷类有粟米、高粱、稞、秫米、薏苡米；海鲜类有河蟹、田螺、蚌肉、蛤蜊；水果类有西瓜、柿子、香蕉、猕猴桃、梨、苹果、甜瓜；蔬菜类有藕、紫菜、苦瓜、蒲公英、马齿苋、白苣、竹笋；内脏类有猪肠；调料类有酱、盐、茶。

凉性谷类有荞麦、大麦、绿豆；红肉类有兔肉、驴肉；禽类有鸭肉、鹅肉；蛋类有鸭蛋；水果类有梨、山楂、苹果、椰子；蔬菜类有番茄、菠菜、芹菜、莴苣、茄子、黄瓜、白萝卜、地瓜、蘑菇、百合；内脏类有羊肝；调料类有猪油、菜油、麻油、花生油。

平性谷类有粳米、黄豆、黑豆、蚕豆、赤小豆、豌豆、玉蜀黍、刀豆、大豆；红肉类有猪肉；禽类有乌骨鸡、鸽肉；海鲜类有带鱼、黄花鱼、鲳鱼、鲫鱼、蟹肉、海蜇、鳟鱼、白鳝、黄鳝、泥鳅、比目鱼、乌贼鱼、章鱼、虾、海虾、鲍鱼；蛋类有鸡蛋；奶类有牛奶；水果类有葡萄、酸梅、枇杷、龙眼、菠萝蜜、无花果、甘蔗、芡实；坚果类有向日葵籽、花生、榛子、桃仁、李仁、核桃；蔬菜类有洋白菜、马铃薯、木耳、白菜、茼蒿、苜蓿、油菜、丝瓜；内脏类有猪心、猪肾、猪肺、牛肚、牛肝、羊肺；调料类有白砂糖、冰糖。

温性谷类有小麦、扁豆、黍、小米；红肉类有牛肉、骆驼肉；禽类有鸡肉、雀肉；海鲜类有鲳鱼、对虾、海参；蛋类有雀卵；奶类有羊奶；水果类有橘子、樱桃、荔枝、李子、木瓜、石榴、柿子、芒果、莲蕊须、莲房、杨梅、橄榄、槟榔；坚果类有栗子、胡桃仁、松子、杏仁；蔬菜类有南瓜、莱菔、葱、冬瓜、胡萝卜、薯蓣、胡瓜；内脏类有猪肝、猪肚、牛肾、羊心、羊肚、羊肾、鸡肝；调料类有醋、红糖、饴糖、黄酒。

热性红肉类有鹿骨、羊肉、狗肉；水果类有杏、桃、生枣、樱桃、榴莲；调料类有辣椒、胡椒、花椒；蔬菜类有韭菜、蒜苔、洋葱、生姜；饮品类有红酒、白酒。

三、全面膳食与辨证施膳的原则

中医饮食养生的特点，是在素食的基础上，力求荤素搭配，全面膳食。其营养观正如我国医学典籍《黄帝内经》中提出膳食配伍的原则，其曰："五谷为养，五果为助，五畜为益，五菜为充，气味合而服之，以补精益气。"

辨证论治是中医认识疾病和治疗疾病的基本原则，也是中医学的特点之一。现在的科学饮食健康观念提倡审因施膳，即根据不同的人群、体质、地域、病情，做到"辨证施膳"，即"因人施膳""因时施膳""因地施膳""因病施膳"。所谓辨证施食，就是根据不同的病证来选择具有相应治疗作用的食物。食疗养生菜在原材料、调料选择、配伍、烹饪技法等方面，都要始终遵循中医学辨证论治、辨证组方的理论原则与方法，在辨证的基础上配伍组方。如感冒之病，由于病因、体质、季节的不同，可表现为不同的证，选择的膳食亦有区别。风寒感冒可选用葱白粥、生姜粥、姜糖苏叶饮等辛温解表，祛风散寒；风热感冒可选用菊花茶、桑菊豆豉饮、薄荷芦根饮、银花饮等辛凉解表，疏风清热；暑湿感冒可选用藿香饮、香薷饮、荷叶冬瓜汤等祛暑解表，清热化湿；气虚感冒可选用黄芪苏叶饮、葱白鸡肉粥等益气解表，调和营卫。

四、防治并重，以防为主的原则

预防为主是饮食调养的特点之一。高濂在《遵生八笺》中提出："饮食，活人之本也。是以一身之中，阴阳运用，五行相生，莫不由于饮食。故饮食进则谷气充，谷气充则血气盛，血气盛则筋力强""疾病可远，寿命可延"，说明了饮食在疾病预防中的重要作用。防治并重，以防为主是饮食调养的重要原则。如传统饮食结构，以植物性食物为主，动物性食物为辅佐，落实在每一餐都达到膳食的平衡。而且强调食医结合，补治并重，使饮食成为养生健体的基础。人体在患病之后，更需要注意饮食，并以饮食作为调治疾病、防止病情加重或疾病愈后复发的重要手段。

五、饮食有节，遵循膳食禁忌的原则

人体对饮食的消化、吸收，主要靠脾胃来完成，进食定量，饥饱适中，恰到好处，则脾胃能够承受。一日三餐，早饭宜精，午饭可饱，晚饭宜少，膳食按照一定的时间，有规律地进食，有利于饮食的消化吸收，人体就能及时地得到营养供应，以保证各种生理活动进行。如果饮食不节，暴饮暴食，或饥一顿、饱一顿，则容易损害健康。临床实践证明，饥饱失于节制不仅使胃肠器官及其消化功能紊乱，引起急慢性炎症及消化不良等，也可加重肝、胰、心、肾等脏器的负担，而使物质代谢紊乱，导致高血压、冠心病、动脉硬化、肥胖症等多种疾病。

饮食有节除控制三餐的摄入量外，还包含对入口食物的本身表现，如生熟情况、冷热温度或食物属性等选择要适宜。大部分食品不宜生吃，需要经过烹调加热变成熟食，其目的在于使食物更容易被消化吸收，也使食物在加工变热的过程中得到清洁消毒。食物的温度要以温热为宜，进食时，口唇不能有灼热感，也不能使牙齿感觉冰冷，食物过寒则损伤脾胃阳气，易致脘腹疼痛、泄泻，过热食物会灼伤口腔黏膜及食管，长此以往易诱发多种病症。

1. 食药配伍禁忌

食物之间或食物与药物之间通过配伍，相互影响，会使原有性能发生变化，因而可产生不同的效果。《神农本草经》云："药有阴阳配合……有单行者，有相须者，有相使者，有相畏者，有相恶者，有相反者，有相杀者，凡此七情，合和视之。"这里"七情"除了单行者外，相须、相使、相畏、相杀、相恶和相反谈的都是配伍关系。

中医学亦十分讲究食物与药物的配伍禁忌，某些食物与药物因其性味相反，在功效上彼此有拮抗作用，合用时会降低疗效，如人参不宜与萝卜同食；鹿茸不宜与寒凉生冷的水果或蔬菜同食；党参、茯苓忌醋等。但古人对某些食物禁忌，因经验性成分较多，应灵活分析看待，并运用现代科学技术做进一步研究。

2. 病中饮食禁忌

病中饮食禁忌指患有某种疾病，则某些食物在此期间不宜食用。在患病过程中因进食某些食物会影响药效和疾病的治疗，所以应避免食用。一般说来，在服药期间，不宜选生冷、黏腻、腥臭等不易消化的食物。不同的疾病又有不同的饮食禁忌，如热性病患者当忌辛辣、煎炸性食物；寒性病患者当忌生冷瓜果、清凉饮料等寒凉性食物；泄泻患者不宜食用生冷硬固、肥甘厚味等难以消化的食物；失眠患者忌饮咖啡、浓茶等饮料，不宜食用葱、韭菜和大蒜等兴奋刺激性食物。此外，疾病初愈"胃气未复"，不宜进油腻厚味食物，而宜以粥食调养。《黄帝内经》还特别指出："病热少愈，食肉则复，多食则遗，此其禁也。"均应加以注意。

3. 妊娠、产后饮食禁忌

身体状态特殊时要注意药食宜忌，如"产前不宜热，产后不宜凉"，在患病状态下或可以治病为主，不必十分顾及这一训诫，但在正常状态下，这些原则是必须遵守的，以避免不必要的误伤。

妊娠期，脏腑经络之气血皆归注于冲任以养胞胎，此时全身处于阴血偏虚、阳气偏盛的状态，故应忌用酒、干姜、桂皮、胡椒、辣椒、狗肉等辛温助火的食物，以免伤阴耗液和影响胎孕，可进食甘平、甘凉补益之品。出现妊娠恶阻者避免应用腥臭味、油腻、不易消化之物。此时，还可根据孕妇的饮食爱好选择食物，少吃多餐，但必须注意均衡营养。妊娠后期，由于胎儿逐渐长大，影响气机升降，易成气滞，故应少食能引起胀气及收涩食物，如芋头、番薯、石榴等。

产后往往失血耗阴，瘀血内停，多虚多瘀，同时还要化生乳汁以养婴儿。因此，产后饮食应饥饱均匀，宜进营养丰富、易于消化的食物。慎食辛燥伤阴、寒凉酸收之品，生凉瓜果之类亦不相宜。正如《饮膳正要》云："母勿太饱乳之，母勿太饥乳之，母勿太寒乳之，母勿太热乳之……乳母忌食寒凉发病之物。"孕妇产后，瘀血内停，不宜进食酸涩收敛类食物，如乌梅、莲子、芡实、柿子、南瓜等，以免不利于恶露排出。

4. 饮食卫生禁忌

饮食应以新鲜干净、易于消化、有利健康为好。张仲景《金匮要略》指出：“秽饭、馁肉、臭鱼食之皆伤人”“肉中有朱点者不可食”。《诸病源候论》亦指出：“凡人往往因饮食勿然困闷，少时致甚，乃致死者，名曰饮食中毒”，说明饮食不洁，食物染上了病菌、毒素或寄生虫，或误食有毒的食物（如发芽的土豆、有毒的蘑菇、河鲀），不仅会致病伤人，而且还有中毒致死的危险，故应注意不食变质、有毒、不卫生的饮食；不食被有害化学物质或放射性物质污染的食品；不食病死的禽畜肉；不宜生吃海鲜、河鲜、肉类等，饮食以熟食为主。

第三节　饮食调养的方法

饮食调养的方法源于中医治法，通常是指补法、汗法、下法、温法、祛湿法、消法、理气法、理血法。每一种治法都是在辨明证候，审明病因、病机之后，有针对性地采取的治疗方法。

一、补法

生活中，饮食得当则可起到维持阴阳调和的作用。对阴阳失调所导致的疾病状态，利用饮食的阴阳偏性也可进行调节。人们通常用食补的方法来发挥饮食的滋养作用，在应用“补”法时当充分考虑不同的人群、季节、年龄、性别等因素。根据食物的性质，食补方法主要有以下三种：

1. 平补滋养法

平补滋养法分两种，一种是应用不热不寒、性质平和的食物进行补益，大部分谷类、薯类、水果、蔬菜，部分禽、蛋、肉、乳类食物，如粳米、大豆、红薯、马铃薯、甘蓝、香菇、鸡蛋、猪肉、牛奶等。一种是应用既能补气，又能气阴双补或阴阳同补的食物进行补益，如山药、蜂蜜既补脾肺之气，又补脾肺之阴，这些食物适用于正常人群保健。

2. 清补滋养法

清补滋养法是应用性质平和或偏寒凉的食物进行补益的方法，也可用泻实性食物祛除实证，适用于偏于实证体质的人。常用的清补食物有绿豆、萝卜、黄瓜、西瓜、冬瓜、茼蒿、马齿苋、薏苡仁、苹果、梨、柿子等。

3. 温补滋养法

温补滋养法是指应用温热性的食物进行补益的方法。适用于阳虚或气阳两虚的人群，也常作为正常人群冬令进补食物的法则，如核桃仁、大枣、羊肉、狗肉、鹿肉、海参、龙眼肉、海虾等。补益作用较强的食物可达到紧急补益的目的，如鹿肉、鹿胎、鹿尾、鹿肾、甲鱼等。

二、汗法

汗法是辛温解表法和辛凉解表法的总称，具有宣发肺气、调畅营卫、开泄腠理的作用。

辛温解表法具有散寒解表、宣肺止咳等作用。如选用生姜、葱白、紫苏和杏仁制成姜糖饮、鲜葱白粥、生姜葱白饮等，用于外感风寒所致发热恶寒、无汗等症。

辛凉解表法具有清肺解表、止咳等作用。如选用薄荷、葛根、菊花、豆豉和桑叶、芦根制成桑叶菊花芦根饮、芦根薄荷汤等，用于外感风热，发热有汗、头痛口渴、咽痛等症。

三、下法

凡通过荡涤肠胃，泻下大便或瘀积，使停留于胃肠的宿食、燥粪、实热、冷积、瘀血、痰结、水饮等从下而去的方法，称为下法。泻下类法药食常选番泻叶、火麻仁、郁李仁、蜂蜜、香蕉、芝麻、柏子仁等，常用药膳方有苏子麻仁粥、杏仁汤、番泻叶茶、郁李仁粥等。

四、温法

温法亦称温阳法，即通过扶助人体阳气，以达寒去阳复目的的一种方法。适用于元阳不足（阳气虚弱），寒从内生，或寒邪直中于里，或苦寒药伤阳气所致的里寒证。

根据里寒所伤之处的不同，温法分为温中祛寒、温经散寒两类。用胡桃仁、干姜、韭菜和牛肉等，制成核桃仁炒韭菜、干姜粥、砂仁牛肉等温中祛寒；用当归、桂枝、生姜、草果、羊肉等，制成艾叶生姜煮蛋、桂浆粥、当归生姜羊肉汤等温经散寒。

五、祛湿法

祛湿法是化除湿邪，蠲除水饮，通淋泄浊的一种方法。临床上湿邪有外湿、内湿之分。外湿多因淋雨涉水，或久居潮湿之地，以致机体感受湿邪；内湿多因长期嗜酒好茶，或过食生冷以致中阳不振所致。本法分为利水渗湿法、利水通淋法、利湿退黄法三类。

利水渗湿法适用于水湿内停所致的水肿、小便不利证，临床表现为颜面或下肢水肿、小便少等症。药食常选茯苓、猪苓、泽泻、薏苡仁、白术、鸭等，药膳方有茯苓粥、赤小豆鲤鱼汤、青鸭羹等。

利水通淋法适用于湿热下注所致的淋证。其临床表现为尿频尿急、小便灼热、短赤涩痛或淋沥不畅、尿有砂石等症。药食常选滑石、薏苡仁、粳米、青小豆、通草、金钱草等，药膳方有青小豆粥、鲤鱼冬瓜羹、荠菜鸡蛋汤等。

利湿退黄法适用于肝胆湿热所致的黄疸。其临床表现为目黄、身黄、小便黄等症。药食常选茵陈蒿、栀子、金钱草、鲫鱼、鲤鱼等，药膳方有茵陈蒿炖鲫鱼、玉米须蚌肉汤、金钱草鲤鱼汤。

六、消法

凡通过消导散结以祛除水、血、痰、食等有形之邪所致积滞结聚，使之渐消缓散的方法，称为消法。本法分为消食化滞法、健脾消食法。

消食化滞法药食常选山楂、鸡内金、麦芽、神曲、橘皮等，药膳方有莱菔子粥、荸荠内金饼、山楂导滞糕等。

健脾消食法药食常选山药、麦芽、白术、山楂、神曲、陈皮、猪肚等，药膳方有消食内金粥、鲈鱼健脾汤、山楂导滞糕等。

七、理气法

理气法是通过调理气机，疏畅气血，促进气血运行的一类方法。本法分为行气法与降气法两类。

行气法药食常选小茴香、橘皮、佛手、木香、砂仁、梅花等，药膳方有姜橘饮、五香酒料、小茴香粥等。

降气法药食常选丁香、竹茹、柿饼、生姜、芦根等，药膳方有薯蓣半夏粥、竹茹芦根茶等。

八、理血法

理血法是因血液运行失常或血量丧失较多，需要以调理血液为主的一类方法。本法分为活血化瘀法和止血法两类。

活血化瘀法药食常选益母草、桃仁、红花、玫瑰花、当归、丹参、鸡血藤、红糖、酒等，药膳方有益母草煮鸡蛋、桃花白芷酒、三七蒸鸡等。

止血法药食常选阿胶、藕、花生衣、木耳、白及、三七、艾叶、苎麻根、大枣等，药膳方有鲫鱼当归散、苎麻根粥、艾叶炖母鸡等。

附：以黑龙江省为代表的北方气候干燥，故宜食粥。粥法举例：

（1）南瓜红枣小米粥：小米、南瓜、大枣、枸杞子。功效：补气血。

（2）小米海参粥：小米、海参、枸杞子。功效：补肾健脾。

（3）糯米百合粥：糯米、百合、莲子。功效：养心安神。

（4）“三黑”粥：黑米、黑豆、黑芝麻、核桃仁。功效：补肾健脑。

（5）黑糯米补血粥：黑米、红枣、元肉、红糖。功效：补血安神。

（6）薏米芡实山药粥：山药、薏米、芡实。功效：健脾利湿止泻。

（7）冬瓜排骨薏米粥：冬瓜、薏米、排骨、炒扁豆、淮山药。功效：清热利水解毒。

（8）山楂高粱粥：山楂干、高粱米、绵白糖。功效：和胃健脾消积。

（9）高粱猪肚粥：高粱米、莲子、猪肚、生姜、胡椒、精盐。功效：健脾温胃，涩肠止泻。

（10）绿豆薏米粥：绿豆、薏米。功效：清热利湿祛暑。

（11）银耳百合雪梨粥：银耳、雪梨、百合、蜂蜜。功效：滋阴生津。

（12）冬虫夏草瘦肉粥：冬虫夏草、瘦猪肉、小米。功效：温补阳气。

（13）黑米红枣山楂粥：红枣、山楂、黑米、冰糖。功效：补益正气。

（14）薏米莲子茯苓粥：薏米、莲子、茯苓、粳米、冰糖。功效：化湿祛痰。

第四节　寒地特产药食与特色药膳

东北林区众多，气候严寒，其特殊的地理和气候环境孕育出诸多驰名中外的东北特色产品。药膳受宫廷菜的影响，制作方法和用料非常考究，又兼收了京、鲁、川、苏等地烹调方法之精华，形成了富有地方风味的东北药膳菜。

一、寒地特产药食

东北特产种类多，营养丰富，药用价值高，深受人们喜爱。人参、鹿茸（鹿产品）、熊胆、黑龙江林蛙等都是东北名贵药材；五味子、刺五加、黄芪、黄柏、满山红、桔梗等也是地道的北药药材。北方烹调原料门类齐全，人们称它“北有粮仓，南有渔场，西有畜群，东有果园”，一年四季食不愁。

史料记载，早在2000多年前，东北地区的居民就开始从事人参采集了。红景天被称作“仙赐草”，满族先民很早就发现并使用红景天以滋补强壮、抗疲劳、抗衰老。在萨满《百草歌诀》中记载：大蒜外用白秃癣疮和蛇虫咬伤，山楂炒焦后用来消食去除腹胀和腹痛，山菊花泡水常饮可预防风热感冒，山海螺预防乳痈，山葡萄藤叶煎水常饮可祛风湿，天麻预防手足麻木和血压升高，牛乳常饮可强壮体质、预防消渴，北黄芪泡水补中益气、增强体魄，石蜜可防治肺燥咳嗽，大豆健脾利湿、补虚益血、解毒润燥。黑木耳滋肾养胃、益气强身、活血。这些都是北方居民药物养生的典型代表。

二、特色药膳

中医药膳是在中医药学理论指导下，将不同药物与食物进行合理组方配伍，采用传统和现代科学技术加工制作，具有独特色、香、味、形、效，有保健、防病、治病等作用的特殊膳食。它既充分发挥了美味佳肴的中药效能，又满足了人们“厌于药，喜于食”的天性。

寒地的冬季有半年之久，千里冰封，万物肃杀。寒与肾相应，最易耗伤肾之阳气。干燥的空气，极易损伤肺的津液，甚至脉络。加之北方人常以炙烤、煎炸为主要烹饪手段，温热之物加之峻火猛攻，徒生燥热，煎灼阴津。阴不足，阳无处藏，易被动扰。如此，既伤阴又动阳。所以寒地的饮食调养，补肾、养肺至关重要，饮食上宜温不宜燥，养生方法上在适应寒地的饮食习惯的同时，可制成特色的药膳来进行日常调理，达到益寿延年、防病治病的目的。

在此推荐八种适于家庭自备的特色药膳。

1. 黄精玉竹牛肉汤

配料：牛肉500克，黄精30克，玉竹15克，桂圆肉15克，面粉、料酒、盐、味精、胡椒粉、鸡精、葱姜各适量。

制作方法：将黄精、玉竹、桂圆肉洗净；牛肉切块，入锅飞水备用。将飞过水的牛肉、大块葱姜放入锅中，加入桂圆肉、玉竹、黄精、料酒、盐、味精、胡椒粉、鸡精调味，炖制1小时。发面团加入少量油和面粉制成面盖。炖好的食材放入盅内，盖上面盖，放入蒸锅中蒸7分钟即可。

功效主治：补脾益阴，养心安神。适用于糖尿病、高血压、冠心病的患者，也适合久病体弱、口渴咽干的人群。肝火盛、痰湿重的人建议少用。

方解：牛肉抗疲劳、养气补血；桂圆肉养心安神、温补阳气；玉竹养阴、润燥、清热、生津、止咳；黄精补气养阴，有延缓衰老、美容养颜、乌发的作用，四样食材共用，具有补脾益阴、养心安神之功。

2. 养生萝卜饼

配料：白萝卜250克，火腿50克，香菜20克，虾皮15克，葱姜各20克，面粉350克，色拉油100克，芝麻12克，酵母粉5克，面碱2克，盐、味精、白糖各适量，料酒、香油各适量。

制作方法：取面粉200克，沙拉油20克，制成油酥面团。取剩余面粉，用少量温水、酵母粉、面碱和成面团，醒发1小时。制作馅心，把白萝卜、火腿切细丝，香菜切段，虾皮洗净，葱姜切细丝。将白萝卜丝用开水烫片刻，过凉后控净水放入小盆内，加入火腿丝、虾皮、葱姜丝，加料酒、盐、味精、香油、白糖拌成馅儿。用发好的面团擀成大片，包上酥面团擀匀，卷起揪成小面块，包上馅心儿，再沾上芝麻压成厚饼。平底锅刷上油烧热后，放入包好的萝卜丝饼，烙成两面金黄、层次分明即可。

功效：滋补强身，调理脾胃。

方解：萝卜具有润肺、止咳化痰、生津止渴、消食理气的作用；虾皮具有补钙、补肾壮阳的作用。故此方可滋补强身，调理脾胃，适合于冬季食用。

3. 菊花白菜

配料：白菜300克，猪肉150克，红花1克，菊花1克，食盐、料酒、葱姜、味精、鸡蛋、香油各适量。

制作方法：首先把白菜扒帮去叶，片成大片，下锅焯熟后，淋干水分捞出备用。猪肉剁成馅，放入料酒、葱姜末、鸡蛋清，用食盐、味精香油调味。用白菜包裹肉馅装盘。将鸡蛋打入容器内，加盐、味精，按照 1∶1.5 的比例加入 60℃温水。将泡好的菊花水一起倒入鸡蛋内打匀，加入红花，然后倒入码好白菜的汤盘中间。最后将菜品入锅蒸制5分钟即可。

功效：美容养颜，补益气血，活血调经。

方解：白菜具有养胃生津、除烦解渴、利尿通便、清热解毒的作用；猪肉有润肠胃、生津液、补肾气、解热毒的功效；菊花清肝明目和解毒消炎；红花为活血通经药，能活血行瘀、利气止痛、养血、活血。本方补益气血，活血调经，适用于久病体弱等兼有瘀血者食用。

4. 荷包里脊（《御医推荐给皇帝的养生秘方》）

配料：鸡蛋4个，猪里脊肉100克，小葱1支，香菜、绍酒、盐、味精、芝麻油、料酒各适量，肥猪肉50克，香菇、玉兰片各50克，熟猪油1000克（耗约70克）。

制作方法：鸡蛋磕开，搅打成蛋液。里脊肉、小葱、香菇、玉兰片切成末，放绍酒和盐、味精、料酒，拌匀成馅，分成24份。香菜去黄叶、老梗，洗净用冷开水泡。锅烘热，用肥猪肉将锅润滑，然后倒入一小汤匙的鸡蛋液，在锅中呈半凝结时，放入1份里脊馅，用筷子将蛋皮对折（如家庭做荷包蛋那样），并用筷子在馅的上方轻轻一夹，共做24只。原锅放入猪油，七成油温时，把做好的荷包里脊全部投入炸约10秒钟，捞出淋上芝麻油即成。装盘后边围香菜，佐餐食用。

功效：滋阴养血，清心安神。

方解：方中鸡蛋滋阴润燥，补心宁神，养血安胎，解毒止痒；猪肉润肠胃，生津液，补肾气，解热毒；香菇能益气不饥，治风破血，化痰理气，益味助食，理小便不禁；玉兰片可定喘消痰。全方共奏滋阴养血，清心安神之效。

5. 黄芪猴头汤（《中国药膳学》）

配料：猴头菌 150 克，黄芪 30 克，嫩母鸡 250 克，生姜 15 克，葱白 20 克，食盐 5 克，胡椒面 3 克，绍酒 10 克，小白菜心 100 克，清汤 750 克，猪油适量。

制作方法：嫩母鸡宰杀后洗净，切成约 3cm×1.5cm 的条块。猴头菌经冲洗后放入盆内，用温水泡发，约 30 分钟后捞出，削掉底部的木质部分，再洗净切片待用。葱白切为细节，生姜切为丝，小白菜心用清水洗净待用。锅烧热下入猪油，投进黄芪、生姜、葱白、鸡块，共煸炒后放入食盐、绍酒，以及发猴头菌的水、少量清汤，用武火烧沸后，改用文火再煮约 1 小时，然后下猴头菌再煮半小时，撒上胡椒面和匀。先捞出鸡块放置碗底，再捞出猴头菌盖在鸡肉上；汤中下入小白菜心，略煮片刻，将菜心舀出置碗内，即成。

功效主治：益气血，健脾胃，补脑力。对脾虚胃弱、食少乏力、气虚自汗或由于气血两虚所致眩晕心悸、健忘、面色无华等症，具有较确切的功效。

方解：方中黄芪补气升阳，固表止汗；猴头菌有利五脏、助消化、补虚损的功效；鸡肉则能温中益气，填精补髓。此方荤素结合，补虚而不滋腻，祛邪而不伤正。

6. 八珍糕（《外科正宗》）

配料：人参 15 克，山药 180 克，芡实 180 克，茯苓 180 克，莲子肉 180 克，糯米 1000 克，粳米 1000 克，白糖 500 克，蜂蜜 200 克。

制作方法：将人参等各药分研为末，糯米、粳米磨制为粉，各粉放入盆内，与蜂蜜、白糖相合均匀，入水适量煨化，同粉料相拌和匀，摊铺蒸笼内压紧蒸糕，糕熟切块，火上烘干，放入瓷器收贮。每日早晚空腹食 30 克。

功效主治：补中益气，收涩止泻，安神益智。适用于病后及年老、小儿体虚脾胃虚弱，神疲体倦，饮食无味，便溏腹泻者。

方解：方中人参为大补元气之要药；山药为补脾养胃、益肺固肾、强身健体之佳品；芡实功善健脾固肾、渗淡除湿，与山药合用，则补中有涩，相辅相成；茯苓利水渗湿，补中安神，与芡实、山药相伍，既能杜绝生湿之源，又能祛已成之湿；莲子与上药合用具养心益肾、补脾涩肠之功。再与健脾和胃之糯米、粳米做成糕，全方标本同治，补中有行，行中有止，温而不燥热，滋补而不呆滞，除湿而不伤于燥，具相得益彰之妙。

7. 独活壮骨鸡（《备急千金要方》）

配料：独活、杜仲、牛膝、白芍、防风、地黄、秦艽各 6 克，细辛 2 克，肉桂 1 克，茯苓、桑寄生、人参、当归各 10 克，川芎、甘草各 3 克，当年成年雄鸡 1 只，葱 50 克，生姜 20 克，大蒜 6 瓣，盐、清汤、花生油各适量。

制作方法：将上述草药粉碎成细粉，加入适量调料拌匀，备用。将雄鸡宰杀，净毛，去除内脏，洗净，沥干水分；将调拌好的药物和调料装入鸡腹内，腌渍入味 30 分钟，备用；在烧热的锅内放入花生油，七成热时，将鸡下油中煎制，待鸡泛黄至熟，捞出沥油，备用；另起热锅加熟油少许，煸姜、葱，加入清汤，调好味后，将已煎好的鸡下汤内略煮，待汤沸后即可。佐餐食用。

功效主治：祛风止痛，补肝益肾。适用于风寒湿三气痹阻日久，肝肾两亏，气血不足所致之腰酸腿痛无力，屈伸不利，面色苍白者，尤适用于慢性关节炎、坐骨神经痛等属于风湿为患、气血不足者。

方解：本方中以独活、秦艽、细辛、防风祛风湿止痹痛；当归、地黄、白芍补血调血；人参、茯苓、甘草补气健脾；杜仲、牛膝、桑寄生补肝肾、强筋骨；桑寄生祛风除湿；川芎、肉桂温通血脉；鸡肉温补气血。本方具有祛风止痛、补肝益肾之功。

使用注意：不可多食久食，否则伤及脾胃，造成食积。

8. 当归生姜羊肉汤（《金匮要略》）

配料：当归30克，生姜30克，羊肉500克。

制作方法：当归、生姜洗净后顺切大片，羊肉（去骨）剔去筋膜，入沸水锅内去血水后，捞出晾凉，切成约5cm长、3cm宽、1cm厚的条备用。取净锅（最好是砂锅）掺入清水适量，然后将切成条的羊肉放入锅内，再下当归和生姜，用武火烧沸，去浮沫，改用文火炖约1.5小时至羊肉熟烂即成，分餐食用。

功效主治：养血散寒。主治血虚有寒，腹中冷痛，妇女产后虚寒腹痛，虚寒性痛经。

方解：方中当归补血调经、活血化瘀、缓急止痛、润肠通便，其特点是补血不滞血、活血不伤血，为调经补血第一要药。羊肉为血肉有情之品，性温热，有暖中补虚、补肾填精、开胃壮力、散寒除湿的作用。当归配羊肉，以增强羊肉补虚温阳之力，使该汤既补血活血，又能止痛。生姜温散，以助羊肉散寒暖胃，又可辟除羊肉之膻味。合而为汤，活血养血，温中补虚，散寒调经止痛。本方是医圣张仲景用来治疗虚寒腹痛之名方，自东汉流传至今。组成简单，效果显著，是一道风味独特的药膳，可治血虚有寒诸证，特别适用于体质虚寒的人日常食用，亦可作冬季常食之品。

使用注意：本方是有名的食疗经方，自东汉流传至今。方中当归、生姜养血温血散寒，羊肉补虚生血。治血虚有寒诸证，亦可作冬季常食之品。

9. 龙医养生粥

配料：生薏米、百合、小米、大米、黑豆、绿豆、山药、红豆、大枣、枸杞子、花生、莲子、黑芝麻、核桃仁各适量。

制作方法：各种豆类浸泡一夜，米类浸泡半天，大枣洗净，所有材料入砂锅加入适量水，喜甜者可酌量放冰糖，大火烧开，小火煮到粥软烂黏稠即可。

功效：补益心脾，安神镇静，增强体质。

方解：方中生薏米有利水消肿、健脾去湿、舒筋除痹、清热排脓等功效，生薏米含有丰富的蛋白质分解酵素，能使皮肤角质软化，皮肤赘疣、粗糙不光滑者，可长期食用薏米粥。百合性微寒，味甘，入肺、心经，有润肺止咳、清心安神之功效，百合粥味甘质润，香甜可口，是老幼咸宜的药食佳品。小米富含淀粉、钙、磷、铁、维生素B、维生素B_2、维生素E、胡萝卜素等，其有益肾和胃、助消化、除热的作用，对脾胃虚寒、反胃呕吐、腹泻与产后或病后体虚或失眠、体虚者有益。大米补脾，和胃，清肺。黑豆营养全面，含有丰富的蛋白质、维生素、矿物质，有活血、利水、祛风、解毒之功效。绿豆性寒，味甘，有清热解毒、降火消暑的功效，十分适合在夏天食用。山药性平，味甘，能滋补脾、肺、肾，现代医学研究表明，山药含有淀粉酶、胆碱、黏液质、糖蛋白和自由氨基酸、脂肪、糖类、维生素C及碘、钙、磷等。山药中所含的淀粉酶，有人称之为“消化素”，因为它能分解蛋白质和碳水化合物，所以有滋补效果，中老年人在春季里经常食用山药粥，补益颇多。红豆利尿去湿，健脾消肿，红豆含有较多的膳食纤维，具有良好的润肠通便、降血压、降血脂、调节血糖、解毒抗癌、预防结石、健美减肥的作用。大枣具有补中益气、健脾养胃、益精强志、和五脏、通血脉、聪耳明目、止烦、止渴、止泻的功效。枸杞子性平，味甘，具有补肾益精、养肝明目、润肺止咳之功效，有中药“红宝石”之称。花生长期食用可润肠通便、健脾健胃、补中益气，还可促进大脑发育。莲子具有健脾补肾的功效，适用于脾虚食少、便溏、乏力、肾虚、尿频、遗精、心虚失眠、健忘、心悸等症。黑芝麻具有补肝肾、润五脏的功效，适合身体虚弱、须发早白、大便干燥、慢性便秘者食用。核桃仁味甘，性温，入肾、肺经，有益智补脑、壮腰健肾等功效。

使用注意：黑芝麻最好事先晾干炒熟研碎，再与其他配料熬制。净莲子经过初步加工，去掉红衣，取莲心，再上屉蒸熟后与其他配料熬制。

第七章　起居养生法

起居养生是指顺应自然变化的规律，合理安排日常生活、作息时间和运动锻炼等措施，以达到祛病强身、益寿延年的目的。起居养生与每个人的生活息息相关，对健康人、老年人、儿童、急慢性病患者都广泛适用。如能有意识地遵循中医养生原则，坚持不懈，必将产生防病保健、减缓病痛、强身壮体、益寿延年的效果。

第一节　起 居 有 常

起居有常就是要做到按时作息，力戒贪睡；适当锻炼，强健筋骨；一日三餐，定时定量；荤素粗细，搭配合理；劳逸结合，动静有度。这是强身健体、延年益寿的重要原则。古代养生家认为，人们的寿命长短与能否合理安排起居作息有着密切的关系。《素问·上古天真论》说：“饮食有节，起居有常，不妄作劳，故能形与神俱，而尽终其天年，度百岁乃去。”可见，自古以来，我国民众就非常重视起居有常对人体的保健作用。

一、合理作息的保健作用

合理作息可以调养神气。人们若能起居有常，合理作息，就能保养神气，使人体精力充沛，生命力旺盛，面色红润光泽，目光炯炯，神采奕奕。反之，若起居无常，不按自然规律和人体常度来安排作息，天长日久则神气衰败，就会出现精神委靡，生命力衰退，面色不华，目光呆滞无神等表现。

合理作息可以提高人体的适应力。古代养生家认为，起居作息有规律及保持良好的生活习惯，能提高人体对自然环境的适应能力，从而避免发生疾病，达到延缓衰老、健康长寿的目的。

现代医学认为每种生物的寿命期限在遗传基因中都按出生、生长、发育、成熟、衰老、死亡这一过程预先做了程序安排。这种生命过程的安排，被称为“生命钟”。虽然人体后天的周期性节律变化受生命钟的控制，但更为现实的是在于训练和培养。人类大脑皮质在机体内已成为各种生理活动的最高调节器官，而大脑皮质的基本活动方式是一种条件反射。这种条件反射是个体在生活中获得的，有明显的个体差异和一个逐步建立的过程，这一过程的建成和巩固与生活作息规律有密切关系。条件反射一经形成，其活动就相对稳定，并且具有预见性和适应性。而条件反射还可随环境因素的变化而消退或重新建成，这样提高了人体对环境的适应能力。有规律的作息制度可以在大脑神经中枢建立各种条件反射，并使其不断巩固，形成稳定良好的生活习惯。一系列条件反射，又促进人体生理活动有规律地健康发展。可见，养成良好的生活作息规律是提高人体适应力，保证健康长寿的要诀之一。

二、生活作息失常的危害

《黄帝内经》告诫人们，如果“起居无节”，将“半百而衰也”。在日常生活中，若起居作息毫无规律，恣意妄行，逆于生乐，以酒为浆，以妄为常，就会引起早衰以致损伤寿命。现代研究认为，人体进入成熟以后，随着年龄的不断增长，身体的形态、结构及其功能开始出现一系列退行性变化。例如，适应能力减退、抵抗能力下降、发病率增加等，这些变化统称为老化。老化是一个比较漫长的过程，衰老多发生在老化过程的后期，是老化的结果。生理性衰老是生命过程的必然，但仍可通过养生延缓衰老；病理性衰老则可结合保健防病加以控制。有些人生活作息很不规律，夜卧晨起没有定时，贪图一时舒适，四体不勤，放纵淫欲，其结果必致加速老化和衰老，并进而导致死亡。生活规律紊乱，起居失调，则精神受影响，脏腑功能损坏，身体各组织器官都可产生疾病。特别是年老体弱者，生活作息失常对身体的损害更为明显。只有建立合理的作息制度，休息、劳动、饮食、睡眠皆有规律，并持之以恒，才能增进健康，尽终其天年。

三、建立科学的作息制度

人生活在自然界中，人们的起卧休息只有与自然界阴阳消长的变化规律相适应，才能有益于健康。例如，平旦之时阳气从阴始生，到日中之时，则阳气最盛，黄昏时分则阳气渐虚而阴气渐长，深夜之时则阴气最为隆盛。人们应在白昼阳气隆盛之时从事日常活动，而到夜晚阳气衰微的时候，就要安卧休息，也就是古人所说的“日出而作，日入而息”，这样可以起到保持阴阳运动平衡协调的作用。又如，一年之中，四时的阴阳消长，对人体的影响尤为明显。根据季节变化和个人的具体情况制订出符合生理需要的作息制度，并养成按时作息的习惯，使人体的生理功能保持在稳定平衡的良好状态中，这就是起居有常的真谛所在。

规律的生活作息能使大脑皮质在机体内的调节活动中形成有节律的条件反射系统，这是健康长寿的必要条件。培养规律生活习惯的最好措施是主动地安排合理的生活作息制度，做到每日定时睡眠、起床、用餐、工作学习、锻炼身体、排便，定期洗澡等。

四、北方起居养生六字经

1. 冷面

冷面，是指用冷水（水温 20℃左右）洗脸。在一般情况下从水龙头流出来的自来水基本上就是 20℃左右的冷水，可以直接用来洗脸。冷水洗面，可以提神醒脑，使人头脑更为清醒，特别是早晨用冷水洗脸对大脑有较强的兴奋作用，可以迅速驱除倦意，振奋精神。冷水洗面，还可以促进面部的血液循环，增强机体的抗病能力，所以除能够有效地预防感冒等疾病外，还有一定的美容作用。

2. 温齿

温齿，是指用温水（水温35℃左右）刷牙、漱口。我们知道人体口腔内的温度是恒定的，牙齿和牙龈在35℃左右温度下，才能进行正常的新陈代谢。如果刷牙或漱口时不注意水温，经常给牙齿和牙龈以骤冷骤热的刺激，则可能导致牙齿和牙龈出现各种疾病，使牙齿寿命缩短。特别是在北方气候寒冷的时候，刷牙漱口时更要注意用温水。有研究资料表明，用温水刷牙有利于牙齿的健康；反之，长期用凉水刷牙，就会出现牙龈萎缩、牙齿松动脱落的现象。

3. 暖足

从传统医学上讲，双足是人体阳经和阴经的交接地点，有诸多穴位，对全身的气血运行起重要作用。从现代医学讲，足部为肢体的末端，又处于人体的最低位置，离心脏最远，血液循环较差，最易受到寒邪侵袭，因而有"寒从脚起"之说。可见，暖足对保证身体健康是十分重要的，尤其是对于北方的居民。其实，最好的暖足方法是每晚在临睡前用热水（水温在45～50℃）泡脚和洗脚，这样既可以驱散寒气、温暖全身、促进全身血液循环、消除疲劳，又具有健脑强身、提高睡眠质量的作用。

良好的养生习惯是健康长寿的基本保证。中老年人在每日起居养生中，若能长期坚持"冷面、温齿、暖足"的保健方法，必会大受其益。

第二节 劳逸适度

劳和逸之间具有一种相互对立、相互协调的辨证统一关系，两者一动一静，有张有弛，都是人体的生理需要。养生家历来讲究劳逸有度。

一、劳逸适度的保健作用

人们在日常生活中，必须有劳有逸，既不能过劳，也不能过逸。实践证明，劳逸适度对人体养生保健起着重要作用。

1. 通经脉、调气血

在人的生命过程中，绝对的"静"或绝对的"动"是不可能的，只有动静结合，劳逸适度，才能对人体健康起到真正作用。适当劳作，有益于人体健康。经常合理地从事一些体力劳动有利于活动筋骨，通畅气血，强健体魄，增强体质，能锻炼意志，增强毅力，从而保持生命活力。

经脉就好像交通、通信网络一样，既运输物资，又传递信息。只有经脉畅通，才能运行无阻。劳动可以促进营卫气血在经脉中的流动，使全身得到充分的供养，保证正常的生理活动，从而维持健康。如果久坐久卧，过于安逸，则营卫气血运行迟缓，经脉阻滞不畅，就会削弱机体生命活动能力，导致疾病。

2. 养脏腑、强筋骨

人体五脏六腑都需要气血津液的滋养，而气血津液的化生又有赖于脏腑的功能活动。脏腑尤其是五脏，为构成人体的主要器官，主藏精气而为生理活动的中心，主司四肢百骸、五官九窍等外部组织。它们相互依赖，相互协调，构成一个有机的运动整体。人动则气血津液输布全身，各组织器官受其濡养，从而使脏腑生命活力旺盛，肌肉健壮，筋骨坚强，耳目聪明。反之，气血津液运行不畅，脏腑失于滋荣，功能减退，如呼吸无力，运化呆迟，又进一步使生化之源不足；形体失于锻炼，而使肌肉松弛，筋骨不健，整个机体趋于羸弱状态，以致体虚多病，或未老先衰。

3. 积精、养气、全神

劳逸养生包括形体与精神两方面。调节劳逸的最终要求，是达到积精、养气、全神的目的。精、气、神为人身三宝，它们相互依存，相互为用，一盛俱盛，一衰俱衰。形体与精神的锻炼，不仅能增强人的体质，使精力充沛，而且能坚强人的意志，使精神振奋，对事业充满强烈进取心。

现代医学研究认为，合理的劳动对心血管、内分泌、神经、精神、运动、肌肉等各个系统都有益处。如劳动能促进血液循环，改善呼吸和消化功能，提高基础代谢率，兴奋大脑皮质，提高对机体各部的调节能力。适当休息也是生理的需要，它是消除疲劳、恢复体力和精力、调节身心必不可缺的方法。

4. 益智防衰

所谓“劳”，不光指体力劳动，还包括脑力劳动，科学用脑也是养生保健的重要方法。科学用脑，就是使用脑的劳逸适度问题，它要求人们勤于用脑，开发其潜能，又要注重对脑的保养，防止疲劳作业。在实际生活中，许多人由于惰性的原因，往往容易犯“懒于动脑”的毛病。因此，应大力提倡善于用脑，劳而不倦，保持大脑常用不衰。

现代研究证明，一个人经常合理用脑，不但不会加速衰老，反而有防止脑老化的功能。实验证明，在相同年龄组的人群中，经常用脑和不用脑的人相比，能够经常性合理用脑的人脑萎缩少，空洞体积小。所以经常性合理用脑，可以预防衰老，增加智力，尤其是能够预防老年痴呆。

二、劳逸失度的危害

劳动本来是人类的“第一需要”，但劳伤过度则可内伤脏腑，成为致病原因。在《素问·宣明五气》中提到：“五劳所伤，久视伤血，久卧伤气，久坐伤肉，久立伤骨，久行伤筋”，说明过度劳倦与内伤密切相关。过劳伤人，过度安逸同样可以致病。缺乏劳动和体育锻炼的人，易引起气机不畅，升降出入失常。升降出入是人体气机运动的基本形式，人体脏腑、经络、气血、阴阳的运动变化，无不依赖于气机的升降出入。贪图安逸过度，不进行适当的活动，气机的升降出入就会呆滞不畅，从而可影响到五脏六腑、表里内外、四肢九窍，而发生种种病理变化。劳逸也要辨证而施，健康无病时不要过于贪睡，过逸少动。一旦长期过逸少动，现代文明病如肥胖、高脂血症、心脑血管疾病等就会接踵而至。不可一味强调病中卧床休息，有许多疾病，或在疾病的某一阶段反而确实需要一定的轻微活动，这样才有助于气血流通，不然会引起关节僵硬、肌肉萎缩等，对人体危害极大，甚至危及生命。

三、劳逸结合的保健方法

劳逸之间总的原则是需要把握一个“度”，这对于养生保健起着重要作用。这里所说的“度”，主要是指劳动程度的强弱和劳动时间的长短。劳动程度过强，时间过长，其相对的一面，“逸”就会不及；反之，劳动程度太弱，时间太短，逸就会太过。过与不及都是不适度的表现。养生学家主张劳逸适度，劳逸结合，互相协调。例如，劳与逸穿插交替进行，或劳与逸互相包含，劳中有逸，逸中有劳，只有劳逸协调适度才会对人体有益。

1. 体力劳动要轻重相宜

从体力劳动来说，劳动时躯体四肢不断活动，筋骨肌肉不停伸缩，虽然消耗一定的精、气、津、血，但通过运动，可以舒筋活络，使气血流畅。若劳动过度，而休息不足，那么精、气、津、血消耗过多，一时难以补偿，如此反复，日久则机体会逐渐衰弱。因此，要注意劳动强度轻重相宜，安排好业余生活，使自己的精力、体力、心理等得到充分恢复和可持续发展。

2. 脑力劳动要与体力活动相结合

脑力劳动偏重于静，体力活动偏重于动。动以养形，静以养神，体脑结合，则动静兼修，形神共养。如脑力劳动者，可进行一些体育锻炼，使机体各部位得到充分有效的运动。脑力劳动者，还可从事美化庭院活动，在庭院内种植一些花草树木，并可结合场景吟诗作画，陶冶情趣，有利于身心健康，延年益寿。

3. 家务劳动秩序化

操持家务是一项繁杂的劳动，主要包括清扫、洗晒、烹饪、缝补、尊老抚幼、教育子女等，只要安排得当，则能够杂而不乱，有条不紊，有劳有逸，既能锻炼身体，又能增添精神享受，有利于健康长寿；反之，若家务劳动没有秩序，杂乱无章则形劳神疲，甚至造成早衰折寿。

4. 休息保养多样化

要做到劳逸结合，就要注意多样化的休息方式。休息可分为静式休息和动式休息，静式休息主要是指睡眠，动式休息主要是指人体活动，可根据不同爱好自行选择不同形式，如听相声、听音乐、聊天、看戏、下棋、散步、观景、钓鱼、赋诗、作画、打太极拳等。总之，动静结合，寓静于动，既达到休息目的，又起到娱乐效果，不仅使人体消除疲劳，精力充沛，而且使生活充满乐趣。

第三节 睡眠养生

睡眠养生是指根据自然界与人体阴阳变化的规律，采用合理的睡眠方法和措施，保证充足而高质量的睡眠，以尽快消除机体疲劳，保持充沛的精力，从而达到防病健体、延年益寿的目的。

人的一生中平均用于睡眠的时间长达 23 年之多，也就是说人的一生中，有 1/3 的时间是在睡眠中度过的，这既是生理的需要，也是健康的保证和恢复精神的必要途径。但同样是睡眠，质量的好坏却有天壤之别，这主要取决于睡前、入睡、醒后、卧室环境等相关环节的安排是否合理妥当。

一、睡前调摄

睡前调摄，即做好睡眠前的各种准备工作，这是保证良好睡眠的前提。

1. 睡前宜调和情志

《素问·举痛论》曰：“怒则气上，喜则气缓，悲则气消，恐则气下……思则气结。”凡是情志变化都会引起脏腑气血功能紊乱，从而影响睡眠，甚则产生疾病。所以睡前应防止情绪过激，保持安静平和的心态。

2. 睡前需刷牙漱口

刷牙漱口特别是睡前刷牙，是保护牙齿最根本的方法。临睡前刷牙漱口能除尽一日饮食残渣，否则，这些存留在口腔内的残渣，经过一夜时间，会对牙齿和口腔造成危害，引起口臭、龋齿、牙周炎等各种疾病。睡前刷牙不仅能使口腔清洁，还能起到按摩牙龈，改善牙周血液循环的作用。坚持睡前刷牙漱口也是防止早衰的措施之一。

3. 睡前宜泡脚与足底按摩

坚持每晚用热水泡脚和按摩足底大有益处。华佗《足心道》指出："春天泡脚，升阳固脱；夏天泡脚，暑湿可去；秋天泡脚，肺润肠濡；冬天泡脚，丹田温灼。"历代养生家都把每晚临睡前用热水泡脚作为养生祛病、益寿延年的一项措施。泡脚可疏通经脉，促进血液循环，并有利于消除疲劳，提高睡眠质量。泡脚实际是用热水泡洗，水温以热而不烫、自觉舒适为度，水量以没踝为宜。泡时双脚互相摩擦或双手同时按摩，泡完后用毛巾擦干，继而坐在床上准备做足底按摩。

最简单有效的足底按摩是用手搓摩足底部的涌泉穴，俗称"搓脚心"。脚心的涌泉穴是足少阴肾经的要穴，也是生物全息学中肾脏在脚部的"反射区"。现代医学研究证明，经常刺激脚底，能调节自主神经和内分泌功能，促进血液循环，有助于消除疲劳、改善睡眠，防治心脑血管疾病。具体做法是，先用左手握住左脚趾，用右手拇指或中指指腹按摩左脚涌泉穴（位于足底前 1/3 凹陷处）36 次，然后再用左手手指指腹按摩右脚涌泉穴 36 次，如此反复 2～3 次。或者用左手握住左脚趾，用右手心搓左脚心，来回搓 100 次，然后再换右脚搓之，如此反复搓 2～3 次即可。

4. 睡前不可进食

临睡前进食会增加胃肠的负担，既影响入睡，又损害身体。如睡前感到饥饿，饮食后稍休息一段时间再睡。前人有"晚饭宜少""胃不和则卧不安"之说，故睡前不可进食也是养生要求之一。

5. 睡前不宜大量饮茶水

睡前饮水过多会使膀胱充盈，排尿次数增多，特别是老年人，肾气已虚，固摄功能减弱，过多饮水后势必增加夜尿而影响休息。同时，夜间起床过频，也常给老年人带来一些健康问题，如出现直立性低血压等。浓茶、咖啡能兴奋中枢神经，使人难以入睡，故睡前饮茶也是影响睡眠质量的原因之一。

二、睡眠时的调摄

入夜睡眠时卧室的环境宜静，要排除干扰，光线宜幽暗，避免强光刺激，避免大脑兴奋，提高入睡质量，做到安睡以养元气。

1. 睡眠姿势与方位

常人睡眠姿势宜采取右侧卧位，即身体侧向右边，四肢略微屈曲，双上肢略微前置，下肢自然弯曲，躯体呈弓形。这种睡眠的姿势有利于全身肌肉完全放松，消除疲劳，又因心脏的位置在胸腔的左侧，右侧卧位不会使心脏受到压迫，有利于排血。可见，入睡时养成良好的睡姿是非常重要的。但是人在熟睡以后，睡姿不可能一成不变，且睡眠中不能一味地保持一种姿势，这不符合生理要求。因此睡眠的方位也很重要，历代养生家对睡眠的方位早有论述，但主张不尽相同，有的主张按四时而定方位，有的主张一年四季都应“东首而寐”，而大多数人认为要避免北首而卧。

2. 睡眠时间

中医养生学强调睡眠要适应自然界四时阴阳消长的变化，春天和夏天应早起晚睡，秋天应早睡早起，冬天应早睡晚起，一般早晨以6：30起床为宜。通常每天睡眠时间在8小时左右，老人与小儿可适量增加。如头一天晚上没有睡好就应该午睡，午睡时间为午饭后半小时至1小时，睡得太长对身体没有好处。晚上睡觉时间最好是10：00～10：30。年长之人睡醒起床时不要猛起，而应当慢慢起床，先动动胳膊动动腿，再按摩一下心脏，坐1～2分钟再起来，有利于养生保健。中青年人正值工作学习紧张时期，要注意保证充足的睡眠时间。

3. 睡眠禁忌

古人认为“先睡心，后睡眼”是睡眠的重要秘诀。睡时一定要专心安稳思睡，不要思考日间或过去、未来的杂事，甚至忧愁焦虑，这样既易致失眠又伤身体。睡卧不可言语，睡时言语易耗伤肺气，又易使人兴奋而失眠。睡时不可张口，张口呼吸不仅不卫生，又易使肺脏受冷空气和灰尘等刺激，也易使胃受寒。古代养生家有“夜卧常习闭口”之说。睡时不可掩面，以被掩面极不卫生，更会吸入自己呼出的二氧化碳，导致呼吸困难，对此古人有“夜卧不覆首”的经验。卧处不可当风，风为百病之长，善行而数变，入睡后，机体对环境的适应能力降低，最易感受风邪而发病。另外，在夏季盛暑时，不可当风露宿，或在室内空调温度极低的情况下睡眠。

第四节　服装顺时适体

服装是人们日常生活中最基本的要素之一，是用来御寒防暑、保护机体的物品。服饰养生法主要是通过合适的衣着及适时增减着装，以达到保健防病目的。古人早就知道服饰与养生的密切关系及其重要性，自古就将衣着列为衣食住行生活起居之首。

一、服装的保健意义

服装的主要功用就在于御寒防暑，保护机体免受外界理化因素的刺激和生物因素的侵袭，人们为了适应外界气候的变化，维护机体内外阴阳的动态平衡，除自身生理功能的调节外，衣着也起着极为重要的辅助作用。现代研究认为，人体和衣服之间存在着一定的空隙，被称为“衣服内气候”。衣服内气候的正常范围是温度（32±1）℃，风速（0.25±0.15）米/秒。适当的衣服内气候可使人的体温调节中枢处于正常状态，维护温热感，有利于提高工作效率和恢复体力。若衣服内气候失常，则体温调节中枢处于紧张状态，甚至可影响到机体其他系统的功能，造成病疾。衣着适宜，可使人体与外在环境之间进行正常的热量交换，从而维持衣服内气候的相对稳定，达到保健的目的。

二、制装的原则

制装的原则既要顺应四时阴阳变化，又要舒适得体。

1. 衣着合体

人们应当做到“量体裁衣”。使衣着有利于气血运行和正常发育。尤其是在青少年时期，生长发育比较旺盛，不可片面追求线条美和造型，衣着和服饰不应过紧过瘦。如果年轻女性长期束胸及乳罩过紧，则会影响胸廓发育，降低肺活量；束腰过紧，可致肋缘凹陷、胸廓变形、腹腔脏器移位，有损健康。相反，衣着过于肥大、襟袖过长，则不利于保暖，也不便于活动，对于老人、小孩及某些专业人员还是不安全因素，容易造成外伤和事故。衣着款式合体才会既增添美感，又使人感觉舒适，从而起到养生保健的作用。

2. 选料须适当

只有根据不同需求选择相应的衣料，才能充分发挥服饰的保健功能。

（1）保温性：御寒宜选择防风性能高、保暖性好的纺织材料，如毛、棉、羽绒等；防暑宜选择透气、吸湿性能好的衣料，有利于体内散热，如真丝、棉织品。夏天的衣服和冬装内衣，除了注意透气外，还要注意选择吸湿、散湿性能良好的纤维，这样有利于吸收汗液和蒸发湿气。

（2）色泽：衣料颜色不同，对热的吸收和反射的强度也不相同。一般来说，衣服颜色越深，吸热性越强，反射性越差；颜色越浅，反射性越强，吸热性越差。夏天宜穿浅颜色服装，以反射辐射热；冬天宜穿深色衣服，以利于吸收辐射热。另外，衣着的颜色与人的心情调节也有着直接关系。

（3）质地：内衣和夏装要选择柔软、吸湿性好的棉织品，色泽宜淡，而不应采用化纤制品以免导致皮肤过敏，哮喘者更应避免。

我国四季分明，制装应符合季节变化的特点。春秋季节气候温和，多种纺织品均可选作衣料，由于春季多风，秋季偏燥，故制装时宜选择透气性和吸湿性适中的衣料为宜。化学纤维纺织品的透气和吸湿性能都低于棉织品，而高于丝织品，最适宜做春秋季节的衣料，并且具有耐磨、挺括、色泽鲜艳的优点。夏季气候炎热，制作服装的基本原则是降温、通风透气，以利于体热和汗水的散发。冬季气候寒冷，服装要达到防寒保温的效果，宜选择织物厚、透气性小和保温性良好的深色材料。

随着生活水平不断提高，人们逐步用丝棉、驼毛、人造毛、羽绒等来代替棉花。既松软轻便，保温效果又好。此外，帽子、鞋袜、围巾等，也要根据四时特点合理选用。

三、增减衣服的宜忌

由于四季气候的变化各有一定的特点，所以脱穿衣服时必须不失四时之节。春季阴寒未尽，阳气渐生，早春宜减衣不减裤，以顺应阳气向上升发的特点，春季气温乍暖乍寒，早晚温差较大，所以应逐渐适应气温变化，慢慢地减少衣着。夏季尽管阳热炽盛，适当地脱穿衣服，仍是避其凉热的最佳方法。夏季出汗较多，应注意及时更换，不可久穿汗湿衣。秋季气候转凉，亦要注意加衣，但要尽可能地晚一点增衣。俗有“春捂秋冻”之说，即春季宁稍暖，秋季可稍凉。冬季寒盛，添衣保暖是首要原则。应当随着气温的降低逐渐增加衣服，但要避免一次加得过多。

衣服要随天气变化及时增减，切不可急穿急脱，忽冷忽热。古人认识到穿衣不宜过暖过寒，否则反倒容易受邪致病。因为衣服过暖或过寒，机体缺乏耐受风寒的能力，而使抗邪防病之力减弱。至于老人和身体虚弱的人，由于对寒热的耐受性较差，所以又当尽量注意慎于脱穿，衣服的脱穿应根据天气变化及时更换，以免感受风寒暑湿之邪。

此外，出汗之后，穿脱衣服尤宜注意两方面。一方面，大汗之时忌当风脱衣，这是因为大汗之时，人体腠理发泄，汗孔开放，骤然脱衣，易受风寒之邪侵袭而致病；另一方面，汗湿之衣当及时更换。因为汗后湿衣不易干，伤害人体阳气。汗后腠理虚，汗湿滞留肌肤，易产生风寒湿之类的病变。

四、其他着装宜忌

日常着装还应根据不同病位穿衣，即心病者不宜穿衣过暖，肝病者着衣宜防风，脾病者则穿衣应有汗即换，肺病者不可穿衣过少，肾病者不可穿衣过厚。

第五节　排便保健法

二便是人体新陈代谢、排除代谢废物的主要形式。二便正常与否，直接影响到人体的健康。所以，养成良好的二便卫生习惯，对健康长寿具有重要意义。

一、通畅大便的保健法

古代养生家对保持大便通畅极为重视。肠中的残渣、浊物要及时不断地给予清理，排出体外，才能保证机体的生理功能。如果大便经常秘结不畅，可导致浊气上扰，气血逆乱，脏腑功能失调，因此而产生或诱发多种疾病，如头痛、牙痛、肛门病、冠心病、高血压、脑血管意外、肠癌等。现代衰老理论中，有一种自身中毒学说认为，衰老是由于生物体在自身代谢过程中，不断产生毒素，逐渐使机体发生慢性中毒而出现衰老。大便不畅，最易使机体产生慢性自身中毒而出现衰老。可见这种学说与中医保持大便通畅可以防病延年的观点是一致的。保持大便通畅的方法有很多，简要介绍如下。

1. 要养成定时排便的习惯

晚上睡觉之前或早晨起床之后，应按时上厕所，久而久之，则可养成按时大便的习惯。

2. 排便要顺其自然

养生家曹慈山在论述排便时说："养生之遂，惟贵自然。"要做到有便不强忍，大便不强挣。"强忍"和"强挣"都易损伤人体正气，引起痔疮等病。从现代医学观点看，忍便不解则使粪便部分毒素被肠组织黏膜重吸收，危害机体。排便时，强挣努啧，会使腹内压增高，导致血压上升，特别对高血压、动脉硬化者不利，容易诱发中风。另外，由于腹内压增高，痔静脉充血，还容易引起痔疮、肛瘘等病，年老患者尤当注意。

3. 运动、按摩通便

运动、按摩可起到疏畅气血、增强肠胃消化排泄的功能，促进大、小肠的蠕动和新陈代谢，以及通畅大便的作用。平常可选用一些传统保健功法锻炼，如太极拳、气功导引养生功、腹部按摩保健法等。此外，还要配合其他方面的综合保健。调摄精神，保持情绪安定；饮食多样化，多素少荤，粗细结合；对有便秘者，辅以药物对症治疗等。如能做到上述各项，就能有效地保持大便通畅。

4. 要注意肛门卫生和便后调理

肛门与健康的关系，在一定意义上讲，并不亚于口腔，但通常人们对肛门卫生注意不够，因此，肛门疾病非常普遍。大便之后所用手纸应以薄而柔软、褶小而均匀为宜，不可用含油墨的废报纸、旧书纸、圆珠笔写过的纸，更不可用土块、石块、木块等代替手纸，以免污染、或刺伤肛门引起感染。每天晚上睡觉前，最好用温水清洗一下肛门，或经常热水坐浴，保持肛门清洁和良好的血液循环。底裤应选薄而柔软的棉布制品，不宜用粗糙或化学纤维制品。如果肛门已有炎症，最好用水冲洗，不要用纸揩拭，并要积极治疗，防止再引起其他疾病。尤其是老年人，更应重视肛门卫生。每次排便后，稍加调理，对身体有很多益处。若在饱食后大便，便后宜稍喝一些汤或饮料，以助胃气利消化。《老老恒言》说："饱后即大便，进汤以和其气"，为养生经验之谈。若在饥饿时大便，为了防止便后气泄，排便时宜取坐位，便后稍进食物，还可做提肛动作3～5次，以补固正气。

二、清利小便的保健法

小便是水液代谢后排除糟粕的主要途径，与肺、脾、肾、膀胱等脏腑的关系极为密切。在水液代谢的整个过程中，肾气是新陈代谢的原动力，调节着每一环节的功能活动，故有"肾主水"之称。水液代谢的好坏反映了机体脏腑功能的正常与否，特别是肾气是否健旺。小便通利，则人体健康；反之，则说明人有疾患。所以保持小便清洁、通利，是保证身体健康的重要方面。其具体方法如下。

1. 饮食调摄法

水液代谢以通畅和调为顺，不可滞留，故《素问·经脉别论》有"通调水道"之说。对于保证水道通调之法，尤应做到正确调摄饮食，做到少食、素食、食久后饮等，是保证小便清利的重要方法。此外，情绪、房事、运动对小便的清利也有一定影响，因此还要保持情绪乐观、节制房事和适当运动锻炼。

2. 导引按摩法

经常进行导引和按摩保健，对于小便通利很有好处，其主要方法如下。导引壮肾法：晚上临睡时，或早晨起床后，调匀呼吸，舌抵上腭，眼睛视头顶上方，随吸气，缓缓做收缩肛门动作，呼气时放松，连续做8～24次，待口中津液较多时，可嗽津咽下。这种方法可护养肾气，增强膀胱制约能力，防治尿频、尿失禁等症。端坐摩腰法：取端坐位，两手置于背后，上下推搓30～50次，上至背部，下至骶尾，以腰背部发热为佳，可在晚上就寝时和晨起时进行练习。此法有强腰壮肾之功，有助于通调水道。仰卧摩腹法：取仰卧位，调匀呼吸，将掌搓热，置于下腹部，先推摩下腹部两侧，再推下腹部中央，各做30次。动作要由轻渐重，力量要和缓均匀。做功时间亦可在早晚。此法有益气、增强膀胱功能之效，对尿闭、排尿困难有一定防治作用。

3. 排尿宜忌

排尿是肾与膀胱气化功能的表现，是一种生理反应，因此有尿时要及时排出，不要用意志控制不解，否则会损伤肾与膀胱之气，正如《备急千金要方·道林养性》曰："忍尿不便，膝冷成痹。”排尿要顺其自然，强忍不尿，努力强排，都会对身体健康造成损害。男子排尿时的姿势也有宜忌。现代医学中有一种“排尿性晕厥症”，即在排尿时由于血管舒张和收缩障碍，造成大脑一时供血不足而致突然晕倒的病症。其发生的原因很多，但有时与体位突然改变、排尿时屏气用力过度有一定关系，需引起注意。

第八章　运动养生法

运动养生又称为传统健身术，通过活动筋骨，调节气息，静心宁神以疏通气血，畅达经络，和调脏腑，达到增强体质、益寿延年的目的。

“动则不衰”是我们中华民族养生、健身的传统观点。早在数千年以前，体育运动就已被作为健身、防病的重要手段之一而被广为运用，现如今已受到世界各国人民的推崇。运动可增强身体的新陈代谢，使各器官充满活力，推迟向衰老变化的过程，尤其是对心血管系统，更为有益。

第一节　运动养生的作用

一、扶正祛邪，增强免疫力

中医学认为“正气存内，邪不可干”“邪之所凑，其气必虚”，是说疾病的发生与人体抵抗病邪的“正气”和维持健康的能力密切相关。传统健身术就是锻炼人体的正气（元气），提高人体抵抗病邪的能力，以达维持健康的目的。

二、调节精神，改善功能

运动养生是通过动、静两种方式来调节精神，增强机体的整体功能和抗病能力。中医学强调锻炼时要做到排除杂念、专一放松，这样不仅可以使肌肉放松，还可使整个人体处于一种“松弛反应状态”，达到改善生理功能的效果。因此，运动养生可以起到使人感到心情舒畅、消除烦躁、脱离病态心理的作用，对中枢神经系统、呼吸系统、消化系统和心血管系统都有明显的作用。

三、平衡阴阳，防病治病

阴阳的动态平衡是维持人体正常生理活动的基础，中医学认为“阴阳匀平，以充其形，九候若一，命曰平人”，阴阳平衡关系的破坏，易导致疾病的发生，运动养生具有调节和平衡阴阳的作用，使人体阴阳保持平衡，从而达到健康长寿的目的。

四、疏通经络，调和气血

中医学认为“通则不痛，痛则不通”，进而阐释经络阻滞是疾病发生的原因。据观察，经络不通、气血不调者，其肢体两侧的体温也不等或表现为高低悬殊。而经过锻炼后，其值趋向相等或差数明显变小。同时观测到，当锻炼进展到一定程度时，体内气血运行会发生相应改变。由于血液呈现再分配状态，出现末梢血管扩张、微循环改善、组织血流量增加、局部温度升高等现象。运动养生可疏通经络，调和气血，达到防病、治病的目的。

五、延缓衰老，延年益寿

运动养生能使人体中枢介质和内分泌发生变化，锻炼后会感到轻松、平静。另外，血浆肾上腺皮质激素的减少，意味着人体衰老过程变慢，免疫系统功能增强。所以，运动养生有预防疾病、延缓衰老、延年益寿等作用。

第二节　运动养生的原则和要求

中国的传统健身术和功法，体现了保持阴阳动态平衡的思想。传统功法概括为虚实、刚柔、吸斥、动静、开合、起落、放收、进退，称为八法。它完全符合阴阳变化之理，即“对立统一”“协调平衡”的自然规律。太极拳运动更是把人体看成一个太极阴阳整体，主张虚中有实、实中有虚、刚柔相济、动静相兼，每个姿势和每个动作都体现相反相成、阴阳平衡的特点。可见，协调平衡是生命整体运动的核心。根据这一理论特点，运动养生需要遵循以下原则。

一、掌握运动要领

运动养生的练功要领是意守、调息、动形的统一。这三方面中，最关键的是意守，只有精神专注，才能宁神静息，呼吸均匀，气血运行。在锻炼过程中，内炼精神、脏腑、气血；外炼经脉、筋骨、四肢，使内外和谐，气血周流，整个机体就会得到全面锻炼。

二、强调运动适度

运动养生主要是通过锻炼来达到健身的目的，因此，要注意掌握运动量的大小。运动量太小达不到锻炼目的，起不到健身作用；太大则超过了机体耐受的限度，反而会使身体因过度疲劳而受损。所以，运动健身强调适量的锻炼，要循序渐进，不可急于求成；操之过急，往往欲速而不达。若运动后食欲减退，头昏头痛，自觉劳累汗多，精神倦怠，说明运动量过大，超过了机体耐受限度，使身体因过劳而受损。那么，运动量怎样掌握才算合适呢？一般来说，以每次锻炼后感觉不到过度疲劳为宜；也有人以脉搏及心跳频率作为运动量的指标，若运动量大，心率及脉率就快。对于正常成年人的运动量，以每分钟心率增加至140次为宜；而对于老年人的运动量，以每分钟增加至120次为宜。

三、提倡持之以恒

锻炼身体非一朝一夕之事，要经常而不间断。运动养生不仅是身体的锻炼，也是意志和毅力的锻炼。如果因为工作忙，难以按原计划的时间坚持，可以每天挤出十几分钟进行短时间的锻炼。若因病或其他原因不能到室外锻炼，可以在院内、室内、楼道内做原地跑、原地跳、广播操、太极拳等运动。

四、提倡循序渐进

为健康而进行锻炼，使人轻松愉快，且锻炼的项目应易于完成，充满乐趣并丰富多彩，如此方能坚持实行。即“运动应当在顺乎自然和圆形平面的方式下进行”，这是美国运动生理学家莫尔豪斯的结论。在健身方面，不应有过度疲劳和痛苦的感觉，宜逐渐增加活动量。正确的锻炼方法是运动量由小到大，动作由简单到复杂。如跑步，刚开始练跑时要跑得慢些、距离短些，经过一段时间锻炼，再逐渐增加跑步的速度和距离。

五、提倡因时制宜

一般来说，早晨运动较好，因为早晨空气清新，而室内的氧气经过一夜的睡眠后，大部分被人吸收导致二氧化碳相对增多，因此到室外空气清新的地方进行运动锻炼，可以把积聚在身体内的二氧化碳排出体外，进而吸入更多的氧气，使身体的新陈代谢增强，为一天的工作打好基础。此外，午睡前后或晚上睡觉前也可进行运动，以消除一天的紧张，轻松入梦，但应避免过度激烈的运动，以免引起神经系统兴奋，影响睡眠。

总之，许多健身运动，随时都可以做，无论做多做少，均有益于身心。但应避免在饭前、饭后进行剧烈运动，因为饭前人体呈饥饿状态，血液中葡萄糖含量低，易发生低血糖症；而饭后剧烈运动，大部分血液运行于肌肉间，胃肠的血液相对减少，不仅影响消化吸收，还可引起胃下垂、慢性胃肠炎等疾病。

六、运动项目因人制宜

对于老年人来说，由于肌肉力量减退，神经系统反应较慢，协调能力差，宜选择动作缓慢柔和、肌肉协调放松、全身能得到活动的运动，如步行、太极拳、慢跑等。对于年轻力壮、身体状态较好的人群，可选择运动量较大的锻炼项目，如长跑、打篮球、踢足球等。此外，每个人的工作性质不同，所选择的运动项目亦应有差别，如售货员、理发员、厨师等要长时间站立，易发生下肢静脉曲张，在运动时应仰卧抬腿，不要多跑多跳；经常伏案工作者，要选择一些扩胸、伸腰、仰头的运动项目，又由于用眼较多，还应开展望远活动。

总之，体育项目的选择，既要符合自己的兴趣爱好，又要适合身体条件，对脑力劳动者来说，宜少参加一些使精神紧张的活动，而体力劳动者则应多运动在职业劳动中很少活动的部位。

第三节 运动养生的形式

传统运动养生法，形式多样，丰富多彩，既有自成套路的系统健身法，又有形式多样的民间自成风格的健身法，下面主要介绍人们比较熟悉的一些健身方法。

一、气功保健

气功是祖国医学的宝贵遗产之一，是我国古代劳动人民长期和疲劳、疾病、衰老进行斗争实践中，逐渐摸索、总结、创造出来的一种自我身心锻炼的摄生保健方法。在晋代以前的典籍中，道家称之为“导引”“吐纳”“炼丹”，儒家称之为“修身”“正心”，佛家称之为“参禅”“止观”，医家称之为“导引”“摄生”。在历代医籍中，以“导引”为名较为普遍，而“气功”之称，则在近代广泛应用。

气功保健是指运用传统的气功方法进行自身行气锻炼，以达到增强体质、抗病防老的目的。气功保健主要是通过调心（控制意识，松弛身心）、调息（均匀和缓、深长地呼吸）、调身（调整身体姿势、轻松自然地运动肢体），使身心融为一体，营卫气血周流，百脉通畅，脏腑和调，以达到强身保健目的的传统养生方法。

1. 养生机制

气功是着眼于“精、气、神”进行锻炼的一种健身术，它通过调心、调息、调身等方法来调整精、气、神的和谐统一。调心则意念专注，排除杂念，宁静以养神；调息则呼吸均匀和缓，气道畅通，柔和以养气；调身则经络气血周流，脏腑和调，从而做到“练精化气”“练气化神”“练神还虚”。通过系统的锻炼，可使“精、气、神”三者融为一体，以强化新陈代谢的活力，使精足、气充、神全，体魄健壮。现代医学认为，在气功锻炼过程中，调身以使全身的肌肉骨骼放松，有助于中枢神经系统，特别是交感神经系统紧张性下降，因而可以使情绪得到改善。调息则通过呼吸的调整可以按摩内脏，促进血液循环，增进器官功能，同时，可以兴奋呼吸中枢，进一步影响和调节自主神经系统。调心可以使大脑皮质细胞得到充分的休息；也能对外感性有害刺激产生保护作用。因此，练功中出现的呼吸抑制、交感神经抑制和骨骼放松等，是生理上的“内稳定”，是人体内在运行最正常的时刻，可以使大脑的活动有序化，从而大大提高脑细胞的活动效率，使大脑的潜力得以发挥，更好地开发人的智慧。所以说，气功可增强体质、防病治病、益寿延年。

2. 练功要点

在功法上大致可分为动、静两类。所谓静功，即在练功时要求形体不动，如坐功、卧功、站功等；所谓动功，即在练功时，形体要做各种动作进行锻炼，即通常所说“内炼一口气，外炼筋骨皮”。

（1）调心、调息、调身：调息即调整呼吸，练功时要求呼吸深长、缓慢、均匀。在自然呼吸的前提下，鼻吸，鼻呼，或鼻吸，口呼，逐渐把呼吸练得柔和、细慢、均匀、深长。调身即调整形体，使自己的身体符合练功姿势、形态的要求，强调身体放松、自然，以使内气循经运行畅通无阻。调心即意识训练，指在形神松静的基础上，意守丹田，进一步把心安定下来，排除杂念，以达到“入静”状态。“入静”就是达到对外界刺激不予理睬的清静状态。此时头脑清醒，似睡非睡，即所谓“气功态”。

（2）强调身心统一、松静自然：为了达到“入静”，要求意念和气息必须密切配合，呼吸放松，舌抵上腭，用意念诱导气的运行。身体也要放松，姿势自然而正确，方可达到身心统一，达到“入静”。所谓松静自然，是指在气功锻炼中必须强调身体的松弛和情绪的安静，要尽力避免紧张和解除紧张。在一种轻松自然的状况下练功则可达到神气合一，形神合一，整体协调的目的。

（3）要循序渐进：练气功在短期内学习一些基础知识，掌握一些基本要领、方法是可行的，但不可操之过急。

二、太极拳

太极拳是中华民族宝贵的遗产，既能锻炼身体，又能防治疾病，由于男女老幼皆宜，并不受时间和季节的限制，不仅我国人民喜爱，而且也受到世界各国人民的欢迎。

“太极拳”是以“太极”哲理为依据，以太极图形组编动作的一种拳法。其形在“太极”，意在“太极”，故而得名。它姿势优美，动作轻松柔和、圆活自然、连贯协调，是增强体质、延缓衰老、防病治病、促使康复的一种有效手段。打太极拳可以补益肾精、强壮筋骨、抵御疾病，所以坚持这项运动，能防止早衰，延缓衰老，使人延年益寿。

1. 太极拳的作用

（1）增强血管的弹性：一项调查显示，经常打太极拳的老人，血压平均值为130/80mmHg，而不练太极拳的人则为154/82mmHg。常打太极拳的老人血管硬化发生率较低，为37.5%，而不练太极拳的老人血管硬化发生率为46.6%。又如做20次蹲下起来的运动试验，时常打太极拳的人，反应全部正常；而不练太极拳的人，有35%表现出心脏收缩无力。

（2）锻炼神经系统，提高感官功能：由于打太极拳时，要求全神贯注，不存杂念，人的思想始终集中在动作上，故使大脑专注于指挥全身各器官系统功能的变化和协调动作，使神经系统自我控制能力得到提高，从而改善神经系统的功能，有利于大脑充分休息，消除机体疲劳。

（3）增强呼吸功能，扩大肺活量：练太极拳时要求气沉丹田，呼吸匀、细、深、长、缓，保持腹实胸宽的状态，这对保持肺组织弹性、增强呼吸肌、改进胸廓活动度、增加肺活量、提高肺的通气和换气功能均有良好作用。

（4）畅通经络，培补正气：中医学认为，太极拳运动有畅通经络、培补正气的功效。只要坚持练习，到一定工夫便可通任、督、带、冲诸脉，同时增加丹田之气，使人精气充足、神旺体健。经常打太极拳的人，可预防脊柱老年性退行性病变。

2. 打太极拳的要领

（1）虚领顶劲：头颈似向上提升，并保持正直，要松而不僵，可转动，颈正直了，身体的重心就能保持稳定。

（2）含胸拔背、沉肩垂肘：指胸、背、肩、肘的姿势，胸要含而不能挺，肩不能耸而要沉，肘不能抬而要下垂，全身要自然放松。

（3）手眼相应，以腰为轴，移步似猫行，虚实分清：打拳时必须上下呼应，融为一体，要求动作出于意，发于腰，动于手，眼随手转，两下肢弓步和虚步分清而交替，练到腿上有劲，轻移慢放没有声音。

（4）意体相随，用意不用力：如果打拳时软绵绵的，打完一套拳身体不发热，不出汗，心率无变化，这就失去了打拳的意义。正确的做法应该是用意念引出肢体动作，随意用力，劲虽使得很大，外表却看不出来，即随着意而暗用劲。

（5）意气相合，气沉丹田：就是用意与呼吸相配合，呼吸要用腹式呼吸，一吸一呼正好与动作一开一合相配。

（6）动中求静，动静结合：即肢体动而脑子静，思想要集中于打拳，即所谓形动于外，心静于内。

（7）式式均匀，连绵不断：指每一招一式的动作快慢均匀，而各式之间又是连绵不断。

三、五禽戏

禽，在古代泛指禽兽之类动物。五禽，是指虎、鹿、熊、猿、鸟五种禽兽。戏，即游戏、戏耍之意。所谓五禽戏，就是指模仿虎、鹿、熊、猿、鸟五种禽兽的动作组编而成的一套锻炼身体的功法。因行之有效，备受后世推崇。

1. 五禽戏的作用

五禽戏的五种功法各有侧重，但又是一个整体、一套有系统的功法，如果经常练习而不间断，则具有养精神、调气血、益脏腑、通经络、活筋骨、利关节的作用。

经常练五禽戏的人，都会感到精神爽快，食欲增进，手脚灵活，步履矫健，说明五禽戏具有强壮身体的作用。此外，五禽戏对于肺气肿、哮喘、高血压、冠心病、神经衰弱、消化不良等症，也有预防及防止复发的功效。尤其是对中风后遗症，时常选择五禽戏锻炼，能改善患者的异常步态和行走姿势，防止肌肉萎缩，提高人体的平衡能力，对其他症状的改善也有帮助。每日可锻炼4～5次，每次10分钟。另外，在练习五禽戏时，应选择空气新鲜、草木繁茂的场所。

2. 五禽戏的要领

（1）全身放松：练功时，首先要全身放松，情绪要轻松乐观。乐观轻松的情绪可使气血通畅，精神振奋；全身放松可使动作不致过分僵硬、紧张。

（2）呼吸均匀：呼吸要平静自然，用腹式呼吸，均匀和缓。吸气时，口要合闭，舌尖轻抵上腭，吸气用鼻，呼气用嘴。

（3）专注意守：要排除杂念，精神专注，根据各戏意守要求，将意志集中于意守部位，以保证意、气相随。

（4）动作自然：五禽戏动作各有不同，如熊之沉缓、猿之轻灵、虎之刚健、鹿之温驯、鸟之活泼等。练功时，应据其动作特点而进行，动作宜自然舒展，不要拘紧。

四、八段锦

八段锦是由八节动作组成的一种健身运动方法。全套动作精炼，运动量适度。其每节动作的设计，都针对一定的脏腑或病证的保健与治疗需要，有疏通经络气血、调整脏腑功能的作用。因为这种健身功可以强身益寿，祛病除疾，其效果甚佳，犹如展示给人们一幅绚丽多彩的锦缎，故称为“锦”。

八段锦是我国民间广泛流传的一种健身术，由于八段锦不受环境场地限制，随时随地可做，术式简单易记易学，运动量适中，老少皆宜，且强身益寿作用显著，故一直流传至今，成为广大人民群众所喜爱的健身方法。

1. 八段锦的作用

八段锦属于古代导引法的一种，是形体活动与呼吸运动相结合的健身法。活动肢体可以舒展筋骨，疏通经络；与呼吸相合，则可行气活血、周流营卫、斡旋气机，经常练习八段锦可起到保健、防病治病的作用。

八段锦对人体的养生康复作用，从其歌诀中即可看出。如“两手托天理三焦”，即说明双手托天的动作，对调理三焦功能是有益的。两手托天，全身伸展，又伴随深呼吸，一则有助于三焦气机运化，二则对内脏亦有按摩、调节作用，起到通经脉、调气血、养脏腑的效果。同时，对腰背、骨骼也有良好作用。其他诸如“调理脾胃单举手”“摇头摆尾去心火”等，均是通过宣畅气血、展舒筋骸而达到养生的目的。八段锦的每一段都有锻炼的重点，而综合起来，则是对五官、头颈、躯干、四肢、腰、腹等全身各部位进行了锻炼，对相应的内脏及气血、经络起到了保健、调理作用，是机体全面调养的健身功法。

现代研究证实，这套功法能改善神经体液调节功能和加强血液循环，对腹腔脏器有柔和的按摩作用，对神经系统、心血管系统、消化系统、呼吸系统及运动器官都有良好的调节作用，是一种较好的体育运动。八段锦除有强身益寿作用外，对于头痛、眩晕、肩周炎、腰腿痛、消化不良、神经衰弱诸症也有防治功效。

2. 八段锦的要领

练习八段锦应精神安定，意守丹田，头似顶悬，闭口，舌抵上腭，双目平视，全身放松，呼吸自然。

（1）呼吸均匀：八段锦同样要配合呼吸。初学者呼吸自然、平稳，用鼻做腹式呼吸。练久练熟后，逐步有意识地用呼吸与动作配合。一般动作开始吸气为多，动作终了呼气为多，做到呼吸深、长、匀、静。同时呼吸、意念与每个动作的要领相配合，贯串一气，更好地利用意识引导练功。

（2）意守丹田：八段锦的运动要求“用意引导动作”。意到身随，动作不僵不拘。要心情舒坦，精神安定，意识与动作配合融汇一体。姿势自如，强调“意守丹田”，意练重于体练。

（3）刚柔结合：在练习八段锦时要求全身肌肉、神经均放松，身体重心放稳。然后根据动作要领，有轻缓的动作、有用力的动作。练功时始终注意松中有紧，松力时要轻松自然，用力时要均匀、稳定而且含蓄在内。

五、易筋经

“易”指移动，活动；“筋”，泛指肌肉、筋骨；“经”，指常道、规范。顾名思义，“易筋经”就是活动肌肉、筋骨，使全身经络、气血通畅，从而增进健康、祛病延年的一种传统健身法。它除练肌肉、筋骨外，同时也练气和意，是一种意念、呼吸、动作紧密结合的功法。

1. 易筋经的机制

易筋经是意念、呼吸、动作紧密结合的一种功法，尤其重视意念的锻炼，活动中要求排除杂念，通过意识的专注，力求达到“动随意行，意随气行”，以意念调节肌肉、筋骨的紧张力（即指形体不动，而肌肉紧张的“暗使劲”）。其独特的“抻筋拔骨”运动形式，可使肌肉、筋骨在动势柔、缓、轻、慢的活动中，得到有意识的抻、拉、收、伸，长期练功，会使肌肉、韧带富有弹性，收缩和舒张能力增强，从而使其营养得到改善。同时，也可使全身经络、气血通畅，五脏六腑调和，精力充沛，生命力旺盛。当然，必须长期锻炼才能收到内则五脏敷华，外则肌肤润泽、容颜光彩，耳目聪明，老当益壮的功效。

2. 易筋经的作用

在古本十二式易筋经中，所设动作都是以劳动的各种动作为基础形态，以形体屈伸、俯仰、扭转为活动特点，以达到"抻筋拔骨"的锻炼效果。因此，对于青少年来说，这种方法可以纠正身体的不良姿态，促进肌肉、骨骼的生长发育；对于年老体弱者来讲，经常练此功法，可防止老年性肌肉萎缩，促进血液循环，调整和加强全身的营养和吸收，对慢性疾病的恢复、延缓衰老均有益处。

3. 易筋经要领

（1）精神清静，意守丹田。

（2）舌抵上腭，呼吸匀缓，用腹式呼吸。

（3）松静结合，刚柔相济，身体自然放松，动随意行，意随气行，不要紧张僵硬。

（4）用力时应使肌肉逐渐收缩，达到紧张状态，然后缓缓放松。

4. 易筋经十二式具体内容

易筋经十二式具体内容：①捣杆舂粮；②扁担挑粮；③扬风净粮；④换肩扛粮；⑤推袋垛粮；⑥牵牛拉粮；⑦背牵运粮；⑧盘箩卸粮；⑨围穴囤粮；⑩扑地护粮；⑪屈体捡粮；⑫弓身收粮。

六、散步

散步是指闲散、从容地行走，通过闲散和缓的行走，四肢自然而协调的动作，可使全身关节筋骨得到适度的运动，再加上轻松畅达的情绪，能使人气血流通，经络畅达，利关节而养筋骨，畅神志而益五脏，持之以恒则能身体强健，达到延年益寿的目的。

散步是一项有益健康的活动，被 WHO 定为"世界上最好的运动"。散步既不需要任何体育设施，又不需要指导老师，也是应用最为广泛的锻炼项目，尤其对老年人来说，散步是理想的锻炼方式之一。散步的益处很多，但是也需要因人而异。不同的体质者应采用不同的散步方式。

1. 散步的作用

（1）能活动人体下肢肌肉、关节，通过散步，防止肌肉萎缩，保持关节灵活性，有助于全身血液循环。

（2）可使心脏输出的血流量增加。

（3）既能满足肌肉运动时对氧供给的需要，又能提高呼吸系统的功能，特别是膈肌活动幅度的增加，可收到类似气功的妙用。

（4）可缓解神经肌肉的紧张，特别是对于年龄较大的脑力劳动者来说帮助更大。

（5）对肥胖症有一定疗效，散步可促进人体的新陈代谢，增加人体能量的消耗。

2. 散步的要领

（1）散步前，全身应自然放松，调匀呼吸，然后再从容散步。若身体拘束紧张，必导致僵滞不协调，影响肌肉和关节的活动，达不到锻炼的目的。

（2）在散步时，步履宜轻松、从容和缓，不要匆忙，百事不思。

（3）须注意循序渐进，量力而为，做到形劳而不倦。

七、健身球运动

健身球运动是用手指摆弄、活动置于掌中的圆球，以达到强身保健的一种锻炼方法。

1. 健身球运动的作用

中医认为四肢远端部为经气的“根本”，对脏腑及全身有重要的影响，通过手指的活动和对指掌部穴位的刺激，能调和气血，舒筋健骨，强壮内脏，健脑益智，可用于防治头、胸、腹及四肢的病证。现代研究表明，手握运动可降低中度高血压、健脑、消除疲劳和紧张情绪。经常坚持练习，对偏瘫后遗症、颈椎病、肩周炎、冠心病、手指功能障碍等疾病，均有较好疗效。

2. 健身球运动的要领

（1）圆球外表要光洁，一般多用玉石、金属、陶土等制成，也可用核桃代用，其中以玉石制成者为佳，有的球内还配有音响装置，以提高兴趣。由金属制成的圆球要注意不使其锈蚀。

（2）应选择适当大小和重量的圆球，待动作熟练和肌力增强后逐渐加大重量或增加枚数，但不宜过重、过大。

（3）锻炼要持之以恒：初练时手指、腕、臂部可能会产生肌肉酸痛现象，但随着练习的深入会自行消失。

3. 健身球运动的方法

手指微屈，将数枚（一般为两枚）圆球置于掌中，通过拇指和其余四指的轮番屈伸运动，带动圆球，使其在掌内不停顿地盘旋互绕。如置于右手掌内，可使两球先做顺时针方向的盘旋转动，然后再做逆时针方向的盘旋转动，如置左手则反之。可单掌进行，也可双掌同时或轮流进行。每次 20 分钟，每日早晚各 1 次。在运球的同时，还可配合做其他关节或全身的运动。

八、龙医健脊操

由于现代人生活、工作节奏加快，锻炼不足，颈椎病、胸椎病、腰椎病为大多数上班族的通病。该操结合传统运动养生方法，去繁就简，容易掌握，具有疏通气血、调畅经脉、健脑明目作用，可有效防治颈、胸、腰椎部疾病。

（1）操前准备：自然站立，双目平视，双臂放松自然下垂置于胯两侧，两脚横开于两肩外一脚距离处。

（2）摇头摆尾：先上身前倾 70° 左右，再将头及胯部同时以顺时针方向转动一周，做 30 次，再以逆时针方向转动 30 次。该势在保证双脚站立平稳的基础上，在旋转运动时可循序渐进尽量将身体倾斜。

（3）回首望月：闭目，先将头部缓慢尽量向左后上方转动，使右边颈部肌肉充分拔伸，停留片刻；再缓慢转向右后上方，再使左边颈部肌肉充分拔伸，停留片刻，为一组。每次可做 50 组。

（4）大鹏展翅：先将头身尽量后仰，同时双臂随身体向后外侧尽量展开，停留片刻，再将头身前俯至约与地面平行，同时两臂随身体向前、向下、向后开展于身体两侧，停留片刻，为一组。每次可做50组。

（5）环胸转脊：两臂平举，屈肘握拳，拳眼朝前胸，两拳间约一拳距离。先将身体尽量向左后旋转，同时两脚以足跟为中心随身体转动，稍停片刻，再将身体向右后旋转，稍停片刻，为一组。每次可做50组。

（6）空拳叩腰：双手握空拳，向后背至腰眼处，以拳眼充分叩击腰部区域。

（7）提足抻腿：自然站立，将重心移至左腿独立，屈右腿向右下方蹬出，反复操作10次，再将重心移至右腿独立，屈左腿向左下方蹬出，反复操作10次。

第四节　黑龙江省冬季养生特点

冬季有立冬、小雪、大雪、冬至、小寒、大寒六个节气，是一年中最寒冷的季节。而黑龙江省在东北的最北部，冬季漫长，天寒地冻，瑞雪纷飞，大多数的动植物均处于冬眠状态，养精蓄锐，为来年春天的复苏做准备。传统养生学认为，在冬季里，人体也应顺应自然界的变化规律而避寒就温，温阳护阴，以合“养藏之道”。

一、冬季运动的好处

俗话说：“冬天动一动，少生一场病；冬天懒一懒，多喝一碗药”，说明冬季锻炼身体的重要性。寒冬季节坚持室外锻炼，能提高大脑皮质的兴奋性，增强中枢神经系统体温调节功能，使身体与寒冷的气候环境取得平衡，适应寒冷的刺激，有效地改善肌体抗寒能力。特别是雪后进行户外活动，脚踏皑皑白雪，呼吸清新的空气，更可愉悦身心。而黑龙江省特色运动项目——滑雪，是一种空气浴锻炼方法。有研究资料表明，长期坚持冬季锻炼的人，耐寒力强，不易患感冒、支气管炎、肺炎、冻疮等病，还能够预防老年人常见的骨质疏松症。

冬季体育锻炼，还可接受阳光的照射，弥补阳光照射的不足。阳光中的紫外线不但能杀死人体皮肤、衣服上的病毒和病菌，对人体有消毒作用，还能促进身体对钙、磷的吸收作用，有助于骨骼的生长发育。冬季体育锻炼，还可加快血液循环，增加大脑氧气的供应量，这对消除大脑长期工作带来的疲劳、增强记忆力、提高学习效率，都有积极的作用。

二、冬季锻炼的注意事项

冬季活动量小，所以建议可以拿出闲暇时间来锻炼，但是冬季寒冷，锻炼时一定要多加留心。中医指出，冬季锻炼要注意以下几点：

（1）时间宜晚：早晨最好待日出后再进行锻炼，因日出后温度上升，空气中的污染物也有所减少，还有进行日光浴的作用。

（2）防寒保暖：严寒季节进行锻炼一定要注意防寒保暖，以免受寒。

（3）预备活动：在锻炼前一定要做好准备活动。因为冬季气温低，特别是老年人，四肢末端的血液循环变慢，韧带的弹性、伸展性和关节的伸展性较低，如果不做准备活动，容易引起运动损伤。

（4）循序渐进：每次锻炼时运动量应由小到大，逐渐增加，不要骤然进行剧烈运动，以免发生意外。

（5）鼻吸口呼：运动换气宜采取鼻吸口呼的呼吸方式，因为用鼻腔吸气不仅对空气有加湿加温作用，还能防灰尘和细菌，对呼吸道起保护作用。

（6）适度运动：冬季的运动量不宜过大。可选择较适宜的全身性运动，如太极拳、慢跑、做体操等，以保持充足的体力。在运动过程中，忌动作过猛、过硬，否则易引起高血压、动脉硬化、脊椎骨质增生等疾病症状。

（7）因时而异：冬季锻炼应根据当日的气候情况来选择运动方式与地点，要避免在大风、大雪、大雾、大寒中锻炼，而应在室内进行锻炼。

（8）增加营养：冬季运动消耗能量较多，应适当增加营养，但不要吃过烫食物。因为冬季气候寒冷，在锻炼结束后，即刻吃过烫食物，容易发生吐血、便血等病症。

第九章 房事养生法

房事即性生活，古人称行周公之礼、床笫之乐、交媾、房中，是男女双方生活的重要组成部分。中国养生理论认为，性生活是人的自然本性，是人类的基本权利，是男女情意融合的纽带，是家庭生活的调节剂。房事养生，亦称为性保健或“房中术”，是根据人体生命活动的生理规律及心理特点，采取健康适度的性行为，或通过必要的保健方法，调节男女房事活动，和谐性生活，以强身健体、祛病延年的养生方法。房事养生在我国历史悠久，源远流长，内容广博，学术精湛，是我国文化园地中的瑰宝。

《汉书·艺文志》曰：“乐而有节。”性生活只有注意和掌握一定的原则和法度，方能有益于男女双方的卫生与健康。《养生方》亦云：“圣人合男女必有则也。”《医心方·至理》引《素女经》云：“黄帝曰：夫阴阳交接节度为之奈何？素女曰：交接之道，故有形状，男致不衰，女除百病，心意娱乐，气力强然”，认为性生活有一定的节度，可使男方不致衰弱，女方能除百病，双方心情舒畅，气盛力强。保护和增进男女双方的身心健康是房事养生的主要目的和最高准则。古人强调房事生活要本乎自然之道，是养生延寿的重要内容之一，是健康长寿的基础。在现代生活中，性生活是夫妻生活的重要方面，和谐的性生活，不但可使双方的性欲得到满足，而且有利于身心健康，延年益寿。

第一节 房事养生的作用

在现代，以生殖为目的的性生活在生活中所占比重越来越小，而以生活娱乐、健康保养为目的的性行为则成为人类生活的重要内容。人类性行为既合乎天地自然之道，也合乎社会伦理。因此，在中医养生指导下进行和谐适度的房事，能够加深爱意，提高幸福指数和生活质量，有益于身心健康。

一、舒缓情志，调畅气机

男女双方以性生活为纽带，通过身体的接触，可以使双方获得满足，在房事之后，往往都会有一种和谐怡悦、幸福愉快、充实满足的感受，有助于爱情的巩固和升华，使美满的婚姻历久弥新，富有魅力。《素问·举痛论》认为“百病生于气也”，说明人体许多疾病的发生都是由于脏腑气机失调所致。因此，如果人的正常性欲受抑，房事不和，则七情内伤，气血失调，脏腑功能失常，发为疾病。若房事养生得法，可使人们心情欢乐愉悦，情志舒缓，气血调和，脏腑自安，则疾病自去。

二、疏通经脉，调畅气血

性生活需要全身肌肉关节的参与，可以让骨盆、四肢、关节、肌肉、脊柱更多地参与活动。健康和谐的房事，男女双方配合默契，可激发和调动两者在性活动中的主观能动性和协调统一性，增加性爱情趣，不仅可延长性生活时间，加大运动量，形成良性循环，而且能促进血液循环。正如《合阴阳》所云："吾精以养女精，前脉皆动，皮肤气血皆作，故能发闭通塞，中府受输而盈。"因此，正常性生活能通畅脉络，调气行血，安和五脏六腑。此外，由于正常性生活能调畅气血，故还能缓解由于经络不通所导致的疼痛，特别是关节痛、胃痛、项背部疼痛、头痛及牙痛，甚至对痛经也有一定的调理作用。适度的性生活能调整气机，加速气血运行，可起到一定的防治皮肤病和美容养颜的作用。

三、强身健体，延年益寿

《素问·上古天真论》云："肾者主水，受五脏六腑之精而藏之，故五脏盛乃能泻。"性欲旺盛，是肾中精气充盈的表现，同时也是五脏六腑功能强盛的表现。肾中精气不仅具有生殖功能，还可生髓、化血、滋养全身脏腑组织官窍，具有维持人体各种生理功能稳定及延年益寿等功能。生殖之精适量而有节制地外泄，能使肾中精气保持更新和充盈的状态，并能调和五脏六腑的功能，对人的体力、抗病力的提高及衰老的延缓都十分有利。《备急千金要方·养性·房中补益》曰："男不可无女，女不可无男，无女则意动，意动则神劳，神劳则损寿……强抑郁闭之，难持易失，使人漏精尿浊，以致鬼交之病，损一而当百也"，说明不正常的性生活往往会导致意动神摇，精失闭藏，精亏寿损。而正常的性生活能使肾中精气藏泻有度，精气充盈，脏腑功能调和，从而达到强体益智、延年益寿的目的。

第二节　房事养生的原则

房事养生的法则古人多有论述，内容丰富多彩，虽然存在一些糟粕，但也包含了许多科学实用、易于实施的有效方法。

一、保精为要

精作为人体最为重要的精微物质，《黄帝内经》中多有论述，如《灵枢·决气》云："两神相搏，合而成形，常先身生，是谓精"；《灵枢·经脉》曰："人始生，先成精，精成而脑髓生"；《素问·金匮真言论》载："夫精者，身之本也"，认为精是构成人体和维持生命活动的基本物质。《素问·金匮真言论》又说："藏于精者，春不病温"，认为精是助人养生防病的精微物质。中医养生学十分重视先天之精，认为节欲保精是抗衰防老的重要环节。《类经·摄生类》云："精能生气，气能生神，营已一身，莫大乎此。故善养生者，必保其精。精盈则气盛，气盛则神全，神全则身健，身健则病少。神气坚强，老而益壮，皆本乎精也"，认为养生关键在于保精，精气盈满则气盛神全而身健少病。房事施泄的是"精"，房事养生与先天精气紧密联系，只有节制房事，保存精气，才能达到养生延命的目的。《素问·上古天真论》说："以欲竭其精，以耗散其真……故半百而衰也"，认为欲望太过、精气耗散是早衰的重要原因。肾为先天之本，节制房事，减少耗损，肾精充足，五脏六腑皆旺，抗病能力强，身体强壮则健康长寿；反之，房事过度则肾精亏乏，则五脏衰虚，多病早夭。

二、房事有度

性生活是人的本能，人至成年，随着男女性器官发育成熟，自然会产生对性生活的需求，不可遏抑，亦不可放纵。适度性生活有益健康，抑制或太过则招灾致病。古代房事，十分重视节欲保精，认为"欲不可纵"，纵欲过度，损伤肾精，耗散元气。因此，中医把房事视为内伤的重要病因。同时，古代养生家也认为"欲不可绝"。性生活是成年健康人正常的生理、生活需要，健康的成年男女如果禁绝性生活，非但于身体无益，反而会导致各种疾病，甚至会影响寿命。禁欲，阴阳不相交合，就会造成精神情绪的抑郁不舒、精道闭塞、气郁血瘀、脏腑失调而生病变。因此，性行为作为人的一种本能，既不能禁，也不可纵，而应适欲，即顺从自然的生理欲望，适当安排性生活次数。

1. 欲不可禁

"饮食男女，人之大欲存焉。"性欲和食欲一样，是每个人都应该获得满足的基本生存要求。性活动是自然本能，不能压抑，应当顺其自然之性加以调整。中医房事养生学认为，人的性欲应该获得满足，并且要顺应自然界的天地阴阳施化。《玉房秘诀》中谓："男女相成，犹天地相生，天地得交会之道，故无终竟之限。人失交接之道，故有夭折之渐，能避渐伤之事而得阴阳之道也"，认为房事生活本乎自然之道，这是养生延寿的重要内容之一，是健康长寿的基础。

《素女经》云："今欲长不接，神气不宣布，阴阳闭隔，何以自补，练气数行，去故纳新以自助也。玉茎不动则辟死其舍，所以常行以当导引也"，认为禁欲或者独身，对于男女来说都有不妥。陶弘景《养生延命录》曰："凡男不可无女，女不可无男。若孤独而思交接者，损大寿，生百病。"《玄女经》亦云："人复不可阴阳不交，则生痈瘀之疾，故幽闭怨旷多病而不寿。"天地有开合，阴阳有施化，人法天地阴阳而生，长期缺乏性生活，违背人体正常生理规律。《三元延寿参赞书》指出："若孤阳绝阴，独阴无阳，欲心炽而不遂，则阴阳交争，乍寒乍热，久而为劳"，明确提出反对禁欲的观点。房事可促进和保持健康的心理，缓解忧郁、压力等不良情绪，预防疾病和不良行为。若精神意志不能畅达，导致气血阴阳闭塞阻隔，不仅不能养生延寿，而且可能导致疾病，甚至缩短寿命。

2. 欲不可纵

古代养生家认为，男女房事，只要行之有度，对双方都有益处。马王堆竹简《十问》中，有房事影响寿夭的记载，指出夫妇间的性生活如能遵守一定的法度，做到心安不放纵，形气相和谐，保精全神，勿使元精乏竭。这样，体虚的人可以逐渐充盈，体壮的人更能浑实，老年人亦可因而长寿。相反，如果房事没有节制，长期纵欲，则可能导致疾病，甚至早夭。如《三元延寿参赞书·欲不可纵》指出："欲多则损精，人可保命者，可惜身者，可重者精。肝精不固，目眩无光；肺精不交，肌肉清瘦；肾精不固，神气减少；脾精不坚，齿发摇落。若耗散真精不已，疾病随生，死亡随至"，认为纵欲过度可致五脏真精耗散而招致祸端。

如若行房无度，特别是长期沉溺于房事，必然给身体带来伤害。《万世家传养生四要·谨独》明确指出：“交接多，则伤筋；施泄多，则伤精。”房事过度，伤精耗液，脏腑虚损，可发生多种病症。《丹溪心法·赤白浊》云：“人之五脏六腑，俱各有精，然肾为藏精之府，而听命于心，贵乎水火升降，精气内持。若调摄失宜，思虑不节，嗜欲过度，水火不交，精元失守，由是而为赤白浊之患……白浊肾虚有寒，过于淫欲而得之。”

3. 房事之度

房事的合理频度，应该因人而异。《玉房秘诀》指出：“人有强弱，年有老壮。”性欲的强弱各人不同，即使同一个人，也受年龄、体质、性格、职业、气候、环境、情绪等多种因素影响，而应适当调整房事次数。因此，房事频度不能机械地规定，而要根据双方年龄及体质情况进行合理安排。如唐代孙思邈引《素女经》中提出：“人年二十者四日一泄；三十者八日一泄；四十者十六日一泄；五十者二十日一泄；六十者闭精勿泄，若体力犹壮者，一月一泄。”他还指出：“人年四十以下，多有放恣”，若不加节制，“倍力行房，不过半年，精髓枯竭，唯向死近，少年极须慎之”。

古代养生家认为，房事的频度也应随季节变化而调整。“春生夏长、秋收冬藏”，是自然法度，人类的活动宜与之适应，房事也不例外。春季万物复苏，房事可以适当增多，冬天万物蛰藏，房事也要相应减少或禁绝。《养生要集》云：“春三日一施精，夏至秋天一月再施精，冬令闭精勿施。夫天道冬藏其阳，人能法之，故能长生，冬一施当春百”，提出了“春天每月三次，夏天、秋天每月二次，冬天避免房事。《灵枢·岁露论》云：“人与天地相参也，与日月相应也。”天人相应是中医理论的重要基础。黑龙江冬季漫长，万物闭藏，人亦如此，故冬季应合“养藏之道”，使精气内藏而不外泄，故较其他地区而言，房事更应减少以藏蓄精气。

掌握适度的行房次数，宜根据性生活的个体差异，视年龄、体质、职业等不同情况，灵活区别对待。大多数人可接受一周房事2～3次的频度；随年龄的增长，特别是进入中年之后，当根据双方的身心状况，适当降低频度。新婚期间，性欲较强，房事次数较多；婚后几个月，视身体状况，可每天都有性生活，但应当迅速回归正常。体质弱的人，房事应当减少。性生活的频度一般以身心舒适，精神愉快，第二天不感到疲劳为原则。如果双方在房事次日不觉疲劳，而感到精神饱满，工作有劲，这就表明性生活适度；倘若出现精神不振、头重脚轻、食欲下降、头昏心慌等现象，则说明房事过度，应加以节制。

三、房中有术

1. 房前戏道

所谓“戏道”，即性交前的准备活动。《玄女经》说：“阴阳者，相感而应耳……男欲求女，女欲求男，情意合同，俱有悦心。”性生活是一种心身高度协调的生理心理活动过程，既有肉体的密切接触，又有精神情感的相互交融。房中术强调前戏时内心要平静自然，去除不必要的精神负担，充满自信，全身心地投入，否则容易导致精神性的性功能障碍，无法交合。而且，充分的前戏准备，能够全面调动双方的积极性，激发性欲达到最佳状态。此时再行性交，不仅能够增加阴道分泌物，减轻女子交合的痛苦，还能享受前戏的精神愉悦。女子的性高潮一般略后于男子，经过前戏阶段的准备，双方更容易同时达到性高潮，提高性爱的质量。

房中术重视交合之前的前戏阶段，只有男女双方达到最佳状态时，性交才能够快乐无损，和谐顺畅，有利于男女身心健康。古代养生家强调，男女在交合之前，应先互相嬉戏娱乐，以增进彼此感情，要等到双方都产生强烈的性欲时再行交合。值得注意的是，男女双方在性心理、性生理方面存在着较大的差异，女方的性冲动产生和积蓄较慢，必须采用激发、引导等方式取得相对的同步，以期达到两情相悦的境界。《马王堆汉墓竹简医书》介绍了性交前男方激发女方性欲之方法：一是“徐呴”；二是“徐抱”；三是“徐屯”；四是“徐操”；五是“徐撼”。并提出了女子的“五欲之征”和男子的“四至”，用以说明性兴奋已激发，性欲望已高涨，可进行交合。“五欲之征”，即女子“气上而热”“乳坚鼻汗”“舌薄而滑”“下汐股湿”及“嗌干咽唾”；“四至”，即男子的阴茎“怒、大、坚、热”。此时交合方能气血舒畅，情绪和谐，性欲满足。如果一方不同意或性欲未强烈到希望交合的程度，另一方不能强行交合。强行交合，古人称为“绝”，即使人陷入绝境，有百害而无一益。因此，只有重视并做好性生活前的准备，才有可能使双方都达到健康、和谐、愉悦、舒畅的欢乐境界，享受性生活给男女双方带来的快感。对于患有性冷淡、性感缺乏的男女而言，采用性交前的怡畅情志方法，可使他们获得正常的性快感和性高潮，从而达到性生活的养生保健作用。

2. 房中施技

首先，选择合适的体位。《玄女经》记载的九种以动物动作或形态命名的交接姿势，又称为“玄女九法”，具体为龙翻、虎步、猿搏、蝉附、龟腾、凤翔、兔吮毫、鱼接鳞、鹤交颈。《洞玄子》在此基础上拓展为“三十法”，具体为叙绸缪、申缱绻、麒麟角、骐磷角、蚕缠绵、龙宛转、鱼比目、燕同心、翡翠交、鸳鸯合、空翻蝶、背飞凫、偃盖松、临坛竹、鸾双舞、凤将雏、海鸥翔、野马跃、骥骋足、马摇蹄、白虎腾、玄蝉附、山羊对树、鲲鸡临场、丹穴凤游、玄溟鹏翥、吟猿抱树、猫鼠同穴、三春驴、秋狗，包含前戏和交合的体位。选择适当的体位不仅可以获得满意的性快感，保证性生活的质量，而且对人体有不同的治疗和养生作用。

其次，男女协调。性生活是全身整体生命活动高度协调统一的过程，双方需专心体察，心身融合。若心神外驰，配合不当，不仅影响性生活的质量，而且对身体会产生损害。男女双方的性兴奋得到同步亢奋，这是保证性交顺利进行的前提，是性生活和谐的必要条件。古代养生家对此特别指出在性生活中要注重把握性交过程中男女双方的心身变化反应，以相互配合，渐次深入，和谐统一。

3. 事后静养

性生活的顺利进行需要调动五脏六腑、筋骨肌肉及人的气血精神共同参与。房事激情刚过，气血未平，五脏未定，此时宜静养以使气血均衡、五脏安定，可以采用吸气提肛、收腹缩阴、手护丹田、安神定志等方法。黑龙江地区冬季集中供暖或烧炕，室内温暖而干燥，常易觉燥热口渴。而房事过程中，血液循环加快，在性交结束后更易感到燥热、口渴欲饮，此时不宜饮冷及冲凉。这是因为房事之后，阳气劳张于表，内藏阳气相对不足，若饮冷，则易为寒饮食所伤。《灵枢·百病始生》云：“若入房汗出浴，则伤肾”，指出房事汗出沐浴易伤肾，因此房事后不宜立刻冲凉，以免伤肾损精。此外，由于房事过程体力消耗较大，房事之后，身体短时间内处于精亏气耗的状态，男女双方均会有疲乏感，此时需要有充足的时间休养、恢复体力。

四、七损八益

《素问·阴阳应象大论》云："能知七损八益，则二者可调，不知用此，则早衰之节也。""七损八益"是古人在综合性心理保健、性生理保健、性行为规范、气功导引等多方面知识的基础上总结出来的房事养生方法。养生家认为，在房事生活中，有八种做法能补益人的精气，有七种做法能损伤人的精气，如果不能恰当地运用八种补益精气的方法，并避免七种损伤精气的做法，就会影响人的健康而加速衰老。《马王堆医书·天下至道谈》记载了"七损""八益"房中养生术的具体内容。虽然"七损八益"去今久远，但在现代的性生活过程中，我们依然可以合理运用"七损八益"的方法来调摄性生活，以达到养生的目的。

1. 七损

"七损"，是指在性生活中有损人体健康长寿的七种做法，是男女在房事中应注意避免的不利于保精、惜精、护精、固精养生的做法。《马王堆医书·天下至道谈》曰："七损：为之而疾痛，曰内闭；为之出汗，曰外泄；为之不已，曰竭；臻欲而不能，曰弗；为之喘息中乱，曰烦；弗欲强之，曰绝；为之泰疾，曰费。"所谓"闭"，是指行房时动作粗暴、鲁莽而产生阴部疼痛或性器官疼痛，精道闭塞，乃至无精施泄；"泄"，指房事中汗出淋漓不止，精气走泄；"竭"，指房事不节，恣情纵欲，行房无度，耗绝精气；"弗"，指虽然有强烈的性欲冲动，行房时却因阳痿不举，或举而不坚，不能交合或勉强交合；"烦"，指行房时神烦意乱，心中不安，呼吸喘促；"绝"，指女方没有性欲的时候，男方强行交合，汗泄气少，这对男女双方特别是对女方的身心健康非常不利，犹如陷入绝境；"费"，指行房过于急速，既不愉悦情志，对身体又无益，徒然浪费精力。

2. 八益

所谓"八益"，是指八种有益于身心健康的男女和合之道，这八种养生的性生活方法有益于保精、惜精、护精、固精。"八益"是："一曰治气，二曰致沫，三曰知时，四曰畜气，五曰和沫，六曰积气，七曰待盈，八曰定倾。"具体方法：第一要"治气"，在交合之前，双方先练习房中气功导引术，使周身气血流畅，精气充沛。第二要"致沫"，吞咽口中津液，垂直臀部端坐如骑马势，伸直脊骨，提肛导气，使气通至前阴，使阴液不断产生。第三要"知时"，男女双方在交合前应相互嬉戏，相互爱抚，激发性兴奋，到彼此情深意浓，双方性欲亢奋时，方可开始性交。第四要"蓄气"，在行房过程中，要放松背部肌肉，提肛敛气，导气下行，使阴部充满精气。第五要"和沫"，在交合时切忌急躁粗暴图快，要避免频繁过快地抽动阴茎，阴茎抽送出入时宜轻柔、舒缓、和顺，以激发女方的性兴奋，使阴部分泌物增多而滑润。第六要"积气"，行房过程中可在适当时间中断片刻，静卧或起坐，平息精神，以积蓄精气。第七要"待盈"，在行房即将结束时，不要再抽动阴茎，可放松脊背，深呼吸，吸入清气，用意念引内气下行，静待不动，并配合吐纳运气，使其精气持盈而不泄，安静休息，以待精力的恢复。第八要"定倾"，在性高潮时射出精液后，要在阴茎还未完全萎软时就从阴道中抽出阴茎。

总体而言，"七损八益"要点有三：一是平时要注意房中气功操练，以蓄养精气；二是在行房前应充分嬉戏，使双方都产生强烈的性欲；三是房事要适可而止，忌恣情纵欲。古人用非常形象的语言指出在房事养生中于身心有害的七种做法，同时还指出有益于养生保健的八种和合之道，认为若犯"七损"，则往往事与愿违，适得其反，且招致疾病；若能合于"八益"，则能养生防病，益寿延年。

第三节　房事养生的禁忌

陶弘景《养性延命录·御女损益》曰："房中之事，能生人，能煞人，譬如水火，知用之者，可以养生，不能用之者，立可死矣。"中国传统文化讲究天时、地利、人和，性生活是身心高度合一的体验，若能在良好的身心状态及环境中，享受性生活的乐趣，可起到一定的养生作用。若内外环境不适宜，则当避免进行性生活，以免造成不良后果。

一、不违天时

中医学认为"人与天地相参"，自然界的剧烈变化能影响人的气血阴阳。《吕氏春秋·季春记》云："大寒、大热、大燥、大湿、大风、大震、大雾七者，动精则生害矣。故养生者，莫若知本，知本则疾无由生矣。"气候适宜，环境舒适，对房事有利；如果气候剧变，超出人体的调节功能，就会导致阴阳失衡，气血逆乱，邪气入侵，发生疾病。若自然界气候剧烈变化，如日蚀月侵、雷电暴击、狂风大雨、山崩地裂、奇寒异热之时，天地阴阳错乱，会直接影响夫妻双方情绪，不利于房事的和谐，故此时不宜同房。

在自然界气候异常变化之时行房除了影响夫妻房事的和谐，还可能影响受孕及胎儿的发育。孙思邈在《备急千金要方·房中补益》指出："弦望晦朔，大风、大雨、大雾、大寒、大暑、雷电霹雳、天地晦冥，日月薄蚀，虹蜺地动，若御女者，则损人神不吉，损男百倍，令女得病，有子必癫痴顽愚瘖哑聋聩，挛破盲眇，多病短寿。"在自然界剧烈变化之时行房受孕，不仅影响男女双方的身体健康，而且可导致胎儿出现先天性疾病或出现临盆难产等情况。这说明夫妻房事生活应充分注意自然界的异常变化，避免对自身及后代产生不良影响。

二、不逆地利

良好的环境是房事和谐的重要条件。不良的环境可影响男女双方的情绪，干扰房事的正常进行，损害房事质量，并且易留下心理阴影，造成勃起功能障碍和射精障碍等不良后果。《备急千金要方·房中补益》指出房事"日月星辰，火光之下，神庙佛寺之中，井灶圊厕之侧，冢墓尸柩之傍，皆悉不可"。一切环境不佳之处如山峦瘴气之处、脏乱秽浊之所均应列为禁忌。在一些庄严的场所，如神庙佛寺之中、礼堂展厅之处，亦不宜性生活。有利于房事的环境应是安静少干扰、面积较小的房间；室内光线明暗适度，温度适宜；空气较为流通，卧具干净。

三、不悖人和

人是性生活的主体，性生活是全身整体生命活动高度协调统一的过程，对人身心状态有较高的要求，因此性生活中应当注意身心的协调。心理上，性生活要求双方情绪稳定且有较高的性欲；生理上，需要身体状态适合性生活。如若身心状态不适合而强行性行为，对人有百害而无一利。

1. 七情过极，不宜行房

性生活本是男女双方精神情志的相互交融，必须在双方精神愉悦、情投意合的状态下才能和谐完美。《备急千金要方·房中补益》指出：“人有所怒，气血未定，因以交合，令人发痈……运行疲乏来入房，为五劳虚损，少子。”如果在男女双方心情不佳，或气愤恼怒，或惊吓恐惧，或忧愁悲伤，或抑郁思虑等情况下，勉强进行性交，不仅易引起本身疾病，而且受孕后还可影响胎儿的生长、发育。若仅是男女某一方情志不遂，而另一方强意为之，则非但自身得不到满意的快感，而且会造成对方的强烈反感，其结果将会导致男女双方在生理和心理上的伤害，造成性欲下降、性冷淡、性交疼痛等性功能障碍。因此，古代养生家强调只有在双方情绪稳定、精神愉快的状态下，性生活才能完美和谐，才能有益于身心健康。

2. 劳倦病中，不宜行房

劳倦过度，体力下降，正气虚弱，此时宜及时休息调理，尽快恢复生理平衡，不宜进行性生活。《备急千金要方·房中补益》云：“运行疲乏来入房，为五劳虚损，少子。”若因房事耗精血，必使整个机体脏腑虚损，灾害丛生。

患病期间，正邪交争，若病中行房，必然损伤正气，加重病情。《备急千金要方·养性序》指出：“疾病而媾精，精气薄恶，血脉不充，既出胞脏……胞伤孩病而脆，未及坚刚，复纵情欲，重重相生，病病相孕。”病中交合而受孕，不仅对母体健康不利，甚者可对胎儿的发育产生较大的危害。母体患病，再同房受孕，可能母病及子，对母体及胎儿的发育均有危害。此外，《备急千金要方·伤寒劳复》还举例说明病后康复阶段，元气未复，极需静心休养。若反而行房耗精，使正气更难复元，轻者旧疾复发，重者甚或丧命。如“病新差，未满百日，气力未平复，而以房室者，略无不死……近者有一士大夫，小得伤寒，差已十余日，能乘马行来，自谓平复以房室，即小腹急痛，手足拘挛而死”，突出说明了病后康复阶段行房事的危害性。对于一些慢性疾病，虽不必完全禁欲，但应注意把握适度，切不可施泄太过。

总之，性生活当视个体体质强弱、疾病进退而慎重把握，病情较重，体质又弱者，应严格禁止性生活。

3. 过量饮酒，不宜行房

一般认为酒能促进性兴奋，但切忌饮酒过量行房，更不能用酒刺激性欲。醉酒同房被古今养生家训为“养生大忌”，《备急千金要方·道林养性》说：“醉不可以接房，醉饱交接，小者面黯咳喘，大者伤脏损命。”其一，醉酒入房极易造成房劳损伤，招致种种疾病，甚至使人早衰。在《史记·扁鹊仓公列传》记载的淳于意“诊籍”中，就已意识到“病得之饮酒且内”，明确提出醉酒入房可致病。其二，醉酒入房有害于胎孕。如《玉房秘诀》云：“大醉之子必痴狂，劳倦之子必夭伤”，认为在醉酒或疲倦的情况下交合成孕，其所生子女必然不佳。其三，醉酒同房会降低性生活的质量。在醉酒状态下进行性生活，很难进行充分的精神情感交流，况且醉酒行房者情绪过于亢奋，行为不能自控，动作粗暴，易造成房劳损伤。

4. 特殊时期，不宜行房

女性有经、孕、产、乳等特殊生理时期，女性的房事养生，尤当注意这些特殊的生理时期。

经期禁止行房。《备急千金要方·养性服食法》指出：“妇人月事未绝而与交合，令人成病。”《诸病源候论·妇人杂病诸候》引《养生方》云：“月水未绝，以合阴阳，精气入内，令月水不节，内生积聚，令绝子，不复产乳。”妇女经期行房事，易引起痛经、月经不调、带下异常、不孕、癥瘕等多种妇科疾病。

孕期谨慎行房。尤其是在妊娠期前三个月和后三个月内要避免性生活。妊娠早期不节制性生活，则相火内动，阴气外泄，易引起胎毒、胎漏流产；妊娠晚期不节制性生活，则易导致胎动早产、难产和感染，影响母子健康。

新产禁绝房事。妇女产后，百脉空虚，体质虚弱，急需补益调理，恢复健康。若不加摄养，恣意交合，则动耗精血，不仅元气得不到恢复，邪气亦乘虚而入，衍生多种疾病，诸如月经不调、崩漏、少腹拘急胀满、胸胁肩背引痛、腹中积聚，甚至由于邪入导致神志昏迷恍惚，寒热时作。因此，古代养生家再三告诫，妇女产后百日内当禁绝房事。

哺乳期当节欲。《备急千金要方·少小婴孺方》云："毋新房以乳儿，令儿羸瘦，交胫不行。"又曰："其母遇醉及房劳喘后乳儿最剧，能杀儿也。"喂养幼儿需要大量营养价值高的乳汁，而乳汁乃母体气血所化。若房劳损伤，气血生化之源不足，则乳汁质量不佳，影响婴儿的正常发育，甚至可引起软骨病、疳积、贫血等病。因此，哺乳期应当节房事以安五脏，从而保证婴儿的正常生长发育。

第四节 养肾固精保健法举例

一、五龙盘体法（《性命圭旨全书》）

方法：端身正坐，叩齿36次，搅舌后鼓漱口腔，吞咽津液，轻搓涌泉穴左右各99次，然后松宽衣带，放松形体。

姿势要求：东首而卧，面向右侧，枕头高低适中，以松软为好，闭目或半闭目，口唇轻闭，舌抵上颚，右上肢外展，屈肘仰卧于枕上，手指微曲，左上肢屈肘，左掌心劳宫穴正对脐心。右下肢伸直（保持自然弯曲，放松），左下肢屈膝为45°，双足趾内收（不用力，用意），含胸，躯干内弯，形如弓状，自然呼吸，调匀即可，以后调神不必注意呼吸，任其自然。排除杂念，安静身心，眼神内视生殖器，意念活动也集中于生殖器。

功效：平衡阴阳，纳气归根。

二、卯酉周天法（《性命圭旨全书》）

方法：自然正坐式，或单盘膝，或双盘膝。上体正直，竖脊含胸，下颏内收，口唇轻闭，眼睑闭合，舌顶上颚，双臂下垂，双手交结，掌心朝内，轻放于下腹部前。

姿势要求：调息凝神，意守上丹田（印堂），平息止念，安养精神。练功时，呼气下腹凹瘪，意念与气合，从右内入丹田，下沉坤腹（脐下腹部），稍停，吸气入下腹鼓圆，神运精气从左上升至乾顶（百会穴），左升右降，然后从乾顶下坤腹，如此为一度。反复36次，是为进阳符候。随即气沉坤腹，吸气时入内，向下导引入腹，腹部鼓圆，神运精气从右上至乾顶。稍停，呼气时腹肌向内导引，腹部瘪凹，神运精气从左降至坤腹，如此为一度，反复行功24次，是为退阴符候。进阳符候与退阴符候各做完一周后，即可收功。收功时意念与真气分开，然后咽津搓面，舒展肢节，活动关节。

功效：补益心脾，壮肾兴阳。

第十章　娱乐、兴趣、交际、色彩养生法

中医养生学具有丰富的内容及独特的养生方法，运用娱乐、兴趣、交际、色彩等形式怡神养性，防病健身，具有十分重要的意义。

第一节　娱乐、兴趣养生

娱乐养生是指通过轻松愉快、活泼多样的活动，在美好的生活气氛和高雅的情趣之中，使人舒畅情志、怡养心神、增益智慧、动筋骨、活气血、锻炼身体、增强体质，寓养生于娱乐之中，从而达到养神健形、防病延年的目的。

娱乐养生的形式多种多样，主要体现在业余生活中，但并不是所有娱乐都具有养生的作用，如通宵达旦地上网、废寝忘食地玩牌、乐而忘返的夜生活，这些虽然都是娱乐，但因为没有适当节制，不仅达不到养生的目的，还会影响健康。只有用健康而美好的“娱乐”形式，才能给人以美的享受，起到调剂和丰富生活、怡养神情、身心兼养的作用。

娱乐养生的方法虽然很多，但具有重要养生功能的主要有音乐、弈棋、书画、品茗、饮酒、花鸟、垂钓、旅游、读书等。

一、音乐养生

音乐养生是指人们聆听音乐，在相应的音乐环境中，使人的精神状态、脏腑功能、阴阳气血等内环境得到改善，达到调养身心、保持健康目的的养生方法。音乐不仅能娱乐，还可调节情志、舒神静性、颐养身心，令周身脉道通畅，气血调达。一曲悦耳动听的乐曲能使人在悠扬美妙的乐曲声中精神放松，消除紧张情绪，陶冶心智，并且可令人呼吸舒缓，全身肌肉松弛，紧张的大脑皮质得以放松，从而增进人体内环境稳定。而一曲悲哀的音乐，则能让人伤感。因此，平素应多听文明健康、美妙动听的音乐，这样才可以起到消愁解忧、心绪安宁、胸襟开阔、乐观豁达的作用，从而达到养生的目的。

1. 养生机制

音乐疗法可对呼吸、消化、循环、内分泌及神经系统等人体组织器官起到调节作用；还可起到镇静止痛、降低血压的作用。

2. 养生方法

养心可选择活泼轻松的乐曲：如果长期感觉生活、工作压力大，睡眠不足，以及运动锻炼过少等不良生活习惯，就会损害心气，容易引起心慌、胸闷、胸痛、烦躁等症状。此时可选择一些活泼轻松的乐曲，对调理心脏功能有较好效果。

养肝可选择亲切爽朗的乐曲：如果长期被一些烦恼的事情困扰，会产生抑郁、易怒、眼部干涩、口苦、乳房胀痛、痛经等症状。可选择亲切爽朗的乐曲，能起到疏理肝气的作用。

养脾可选择悠扬沉静的乐曲：如长期饮食失节、思虑过度会损害脾胃之气，产生面黄、口唇溃疡、腹胀、便溏、肥胖、月经量少色淡、疲劳、内脏下垂等。此时可选择悠扬沉静的乐曲。在进餐期间或餐后 1 小时内欣赏这类乐曲，有助于调节脾胃功能。

养肺可选择高亢雄伟的乐曲：现在环境污染严重，空气质量下降，各种病邪容易侵袭肺部，引起咳嗽、吐痰、鼻塞、气喘等症状。此时可选择高亢悲壮、铿锵雄伟的乐曲。在这类音乐旋律中，不断调理呼吸，能起到调补肺气的作用。

养肾可选择清纯的乐曲：当人体长时间精气耗损，会出现面色晦暗、形寒肢冷、小便清长、腰酸膝软、性欲低下等症状。此时可选择清纯的乐曲，可以达到调理肾气、促长肾中精气的作用。

3. 注意事项

欣赏音乐最好能选择静谧、优雅、空气清新的地方，泡上一杯茶，排除心理上的紧张烦乱情绪，使用音响播放音乐，避免利用随身听或封闭式耳机来欣赏音乐。

欣赏音乐最好能坚持在比较固定的时间进行。如进餐时听轻松活泼的乐曲比较合适，有促进消化吸收的作用；临睡前听缓慢悠扬的乐曲，有利于入睡；工作休息时，听欢乐、明快的乐曲，有利于解除疲劳等。欣赏音乐最好根据自身体验、自身状态来选择能让人感到身心舒畅、调整心情的音乐。如老年人、体弱者及心脏病患者，可选择听慢节奏的乐曲；年轻人可选择听快节奏的乐曲等。

欣赏音乐还要注意空腹时不要听进行曲及节奏强烈的音乐，会增加饥饿感；进餐时不宜听打击乐，打击乐节奏明快，会分散对食物的注意力，影响食欲，不利于食物消化；生气时不宜听摇滚乐，怒气未消又听到疯狂而富有刺激性的摇滚乐曲，会增加怒气；睡眠时不宜听节奏明快的乐曲，听后会使人情绪激动，难以入眠，因此失眠人群，禁听这类音乐。

二、弈棋养生

弈棋养生是指人们在对弈的过程中，享受弈棋的乐趣，使人的精神情绪专一宁静，从而使脏腑功能、阴阳气血等得到改善，达到调养身心、保持健康目的的养生方法。弈棋是一项有利身心、延年益寿的娱乐活动，是一种良好的养生方法。我国棋类有很多种，如围棋、象棋、军棋、跳棋、五子棋等，而其中的军棋、跳棋、五子棋由于简单易学，比较适合普通大众。

1. 养生机制

弈棋需要全神贯注，消除杂念，可起到气功练习中的调息、吐纳作用，从而有益于健康。棋局的变化可让人精神弛张有度，锻炼人的应变能力；通过与棋友会棋还能够增进友情。特别是中老年人，经常弈棋可以使脑神经保持活跃，防止老年痴呆，还可使人身心舒畅，有所寄托。

2. 养生方法

（1）要选择良好的下棋环境：弈棋在短时间内很难决出胜负，选择良好的环境，可以使身心舒适。在户外对弈，夏天可在树荫下面，凉爽而不晒；春秋季节要选择风小之处，避风、避寒；冬天不要在户外对弈。

（2）要选择水平相当的棋友：下棋既是一种雅趣，也是一个学习提高的过程，选择水平相当或稍高的棋友下棋，可更好地提高自身的棋艺。

（3）要利用棋局间隙活动身体：在对弈过程中直到棋局结束，双方都会长时间处于一种姿势，这样不利于周身气血的流通，尤其对于深蹲或坐低凳弈棋的人，突然站起会引起直立性低血压，老年人甚至会因此而危及生命。所以在弈棋期间，可在等待对方思考的间隙起身活动一下，以流通气血。

3. 注意事项

（1）饭后应休息后再弈棋，以利于食物消化吸收，否则会导致消化不良和胃肠疾病。

（2）下棋期间要注意肢体的活动，适当地站立、伸腿，活动颈、肩、腰、背，有利于保持良好的气血循环。长时间坐着会使下肢静脉血液回流不畅，出现下肢麻木、疼痛等症。

（3）要保持良好的心态，不要因为棋局的输赢而过分激动或争强好胜，保持心平气和，过度激动对身体有害，尤其是老年人，往往会诱发中风、心绞痛。

三、书画养生

书画养生是指通过凝神静气、心神专注于书法绘画中来陶冶性情、活跃心智、愉悦心理的一种传统养生方法。在生活中经常练字或作画，可起到养神健脑、健身的作用。

1. 养生机制

书画活动只有集中精力，才能使身体各部分功能得到调整，形成精神、动作、呼吸三者的和谐统一，起到气血调和、经脉通畅、精力旺盛的作用，从而对人的身心健康、神经系统和心肺功能等起到调节作用。

书画活动也是一种防病、治病的手段。在心理方面，楷书使人除烦，隶书使人恬静，草书使人激情，所以书法有“纸上进行的气功和太极拳”之美誉。

2. 养生方法

（1）要有规律地进行：最好是在固定的时间进行并坚持，才能起到提高书画技艺、养生延年的作用。

（2）要保持平静的心态：书画时要思想高度集中，全神贯注于笔端，才会令作品体现出自身的气势和神韵，并达到养生的目的。如情绪烦躁激动，则起不到养生的效果。

3. 注意事项

饭后、劳累后或病后体虚、大怒、惊恐或心情不舒时，不宜立刻写字作画。

四、品茗养生

品茗养生是指在品尝茶饮的过程中，享受茶茗的韵味、茶友交流的乐趣、饮茶趣的氛围，从而获得养生保健的效果。

茶是我国古代日常生活中最主要的饮品，与咖啡、可可被公认为世界上三大天然饮料，其中以茶叶的饮用流传最广。WHO 认为，茶为中老年人的最佳饮品。

乾隆是最高寿的皇帝，这与他毕生饮茶有很大关系。喝茶可以散郁气、提神气、去病气，更可以品人生、树仁礼，可谓养生之上品。

品茗要了解茶性的寒热温凉，根据自身的体质选择，如阳虚质宜选温热性茶；阴虚或阳热质宜选寒凉性茶。一般绿茶为寒凉性茶，红茶为温热性茶，中性茶为半炮制茶。

绿茶，是指不经发酵制成的茶，性凉，且有抗癌、固齿、提高血管韧性之功效。我国绿茶十大名茶是西湖龙井、太湖碧螺春、黄山毛峰、六安瓜片、君山银针、信阳毛尖、太平猴魁、庐山云雾、四川蒙顶、顾渚紫笋。

红茶，是指经过发酵制成的茶，性温，有暖胃作用。我国著名的红茶有安徽祁红、云南滇红、湖北宜红、四川川红等。

乌龙茶，是指半发酵茶，特征是绿叶红镶边，寒热兼顾，可用于平衡人体阴阳之气。著名的乌龙茶有铁观音、大红袍、乌龙、水仙、单枞等。

此外还有花茶、白茶和砖茶，常用的花茶有茉莉花、珠兰花、玳玳花、玫瑰花、柚花等。白茶以银针白毫最为名贵。砖茶主要销售边疆、牧区等地。

1. 养生机制

茶可以提神醒脑，在疲倦、劳累、酒困时饮茶可以起到解困、消倦、醒酒的作用。

品茗的“品”，实际上并不全在于饮茶，而在于与茶友之间的交流趣谈。提供休闲趣谈的场所，让人们在一杯茶中品味生活，消除烦恼，平静心绪，达到愉悦身心的效果。

茶本身就具有养生保健的作用，茶叶有助消化、降血脂、减肥、延年益寿、利尿、消肿、抗菌消炎、抗辐射、防治冠心病、抗疲劳、防癌、生津解渴、抗病毒、解毒、抗动脉硬化、保护牙齿等作用，经常品茶即可起到保健强身的作用。

2. 养生方法

茶水中只含有天然的营养成分，不含添加剂和有害物质，是最好的饮料。很多人不喜欢饮茶，认为茶水的颜色深暗会影响皮肤的颜色。其实，茶叶可以清除皮肤的色素沉着，保持皮肤的正常颜色，有美肤效果。无论何种茶，在与茶友共同品赏中，既能享受品茶的乐趣，又达到舒展情绪的良好效果。

品茗需要特定器具和茶叶。茶叶可根据喜好，无论绿茶、花茶、红茶、黑茶，均有益于养生。还应当配备相应的专用茶具，最好是陶、瓷等材质的杯具，而不锈钢及各种金属制品则不适宜作饮茶器具。

3. 注意事项

茶的浓淡不是养生的关键，但要浓淡适宜。平时可根据自身的喜好进行调整，关键是要养成良好的饮茶习惯，才能获得品茶的养生效果。

品茶要注意时间，餐后、睡前均不宜喝茶，更不要喝浓茶，茶对大脑的刺激作用会影响食物的消化，也会影响部分群体的睡眠。

茶最好现喝现泡，不要饮隔夜茶。因为茶叶浸泡时间太久，会有过多的单宁酸溶解在茶叶中，特别是炎热夏季，茶水容易变质，对健康不利。

五、饮酒养生

酒文化是我国文化遗产的重要组成部分之一，自夏朝始，我们的祖先就已经开始酿酒和饮酒。《战国策》载：“昔者帝女令仪狄作酒而美，进之禹，禹饮而甘之。”自古及今，全世界各族人民都有饮酒以助兴的习惯。但同时亦有人酗酒生事，或因酒致疾。故而科学饮酒，掌握健康的饮酒方法尤为重要。

1. 养生机制

适量饮酒，能活血行气、壮神御寒、暖胃进食、杀虫解毒、利尿消肿、暖腰健肾、驻颜美色等。如啤酒含有丰富的营养素，有“液体面包”之美称，具有营养滋补、补益气血、滋养神经、防视力衰弱、防治脚气病、增加体重、调节内分泌、促进产妇乳腺分泌、抗佝偻病等作用；黄酒是一种古老的低度酒，其营养物质易被人体消化和吸收，被称为“液体蛋糕”；葡萄酒大补元气，养血润肤，健脾胃，泽面色，是一种味美可口的营养饮品；白酒疏风散寒、舒筋活血，少量白酒有助于健胃止疼、促进血液循环和镇静安眠。

2. 养生方法

北方天气寒冷，人民性格粗犷，故常饮酒以散寒、助兴，因此科学饮酒，对北方民众的生活意义重大。饮酒养生法，就是根据饮酒者的年龄、性别、身体素质、心理状态、工作性质、平素嗜好、所处的环境、季节、气候、所患病症、经济状况等因素，选择适宜的酒类饮品，据酒量酌情饮用。

（1）青壮年男子适宜饮葡萄酒、啤酒、黄酒、米酒，不宜常饮烈性白酒，若喜欢饮酒者，亦可饮少量白酒；老年人适宜饮葡萄酒、啤酒、黄酒、米酒，若饮白酒，以30克为宜；孕妇及儿童尽量不饮酒，但在喜庆节日可饮少量的葡萄酒、啤酒、香槟酒。体力劳动者可饮适量白酒、啤酒以消除疲劳；脑力劳动者宜饮山楂酒、葡萄酒、啤酒。

（2）夏季宜适饮凉啤酒、香槟酒和葡萄酒，冬季宜常饮黄酒、米酒、葡萄酒。

（3）心情烦恼苦闷时宜少饮低度酒，如葡萄酒、啤酒，不宜饮烈性白酒，以免乘兴酗酒生事，切勿借酒消愁，暴饮无度。

（4）饮白酒、黄酒宜慢饮细啜，暴饮会对咽喉、胃产生强烈刺激，而且容易醉酒。

（5）啤酒、葡萄酒较白酒营养价值高且美味；葡萄酒、山楂酒等果酒较其他酒类更能保护心脏；黄酒较其他酒有温暖脾胃的作用；而白酒更宜浸制药酒、制酊剂，内服散风寒，外用消炎灭菌、消肿止痛。

（6）在饮酒前，喝葛花茶、枳椇子茶、芦荟汁能降低乙醇分解后产生的有害物质乙醛在血液中的浓度，对预防酒后头痛和恶心、脸红等症状很有效。此外，芦荟中的芦荟素有健胃作用，可治疗宿醉引起的反胃、恶心等不良反应。

（7）建议选择水果、加蜂蜜的牛奶、酸奶、奶酪、鸡蛋、鸡肉、鱼贝、瘦肉、豆制品等易消化且能提高肝脏代谢功能的富含蛋白质和脂肪的食品作为下酒菜，最大程度代谢乙醇，减少肝脏及脾胃负担。

（8）睡前饮少许白酒或红酒可预防心脑血管疾病猝发。

（9）醉酒伤身，多饮亦有损健康。因此，饮酒要科学，适可而止。

3. 注意事项

（1）饮用烈性白酒时宜慢饮细品，不宜暴饮多喝。

（2）黄酒、白酒宜隔水烫热至60～70℃再饮，使酒味更芬芳浓郁。可使微量的甲醇、醛、醚类等对人体不利的有机化合物随温度升高而蒸腾。

（3）建议饮酒前，宜少食粥类以防刺激胃肠。若空腹饮酒，易醉且易刺激胃黏膜。

（4）工作时间或有重要事情不宜喝酒，司机尤应禁饮酒，以免发生意外事故，危害自身及他人身体安全。

（5）过量饮用烈性酒后禁性生活，否则男子易精子发育不全，女子所怀胎儿易先天性畸形。

（6）酒后勿洗澡。酒后入浴，体内储存的葡萄糖会大量消耗，而引起体内血糖含量下降，导致体温降低。同时，乙醇抑制了肝脏的正常生理活动能力，阻碍肝脏对葡萄糖储存的恢复，造成机体疲劳，甚至导致低血糖休克。

（7）酒不宜与许多药物同服。如阿司匹林、解热止疼片、安乃近、吲哚美辛、酚氨咖敏片、氯苯那敏、异丙嗪、呋喃唑酮、氯氮䓬、利血平、帕吉林等，均忌与酒同服。治疗用先锋等抗生素时，切忌饮酒。

（8）白酒不宜与汽水、咖啡、茶类同饮，对胃肠、肝均有害处。酒后最好吃些梨、西瓜之类的水果。

（9）患有精神病、癫痫、急慢性肝炎和胃溃疡等疾病者均忌饮酒。

（10）不要喝工业用酒，其中含有甲醇、甲醛等剧毒物质，可使人永久失明，甚至导致死亡。

（11）酒后勿看电视，对视力损害极大。

六、花鸟养生

花鸟养生指通过培植花卉、驯养鸟兽鱼虫等，达到愉悦身心目的的养生方法。在有限的空间里，养花种草、养鸟驯宠，既赏心悦目，又可锻炼身体，修身养性。即便在家里的阳台养花、种草，也能给生活带来美的享受、好的心情和体魄，给家庭创造一种恬静和快乐的气氛，使精神愉悦，消除生活中的烦闷。

1. 养生机制

现代人的生活和工作环境中充满压力与竞争，同时有空气、食物、噪声的污染，易使人烦躁，情绪不稳定，影响正常的心理健康。于家中养花种草、养鸟驯宠可使情绪平静，起到调节情绪的养生作用。

中医认为，一种相对固定的姿势会影响气血流通，导致人体功能障碍，如看电视、读书作画、写作及其他工作，都需要保持某一姿势，而观花赏鱼、逗弄笼鸟等，既可活动肢体，也可休养视力，转移脑力，使心神松弛，气血流畅。

2. 养生方法

城市居民生活在林立的高楼中，可利用闲散的空间，在阳台、客厅、露台、屋顶等处，根据兴趣驯宠物、养鸟或种花卉，无形中增添生活情趣，也增加活动身体的机会，从而丰富增进健康的途径。

任何养生方法都要持之以恒，否则起不到养生作用。只有坚持，品个中妙趣，才能深刻体会到其中的养生乐趣并获得良好的养生效果。

3. 注意事项

如驯养宠物，有人对它们的气味、毛羽过敏，此时要顾及家庭成员的感受，这类宠物就不宜在家庭中驯养。如家庭中有小孩则不宜养大型宠物或鸟类，以免危害到幼儿。

驯养宠物要有良好的卫生习惯，注意预防宠物病症，及时清理打扫粪便、羽毛，经常消毒，以预防豢养宠物可能带来的疾病。

七、垂钓养生

垂钓养生是指通过钓鱼为主的野外活动，以达到恬淡凝注、悠闲清爽心境的养生方法。钓鱼是我国一项古老的文化传统，自古以来就是人们所喜爱的活动。尤其对久病康复、年老体弱者，是一种积极的修身养性、益智养神方法。

1. 养生机制

（1）强身健体：江河湖畔，空气清新，阳光充足，避开污染，没有噪声，是养生保健的良好场所。空气中氧气充足，在垂钓中经常呼吸新鲜空气，可引起人体各种良好的生理反应；经阳光中紫外线照射后，可增强皮肤和内脏器官的血液循环，促进体内的新陈代谢，使人获得健美的皮肤、红润健康的面容，有助于保持良好的身体功能。另外，城市噪声已构成环境的严重污染，经常到空旷恬静的水域垂钓，幽静的环境能消除两耳的疲劳，有助于保持良好的听觉功能。

（2）宁神静心：心神的静谧对人体阴阳气血的运行非常重要。垂钓时需要全神贯注盯着浮漂的动静，排除杂念，可收到静心怡神的功效。因此，垂钓有助于提高生活情趣，是保持心理健康，防止抑郁症、精神沮丧及焦急、暴躁等不良情绪的好方法。

（3）移情易性：人的心境情绪常受外界环境的影响，或浮躁，或激愤，或牢骚满腹，久而久之，还会引起性格的变化，而垂钓环境的幽静，垂钓时的专注，钓来鱼儿的愉悦，都可变浮躁为平静，转愤激于悠闲，收到移情易性的效果。

2. 养生方法

（1）气候适宜：最好在天气暖和，气候宜人的时间从事垂钓，太热的天气容易中暑，出汗太多对心脑血管患者亦不适宜。

（2）钓友合宜：选择性情脾气相投的钓友，既可相互照应，又可闲谈交流，在悠闲中获得一份感情的深化。

3. 注意事项

（1）得失心不要太重：垂钓以悠闲娱乐、愉悦身心为主，收获大固然可喜，空手而归也无须失落，把垂钓的良好心境作为最大的成果，才是养生的要领。

（2）把握自身的健康状态：垂钓活动常常需较长时间，需要正确估计自身健康水平，考虑身体承受能力，以防发生意外。

（3）尽可能避免独处：孤身独处并不利于垂钓养生，特别是中老年人，无论身体的意外，还是气候环境的突变，都需要相互关照。

八、旅游养生

旅游养生是通过长距离旅游、远足郊游，以观赏风景、游乐嬉戏的方式，来舒缓心情、缓解压力、恢复精力、愉悦心境的养生方法。

旅游是一种调剂精神，有益于身心健康的综合运动。历代养生家多提倡远足郊游，人们在节假日结伴旅行，陶醉于大自然的美景中，不仅可以欣赏自然美景、呼吸新鲜空气，还可消除疲劳、促进代谢、锻炼身体、开阔眼界、陶冶性情。

青少年旅游能增长知识，促进成长；中年人旅游可暂离生活苦累，调畅身心，促进健康；

对于各种慢性病、虚弱性疾病患者及老年人来说，旅游是一种极好的颐养天年、疗养康复的方法。

1. 养生机制

当人们投身于大自然，如深山密林、江河湖海、溪泉瀑布、田园花草等环境中，通过呼吸新鲜空气，使精神振奋，有助于预防疾病，保持身体健康，亦能对某些疾病起到良好的康复治疗作用。

登高望远，临水听涛，花丛漫步，林中暇游，广阔无垠的原野，均可使人神清意爽，消除不良情绪。所以旅游不但可陶冶性情，还能增长知识，开阔眼界，既有修身养性的作用，又能提高文化和鉴赏水平。在远足跋山涉水中，可活动身体筋骨关节，锻炼体魄，使人体气血流通，关节灵活，筋骨强健。对体胖者，旅行也是减轻体重的好方法。

2. 养生方法

旅游地以自然风光为主，人文景观为辅，可根据个人爱好选取名胜古迹、田园山川、江河湖海等，或全家游乐，或呼朋聚会，以欢愉畅快情绪，呼吸新鲜空气，缓解疲劳，消除压力为主。群体活动既能沟通情感，相互交流，又可制造出更多的欢乐气氛。适宜的游伴有利于产生身心愉快感，独自一人的旅游容易产生孤独感，不利于身心健康。

3. 注意事项

旅游时应注意防范野外环境的不安全因素，还要考虑自身的健康因素，如某些患有心脏病、高血压、神经精神类疾病者，必须注意活动的种类和强度，避免发生意外。攀爬游泳，登高涉险，必须量力而为，不可争强好胜，特别是年老体弱，或身体状态不好时，易导致意外发生。

一般而言，春季应顺应自然生机，踏青可作为春季的有益活动；夏季天气炎热，若去海滨或森林，则可避暑养气。若旅游外出，也应择时而往，避免太阳直射，尤当避免在阳光下长时间暴露。秋高气爽的季节，是旅游的最佳时候，无论登山临水，还是游览古迹，均不失为使人惬意的黄金季节。

近年来，冬季采取候鸟式——去三亚等南方城市旅居的老年人渐多，有些老年体弱者于春季返北方时，身体出现不适，甚至病情加重，建议年高或体弱者应在五月气候温暖时返北适宜。

九、读书养生

肯·威尔伯认为，人之疾病需从不同层面治疗。他将疾病归纳为四个层面——肉体的、情绪的、心智的、灵性的。治疗则应从相同的层面进行，如果疾病的原因有很多种，则要使用各个层面的治疗方法。他在《超越死亡——恩宠与勇气》中提到：“如果你误认为疾病源于较高的层面，你可能会助长罪恶感；如果你误认为疾病源于较低的层面，你可能会助长绝望感，任何一种情况都不会有效，甚至会加重病人的罪恶感或绝望感。”其中，情绪、心智、灵性三个层面的治疗，可看作精神层面的治疗。

1. 养生机制

如今的疗法，大多适于肉体层面的治疗，虽有“疏肝”等方法调畅情志，但对于精神层面的疾病，作用仍十分有限。临床实践中，中医师多予以方药、针灸等方法治疗病患。如方药，内服则通过胃之受纳、脾之运化进入人体，通过其本身之阴阳偏性以助人体恢复阴阳平衡；外用则在局部发挥作用。又如针灸，通过刺法、灸法影响经络之气，从而使整个机体保持协调和相对平衡。另有音乐疗法，其理论基础为五音配五脏——角、徵、宫、商、羽分别对应肝、心、脾、肺、肾。人是一个有机的整体，之前的种种疗法可以归结为通过人体与外界相通的局部（方药——口至脾胃；针灸——经络；音乐——耳），对人体进行干预而协调阴阳。是否还有其他途径呢？五官尚有鼻、眼（目）。现重点讨论“心灵的窗户”——眼睛。《素问·阴阳应象大论》曰：“肝主目……在窍为目。”《灵枢·经脉》云：“肝足厥阴之脉……连目系。”肝开窍于目，与目有经络上的联系。通过眼睛能够影响到肝，发挥肝的疏泄作用，调畅人体情志。《灵枢·大惑论》言：“五脏六腑之精气，皆上注于目而为之精……目者，心使也，心者，神之舍也。”通过眼睛还能影响到五脏六腑的精气（精气能化神），影响到主持神明的心。怎么通过眼睛干预人体？目能所见十分繁杂——数字、符号、文字、图形等，组合在一起成为书籍、艺术品、影视作品等。故通过读书内化于心，可潜移默化影响身心，对身体状态产生影响，称为“书疗”或“书养”。

2. 养生方法

对于一些无法忍受病痛、意志力不坚定的患者，可推荐《钢铁是怎样炼成的》；对于一些性格焦躁、易着急上火的患者，可推荐《道德经》等哲学类书籍。在方药之余，先配合“话疗”，使患者对于疾病有足够的信心，再配合以“书疗”，进一步从精神层面治疗疾病。通过取类比象的方法，“具有治疗作用的书籍”好似“具有治疗作用的植物、动物、矿物”，相比前者拥有更为强大的精神治疗作用。“具有治疗作用的书籍”，可根据治疗作用进行分类，投入到临床实践中。

在临床诊病开方时，对于有情志失调的患者，“话疗”之余，可开一张因人而异充满正能量的“书方”。

3. 注意事项

首先，古往今来各类典籍卷帙浩繁，某类目书籍是否“具有治疗作用”，尚且不十分明确，因此要针对性地尝试，逐渐缩小范围，可先从国学类书籍开始研读，如《道德经》等。

其次，“书疗”作为一种精神疗法，有一定的适用范围。它适用于有知识文化的人群，在九年制义务教育普及、大学生越来越多的今天，在工作压力繁重、精神高度紧张的时代，“书疗”有广阔的前景。对于一些思想简单、知识水平不高的患者，则宜以“话疗”为主，或者给患者开立浅显易懂的“书方”。

再者，肯·威尔伯也提到：“我认为任何一种疾病都应该从底层往上探索。先要研究生理方面的病因，尽你所能地彻底研究，再提升到情绪的因素，接着再往心智与灵性的层面进行研究。这是非常重要的，因为有许多疾病过去都被认为源自灵性或心理的因素，现在我们才知道主要是肉体或遗传基因的问题……肺结核的致病因素曾被认为是‘纵欲性人格’造成的，痛风则是因为道德上的弱点所引起的。”在临床实践中，我们应该秉持“从下往上”的诊断思维，不要轻易给患者扣上“情志失调”的帽子；诊病时注意言辞与隐私保护，勿让患者认为自身有“精神病”，需要时可直接给患者开立“书方”。

“书疗”是论述精神层面的治疗方式，主要提醒读者精神层面的治疗与肉体层面的治疗是同样重要的，并非“重精神轻肉体”。形与神俱，方而为人。

第二节　交际养生

交际是指通过人与人之间的接触，以沟通信息、传达思想、表达感情，满足需要的交流过程，是人与人之间的一种社会活动。人际交往作为人生的重要内容，与人们的身心健康密切相关，是人们养生延年不可缺少的行为活动。

一、养生机制

孤独是一种不良的情感体验，表现为自我感觉无依无靠和凄凉消极的心理状态。现代社会中，生存与安全的需要虽然在一定程度上得到了满足，但个体仍不能离群独居，人们总是希望自己生活在一个群体之中，使自己获得心理上的安全感和舒适感。

人类有爱和归宿的心理需求。在漫长的人生旅途中，每个人都有喜怒哀乐。当人们遇到高兴的事时，往往会抑制不住心中的喜悦和激动，想尽快告诉朋友，分享快乐；当人们遇到困难和挫折时，也希望向亲朋好友倾诉，以宣泄心中的郁闷，并得到他们的支持、理解、同情和帮助，从而使内心获得宽慰和力量。

交际有利于培养健全的人格，预防精神心理障碍。精神心理障碍是危害人类身心健康的常见病症，表现为各种情绪、情感的偏激，如抑郁、焦虑、恐惧等，还包括神经衰弱、癔症、强迫症、疑病症等，主要由不健全的个性和心理社会因素共同作用而产生。人们在与具有优良性格的人交往中，能够不断调整自我，完善自我，使自己能够获得豁达开朗健全的人格取向，从而减轻精神心理障碍的发生。因此广交知心朋友，加强人际沟通，积极融入社会之中，养成健全的个性，使自己成为社会适应良好的人，是预防各种精神心理障碍的重要措施。

二、养生要领

交际养生的要领：①诚实守信；②尊重平等；③宽容大度；④相互理解；⑤互利互惠；⑥掌握适度；⑦以和为贵。

三、注意事项

仪表形象是人际交往中的第一印象。修饰得体的仪表既体现了一个人的精神风貌，也体现了对自己、对他人、对社会的尊重。因此，注重自身仪表的优化，塑造良好的交际形象，有益于顺利进行人际交往。

在日常交往中，具有豁达开朗、宽宏大度、谦和热情、正直诚恳等优良品质的人，人际关系较为融洽，而那些有着人格缺陷的人多有交际障碍，不易与人沟通。因此，有意识地加强个性修养，优化自己的内在形象，是建立和促进良好人际关系的重要方面。

每个人都希望得到他人的关心和爱戴，这是正常的心理需求。当一个人感到周围的人对自己十分关心时，心中便会有温暖安全的感觉，从而充满自信和欢乐。当他接受别人的关爱，同样也会去关爱别人，这样相互之间就容易产生亲密友好的关系。

在人际交往中，微笑作为一种表情语言，不仅能美化自我形象，而且能缩短双方的心理距离，营造融洽的社交氛围。所以有人称微笑是社交的通行证。微笑能反映一个人的精神状态，只有心情愉快，乐观向上的人，才会笑口常开。人际交往中，真诚的微笑是友好的使者，是送给对方最好的礼物。

人际交往使用礼貌语言非常重要，做到言之有“礼”，不仅使对方得到尊重，也反映个人的修养。在日常交际应酬中，要多多地使用“您好”“请”“谢谢”“对不起”“再见”等礼貌用语。在不同的交际场合还应善于使用问候语、致谢语、征询语、应答语、赞赏语、祝贺语、道歉语等多种礼貌用语。

人际交往中，幽默风趣是不可缺少的优良品质。幽默是人的一种健康智慧，是社会交往的“润滑剂”。幽默能提高人的交际魅力，增加吸引力，拓宽人际关系，给人带来轻松愉快的感觉。

第三节　色彩养生

色彩养生是指通过色彩来影响人体的生理和心理，从而达到养生保健的作用，属于自然疗法的一种。色彩在人们的生活中无所不在，主要表现在环境、食物、衣着、居室等方面。不同的颜色使人产生不同的情绪，从而引起人的心境发生变化，达到养生的目的。

一、养生机制

在心理学研究领域，色彩分冷暖系列。冷色如蓝色给人感觉清静、清爽，有镇静的功用。暖色如红色则易使人心跳加快，血压升高，产生激动情绪等。

自古中医就有五脏配五色的说法，即“白色入肺、赤色入心、青色入肝、黄色入脾、黑色入肾”。不同的颜色具有不同的能量，能对人体相应组织器官及心理状态产生独特的影响。有益的颜色可达到减缓焦虑，平衡心身，调益脏腑的养生作用。

二、养生方法

《黄帝内经》提出人要健康，就要吃五色、五味食物。五色是指青赤黄白黑，可配肝心脾肺肾。五味即酸苦甘辛咸，可滋补肝心脾肺肾。

1. 冷静安全的颜色——青色

特点：青色可调节体内平衡，消除紧张情绪，起镇静作用，有助于减轻头痛、发热、晕厥失眠等症状。

青色食物守护肝。中医把肝比作木，象征着旺盛条达，也象征着刚毅果断，所以用冷峻，刚硬的“青色”象征肝的特点。肝喜条达舒畅，恶情绪的激烈变化，而青属于冷色调，沉稳内敛，刚好符合肝的特征。从另一个角度看，肝病患者多面色苍垢，脸色发青，这也是肝病的一个特点。

代表食物：黄瓜、芹菜、韭菜、菠菜等大部分绿色蔬菜。喝酒时，如果配一点青梅子，那么青色和酸味就会对喝酒者的肝起到双重保护作用，从而减少乙醇对肝脏的损害。

2. 使人振奋的颜色——赤色（红色）

特点：红色是热情、活力的象征，如果一个人缺乏活力，可多使用红色提神，但是如果一个人经常情绪不稳，容易激动，那么就应该避免使用红色，尤其是高血压、心脏病患者，更应该慎用。

红色食物守护心。中医把心比作火，象征着温暖、温煦，是因为心主一身的血脉，生生不息，是生命的基础，所以用热情的火来代表心非常恰当，很形象地表达出心的主要功能和特点。研究表明，红色食物一般具有极强的抗氧化性，富含番茄红素、丹宁酸等，可以保护细胞，具有抗炎作用。此外，红色食物还能为人体提供丰富的优质蛋白质和许多无机盐、维生素及微量元素，能大大增强人的心脏和气血功能。因此，经常食用一些红色果蔬，对增强心脑血管活力、提高淋巴免疫功能颇有益处。

代表食物：山里红、桃子、红心萝卜、西瓜等。

3. 温和中性的颜色——黄色

特点：黄色比较柔和，属于中性色，适合的人比较多，适用的年龄范围比较广，一般很少引起人的焦躁情绪。此外，黄色具有刺激神经和消化系统、加强逻辑思维的作用。

黄色食物守护脾。中医把脾比作土，因为脾居中央，是后天的根本，是人赖以生存的基础，是气血营养运化的基地，所以能够代表脾的只有生长万物的土地，那么土地的黄色自然就是脾的代言了。黄色食物摄入后，其营养物质主要集中在中医所说的中土（脾胃）区域。以黄色为基础的食物可提供优质蛋白、脂肪、维生素和微量元素等，常食对脾胃大有裨益。此外，在黄色食物中，维生素 A、维生素 D 的含量均比较丰富。

代表食物：如南瓜、黄豆、玉米等。

4. 镇定安静的颜色——白色

特点：白色属于偏冷的颜色，适合身体壮实，平时情绪饱满的人，如果身体偏虚弱，弱不禁风，或者性格偏于孤僻则不太适合，因为白色会让人更冷静、更寂寞、更悲凉。

白色食物守护肺。中医把肺比作金，因为肺最喜欢干净，对脏东西最敏感，稍有脏东西入侵就会给身体发出不适的信号，而且肺很脆弱，易受伤害，所以用纯净金贵并且易折的“金”来代表，颜色上则用纯洁干净的“白”最合适不过。以白色为主的蔬菜给人以质洁、清凉、鲜嫩的感觉，对调节视觉平衡和安定情绪有一定作用，同时有助于安神和防治高血压。白色的麦冬、银耳、杏仁等都入肺经，有润肺止咳化痰的作用。白色食物不仅对肺有好处，对脾胃也颇有益处。白色食物中含有多种微量元素和消化酶，具有健脾、养胃和助消化的作用，并能保护胃壁，预防胃溃疡、胃炎的发生。

代表食物：白萝卜可化痰；藕、梨、白肉可润肺养肺；白山药能健脾养胃。

5. 果敢沉稳的颜色——黑色

特点：黑色属于永远的流行色，男女都适合，尤其是职场人，最适合用黑色体现自己果敢、沉稳，经验丰富的一面。但是它也属于冷色，较易压抑人的性格，不利于体现乐观的情绪。

黑色食物守护肾。中医把肾比作水，因为肾主一身水液代谢，它的特点就是寒凉，所以用如潭底清泉，色黑如墨的黑色来表达肾需要清洁流动，静水流深的特点。黑色食物的营养保健和药用价值都很高，它们可明显降低动脉硬化、冠心病、脑中风等疾病的发生率，对流感、气管炎、咳嗽、慢性肝炎、肾病、贫血、脱发、早白头等均有很好的疗效。

代表食物：黑色食物最具补肾抗衰之效，如黑豆、黑芝麻、桑椹、木耳、香菇、黑米、黑鱼等，尤对女性而言，黑色食物抗衰老效果最好。

三、注意事项

在运用颜色养生时还应该注意运用五行相生相克关系，巧妙运用五行生克制化关系可以灵活指导色彩搭配。例如，久病重病的患者，家里可以用偏暖色或绿色，给患者以生的希望，使他情绪放松，而不宜用黑色、白色等偏冷且表达压抑的颜色，以防加重悲凉的情绪。也不适合用红色等激动的颜色，否则会引起患者情绪激动、焦躁不安。老年人可用多种颜色搭配，以暖色为主，可以适当加用红色，以改善心情，增加活力。高血压患者、心脏病患者应尽量选择深色、冷色，避免情绪过分激动。专职司机或从事危险作业的人，应该选用冷静的青色或黑色、白色，保持平稳的情绪，避免不安全操作。

第十一章 沐浴养生法

沐浴在我国有着悠久的历史，早在殷商时期的甲骨文里，就有了“浴”“沐”“洗”的文字记载。古时，“沐”指洗头；“浴”指洗身体，合称沐浴，现指洗澡。

沐浴养生，是利用水、泥沙、日光、空气等有形或无形的天然物理因素作用于体表的养生方法，达到强身健体、延年益寿的目的。中医养生学认为通过沐浴，可起到发汗解表、行气活血、祛风除湿、舒筋活络、调和阴阳、振奋精神等作用。沐浴养生由于方法简便易行、适用范围广，深受人们的欢迎。

沐浴养生的分类方法多种多样，根据沐浴时使用的介质不同，可分为水浴、药浴、泥沙浴、日光浴、空气浴、森林浴等；根据沐浴作用于身体部位的不同，可分为全身浴、半身浴和局部浴等。

第一节 冷 水 浴

冷水浴是指让健康者和患某些疾病者浸入水温低于25℃的水中或施行擦浴、淋浴，使身体接受寒冷水温作用的方法。

一、作用机制

由于水的导热性比空气大28倍，所以冷水浴对人体的刺激较强。当冷水作用于皮肤之后，引起皮肤血管剧烈收缩，血液流向内脏或深部组织，使内脏新陈代谢增强，产热量增多。冷水浴其一能增强心血管系统的功能，防止动脉硬化，长期坚持冷水浴锻炼，可增强血管弹性和韧性，提高心肌收缩和舒张功能。同时，又能减少胆固醇在血管壁沉积，有助于预防动脉硬化及高血压、冠心病等血管病的发生。其二能增强中枢神经系统功能。机体遇到冷水刺激，大脑立刻兴奋起来，调动全身各器官组织抵御寒冷。因此，长期坚持冷水浴锻炼，通过神经反射和大脑作用，可使中枢神经系统功能增强，减缓脑细胞的衰老和死亡。其三可加强呼吸器官的功能，提高抗寒能力。人受到冷水刺激，会不由自主吸一口气，然后呼吸暂停数秒，再深呼气，随后恢复均匀的深长呼吸，从而加强整个呼吸器官的功能，以及人体对外界气温变化的适应能力，可预防感冒、扁桃体炎、支气管炎等多种疾病。其四可增强消化器官功能。冷水刺激可增强胃肠蠕动，提高消化功能。同时，冷水刺激使人体耗热增加，身体为适应生理需要，则需多吸收营养，促进产热，从而使整个消化系统功能增强，令人食欲旺盛。其五可使皮肤保持健美。冷水浴不仅对皮肤起到清洁作用，在擦洗冲淋时，皮肤肌肉受到机械摩擦，可促进皮脂分泌，使之变得柔润光滑而富弹性，皱纹减少，保持健美，也不易感染皮肤病。

二、冷水浴的方法

冷水浴包括冷水浴面、擦身、冲淋、浴足、浸浴、冬泳等形式。

浴面是将面部浸入冷水中，用鼻呼气，呼毕抬头吸气，如此反复5～10次，用毛巾蘸冷水摩擦脸、耳和颈项部，洗后用干毛巾擦干，再用手掌擦面、颈部，直至发红、发热。

擦身是冷水浴与按摩配合进行的锻炼，擦身的顺序为：脸→颈→上肢→背→胸→腹→下肢。摩擦四肢时，沿向心方向，即从肢端开始，以助静脉反流。手法由轻到重，时间以皮肤发红、温热为度。

冲淋是开始先用冷水淋湿手足，再用湿毛巾摩擦胸背部，然后在喷头下冲淋，同时用毛巾擦洗。时间根据水温、气温及个人身体情况灵活掌握，一般为3～5分钟，在出现寒战前结束。冲淋结束，用干浴巾擦干全身，使身体感到清爽、温暖、舒适。

浴足即两脚浸入冷水中，用手或脚相互摩擦，每次1～2分钟，然后用干毛巾擦干、擦红。还可用手指按摩涌泉穴（在脚心前部）左右各30次。

浸浴即把身体浸入冷水中，水温应严格根据个人的耐受性来调节，开始可略高，逐步降低，直至调到所需温度，水中停留时间一般为0.5～2分钟，出浴后用干浴巾将皮肤擦至微红。锻炼后以感到精神振作、温暖舒适、眠食俱佳为宜。

具有北方特色的冬泳是集冷水浴、空气浴与日光浴于一体的“三浴”，是北方冬泳人的特色健身方式。须体质强壮者经系统的室内冷水浴锻炼后，机体对寒冷有较强适应能力，方可考虑室外冬泳锻炼。冬泳前要做好准备活动，一般时间不宜过长。冬泳后应注意保暖，并立即运动以恢复体温。上岸后，应用干毛巾擦干身体，直到身体发红为止。然后，迅速穿好衣服，慢跑或原地跳动，直到体温基本恢复。冬泳后切忌马上进入高温房间、烤火或者洗热水澡。

三、应用原则和宜忌

冷水浴锻炼老少皆宜，四季皆可，但个人需根据具体情况灵活掌握。

1. 应用原则

从温到凉，从温水34～36℃开始，逐步下降至16～18℃，再至自来水的自然温度，最后降至不低于4℃，这样循序渐进，让身体有个逐渐适应的过程。

从夏到冬，冷水浴应先从夏天开始，中间不要间断，一直坚持到冬天；从局部到全身，可先做面浴、足浴然后再做擦浴，最后到淋浴、浸浴；宜早不宜晚，冷水浴锻炼应在早上进行，冷水浴后会刺激大脑过度兴奋以振奋精神；时间宜短，足浴浸泡不超过2分钟，擦浴也不要过重过猛和时间过长，淋浴最初不超过30秒，逐步延长，暖季不超过5分钟，寒季不超过2分钟。

浴前要做好准备，擦浴、淋浴前，要先活动肢体各关节，用手擦皮肤使身体发暖不觉寒冷，适应后再淋浴。浴后要及时擦干，先用湿毛巾、再用干浴巾迅速把身体擦干，直至皮肤发红、温暖，迅速穿衣以免受凉。

2. 禁忌证

冷水浴对人体刺激较强，必须根据个体的体质和健康状况而定。患有严重心脏病、高血压、癫痫、胃炎等病者；患有开放性肺结核、病毒性肝炎或其他严重肝、肺疾病者；患有急性、亚急性传染病尚未康复者，均禁忌证。此外，月经期和孕产期妇女，酒后、空腹、饱食、强体力劳动或剧烈运动后，都不宜进行冷水浴锻炼。

第二节　热水浴（包括冷热交替浴）

热水浴是温热水浴的统称。根据浴水温度的高低，可分为温水浴和热水浴。水温在36～38℃者称温水浴，38℃以上者称热水浴。热水浴与冷水浴交替施行则称为冷热水交替浴。

一、作用机制

水的热容量大，导热性强，所以在各种热水浴中温度刺激起到了重要作用。首先可以清洁皮肤，温热水浴可消除皮肤上的油垢，保持汗腺、毛孔通畅，提高皮肤的代谢功能和抗病能力。其次可以活血通络，温热的水能促使局部或全身皮肤的毛细血管扩张，加快肌肤组织的血液循环，加强皮肤排泄功能，有利于体内的毒素和代谢产物排出体外；可降低神经系统的兴奋性，产生镇静作用；还可降低肌张力，缓解肌肉的疼痛和痉挛。

水温不同，沐浴的作用也略有差异。热水浴入浴后会出现血压升高，心跳加快，交感神经兴奋，使人产生要活动的欲望。温水对皮肤刺激较小，新陈代谢等生理作用也进行缓慢，心脏负荷较轻，使副交感神经兴奋，起到镇静、催眠的作用。有研究表明，沐浴时水温在34～36℃时有镇静止痒的作用；37～39℃时最能解除疲劳；40～45℃时有发汗镇痛的作用。

二、热水浴的方法

热水浴的方法很多，如在盆中洗、池内浸泡、淋浴等。其中以淋浴的方式比较多见，可施行全身沐浴，也可用局部浴，如面浴、足浴及湿热敷裹等。使用时，可根据需要、习惯、身体状况及现实条件灵活选择。

冷热水交替浴指热水浴与冷水浴的交替合并使用，一般程序为先热后冷。先按上述热水浴方法沐浴，使毛孔扩张，皮脂污垢清除，再以冲淋法施冷水浴。冲淋时，可按以下顺序进行：冲淋上肢→下肢→腰部→胸腹→背部→头顶。同时配合擦浴，转动肢体，以通体清爽、舒适为度。最后，用干浴巾擦干全身，穿好衣服。

三、应用原则和宜忌

1. 应用原则

水温要适宜，沐浴的水温可根据习惯和身体情况而定。水浴温度适体，不可太热，不可洗浴时间过长，如长时间在热水中浸泡，会使全身体表血管扩张，心脑血流量减少，发生缺氧，引起大脑贫血甚至晕厥。

洗浴频率要恰当，浴身的次数无统一标准。一般来说，皮脂腺分泌旺盛者可适当增加次数，瘦人可少一点，夏天每天至少洗一次，春秋季每周一次即可，冬季10天一次，强体力劳动后出汗较多，要随时洗澡。从事某种可能污染皮肤的作业时，下班后均应洗澡。老年人洗澡不要过频。

2. 宜忌

热水浴是一种良好的保健方法，但要科学运用，才能达到保健的目的。浴处宜暖而忌风，浴室温度应保持在20～25℃。注意通风，但须避免直吹冷风。饥、饱不浴，吃饭前后30分钟内不宜沐浴，还应少用肥皂。沐浴时还应谨防“晕澡”。热水浴时，要精神放松，入浴缓慢，不要一下子把身体全部泡入水中，浴时如感头晕不适，应停止洗浴，躺在空气新鲜处，注意保暖。体弱者浴前可喝杯糖盐水，防止出汗过多。年老及有心、肺、脑疾患者不宜单独洗浴，应有人陪同，入浴时间也不宜过久。患传染病、皮肤损伤的人及经期妇女，不宜盆浴，以免感染或交叉传染，以淋浴或擦浴为宜。

第三节　蒸　汽　浴

蒸汽浴是在一间具有特殊结构的房屋里将蒸汽加热，人在弥漫的蒸汽里沐浴，利用热蒸汽熏蒸体表，以达到健身祛病的养生保健法。在我国，蒸汽浴是一种历史悠久的传统保健疗法，它通常采用含有药物的蒸汽来熏蒸体表，国外一般将蒸汽浴称作“桑拿浴”（sauna）。

一、作用机制

中医认为，人处于湿热空气之中，腠理、口鼻同时感受，外至肌肤，内及脏腑，均得濡养，既可升发阳气，振奋气机，又能滋阴润燥，利水消肿。经常蒸汽浴有调和营卫、镇静安神的功效。

现代医学认为，人体处于高温及高湿度的浴室中会出现相对的缺氧，能使体温、脉搏、呼吸、心输出量、肺通气量增加，血流速度加快，皮肤血管扩张，血压短期内升高而后降低，一般在停止治疗30～60分钟后恢复正常，蒸汽浴可加强物质代谢过程，使糖、脂肪、蛋白质代谢加强，使血糖下降。由于大量汗出，其他代谢产物也随之排出体外，有利于组织间液的回流吸收，还可以活跃肾上腺皮质功能，并刺激垂体分泌激素，使性腺活动加强，因而对类风湿关节炎、功能性闭经有治疗作用。

二、蒸汽浴的方法

首先要在入浴前饮用适量糖水或盐水，浴者脱衣后进入淋浴室，用温水、洗浴用品洗净全身并擦干或用热风吹干后准备入浴。进入蒸汽浴室后，根据个人体质及耐受程度，在浴室四壁不同高度的木栅板上平卧或就坐，可不断变换体位以均匀受热，还可用树枝烫软后拍打身体，以产生机械刺激，并使周围空气流通。

蒸汽浴的时间一般在7～15分钟，最多不超过19分钟。待全身发热后，走出蒸汽浴室，进入降温室，出浴后经过一定时间的降温，在还未出现寒冷感觉时立即擦干身体，休息10分钟后，再进入蒸汽浴室，停留一段时间后，再次离开蒸汽浴室降温。如此反复升温、降温2～

5次。亦可据身体情况，不进行反复。

三、应用原则和宜忌

（一）应用原则

蒸汽浴时，应根据个人具体情况选定适当温度、湿度和停留时间。初次入浴应逐渐适应，时间不宜过长。降温时所用冷水温度及持续时间要因人而异，原则上不应出现寒战或不适感，最好以温热水浴结束沐浴。浴后需休息半小时以上，同时喝些淡盐水或果汁补充体内水分和电解质。一般每周1～2次为宜。少年儿童入浴时间不宜过长，以10分钟为度，运动员训练及赛前1～2天不应做蒸汽浴，而应在运动后进行。

（二）禁忌证

患有急性炎症、传染病、高血压、重症动脉硬化、糖尿病并发酮症酸中毒、甲亢、慢性酒精中毒、癫痫、肾衰竭、恶性肿瘤、有出血倾向者均为蒸汽浴的禁忌证。

第四节 温 泉 浴

温泉是一种由地下深处自然或人工钻孔的方法而取得的含有一定量矿物质的地下水，由于具有一定的温度，故称之为温泉。古时称温泉为汤泉、沸泉。温泉是大自然赋予人类健身祛病的宝贵资源，人们运用温泉养生保健的历史悠久。我国温泉资源十分丰富，现已发现的就有3000多处，分布在全国各个省份，现已建成500多所温泉疗养院，发挥了很好的保健作用。北方地区较出名的温泉有五大连池温泉、长白山温泉、虹溪谷温泉等。以位于辽宁营口的虹溪谷温泉为例，因其位属温带海洋性气候，夏无酷暑、冬无严寒，依托我国著名的地热带，出水温度高达99.5℃，日涌水量高达5000吨，泉水无色透明、无杂无臭味微咸，富含钾、钙、镁、铁等阳离子和丰富的化合物，长期沐浴可达强身健体的功效，是北方沐浴养生的好去处。

冬天是最适宜温泉浴的季节，不但可借温热的泉水驱走体内郁结的寒气，还可消除疲劳、舒缓筋骨、美容健身，一举数得。

一、作用机制

温泉浴是利用泉水的温度，对人体具有一定的热疗效应，如热水起初使血压上升，随之使血管扩张而使血压下降、交感神经兴奋、心搏加速、心输出量增加、心肌耗氧增加，进而使呼吸速率加快、排汗增加，最后使机体组织温度及血流速度提高。再加上泉水本身的浮力，可帮助四肢在水中运动，减少关节及肌肉的压力。

温泉中富含的矿物质成分不同，对人体的作用也各异。如硫化氢矿泉有兴奋作用；碳酸氢钠泉和硫酸钠泉主要适用于消化系统疾病。矿泉中的氧能刺激造血系统和卵细胞的发育成熟，还可降低血脂；矿泉中的钾、钙能增强心血管功能，调节神经细胞和内分泌腺的活动；矿泉中的镁对神经系统有镇静作用；矿泉中的钠对肌肉收缩有重要功效。近年研究证实，温泉浴还可提高机体的免疫能力，有一定的延年益寿作用。

位于黑龙江省西北部的五大连池矿泉是火山矿泉。该地火山喷发形成的纯天然矿泉水品质优良，与法国维希、俄罗斯纳尔赞矿泉并称为世界三大冷矿泉。重碳酸矿泉水仅南北泉年自涌量就达 4 万吨；天然露头的偏硅酸矿泉水年自涌量在 2000 万吨以上。矿泉水中天然含有人体所需的 30 多种微量元素，可饮可浴，健身治病，享有“神泉”“圣水”之美誉，具有极高的医疗、保健价值。同时该地火山喷发形成的特殊地磁环境、药性洗泉、火山熔岩理疗场等也具有特殊的保健价值，对消化、神经系统等多种疾病有一定疗效。

二、温泉浴的方法

温泉浴的方法很多，应用最为广泛的一种方法是浸浴。浸浴是指用盆浴或池浴进行浸泡洗浴的方法。根据浸浴的部位，又分为半身浸浴和全身浸浴。

1. 半身浸浴

半身浸浴是指浴者坐在浴池或浴盆里，上身背部用浴巾覆盖以免受凉，具有兴奋、强壮和镇静的作用。半身浸浴又可分为三类：兴奋性半身浴、强壮性半身浴及镇静性半身浴。兴奋性半身浴的开始温度为 38～39℃，随着机体的适应程度，每浴 1～2 次把水温度降低 0.5～1℃。在沐浴中用力摩擦皮肤的同时向背部浇水，整个过程可持续 3～5 分钟，浴后擦干皮肤防止受凉。本法可用于健康者和健康状况较好的神经衰弱及抑郁症患者。强壮性半身浴与兴奋性半身浴相似，皮肤摩擦可不必强烈用力，水温可从 38～39℃开始，逐渐降低到 35～36℃，适用于体质较弱或久病初愈恢复期的人。镇静性半身浴的水温可从 38～39℃开始，随着治疗次数及个体耐受性的增加，把水温略降 2～3℃。沐浴时，安静地浸泡在温泉水中 10～15 分钟，这种方法具有镇静的作用，适用于神经兴奋性增高的人。

2. 全身浸浴

全身浸浴是沐浴者安静地仰卧浸泡在浴盆或浴池里，水面不超过乳头水平，以免影响呼吸和心脏功能。全身浸浴根据水温不同又可分为下列几种。凉水浸浴：水温在 33～36℃，8～10 分钟，这种浸浴有解热、强壮作用，常用于健康疗养锻炼。温水浸浴：水温在 37～38℃，15～20 分钟，或 30 分钟，这种浸浴具有镇静、催眠、缓解血管痉挛作用，对冠心病、高血压、关节炎等疾病有良好的保健作用。热水浸浴：水温在 39～42℃，5～30 分钟，这种浴法对神经有兴奋作用，能够促进全身新陈代谢，但对心脏血管负担较大，对皮肤病和关节炎等有较好的效果，老年人和心血管功能不全者应慎重，浴后需适当休息补充水分。

三、应用原则和宜忌

（一）应用原则

温泉浴最初的浸泡时间最好在 3～10 分钟。适应水温后，再慢慢延长浸泡时间。每次下水最好不超过 30 分钟。浸泡次数以一日 1～3 次为最佳。其次，泡温泉时要多补充水分或是含有电解质的饮料，以免因电解质不平衡而发生热衰竭或热痉挛等现象。浸泡高度应循序渐进地增加，冲澡结束后，慢慢进入浴槽，如突然全身浸入水中，强大的水压会增加心脏负担。

要注重矿泉的选择，因为不同的矿泉所含化学成分差异颇大，沐浴时，应在医生指导下有所选择，不能盲目使用，否则往往适得其反。如硫磺泉对治疗皮肤病有效，但神经衰弱者浴后会加重失眠。其次要注意矿泉浴的温度，适宜温度为38～40℃，但因泉质和使用目的不同，亦有所区别，如碳酸泉、碱泉、硫化泉温度一般在37～38℃，或更低一点，否则会因有效气体挥发而失效。最后还要注意矿泉浴的时间与疗程。一般矿泉浴每次15～20分钟，以浴后感觉舒适为度。如浴中脉搏超过120次/分，或浴后很疲倦，则应停浴。每个疗程为20～30次，可每日1次，亦可连续沐浴2～3次休息一日。两个疗程间应休息7～10日，不得连续沐浴，以免产生耐受性，影响效果。总之，矿泉浴不同于一般沐浴，要有一定的时间、一定的水温、一定的疗程和浴次，通常需在医生指导下进行。

矿泉浴的一般注意事项同冷、热水浴，但需注意可能出现的矿泉浴反应。矿泉浴初始数日，往往出现全身不适或病情加重现象，称为矿泉浴反应。可表现为失眠、心慌、眩晕、吐泻、全身皮疹、呼吸道感染等。为减少矿泉反应发生，在治疗过程中应循序渐进，逐渐适应。一般不良反应是暂时性不需特殊处理，经数日或停浴2～3日可自行消失，如若不良反应发生在浴疗第1周后，且过于严重，则应停浴，必要时进行治疗，观察一段时间后，再考虑能否继续浴疗。

（二）禁忌证

凡属一切急性发热性疾病、急性传染病、活动性结核病、恶性肿瘤、出血性疾病、严重心肾疾患、高血压、动脉硬化者，以及妇女在经期、孕产期，均不宜施行温泉浴。另外，在一日内入浴次数过多、入浴时间过长，浴温过高或疗程过长，都是不适宜的，可能有碍健康，或降低矿泉浴的效果，均为禁忌之列。

第五节 药　　浴

药浴是指在中医理论指导下，将药物的煎剂、浸剂或制成剂（浴粉、粉剂）按照一定的浓度或比例加入到浴水中或直接用中药煎剂，浸浴全身或熏洗患病部位以达到防治疾病、养生延年目的的沐浴方法。药浴在我国已有几千年的历史，属于中医外治法的范畴。目前，随着人类文明的进步与社会的发展，回归自然，运用天然中药药浴强身健体已越来越受到人们的关注。

一、作用机制和适用范围

简单地说，药浴的作用就是水浴作用与中药作用的综合。中药的用法有内服、外用之别，但其作用机制都是依据药物的性味、归经、功效及药物之间的相互配合而起效的，所不同的只是给药途径。药浴是以中医理论为指导，整体观念为依据，按照辨证论治的原则，进行保健和治疗的养生方法。利用药浴的形式，药物通过皮肤、黏膜、腧穴等部位进入人体产生作用，所产生的药理作用是其他沐浴方法不具备的。同时，药浴避免了中药内服时的口感不适及对胃肠的刺激，更易于被人们接受。药浴除了能够发挥药物的防治作用外，还结合了水浴的温热作用和压力作用使药物成分能够更多地被吸收。根据不同的药物配伍，中药药浴可以产生不同的功效，如开宣腠理、祛风散寒、温经通络、化瘀止痛、调和气血、放松精神等。它既可广泛应用于治疗内、外、妇、儿、五官、皮肤等各科疾病，也可用于人们的养生保健。

二、药浴的方法

药浴的形式多种多样，常用的有全身浸浴、局部浸浴、熏浴、烫敷四种。

1. 全身浸浴

全身浸浴是将药剂加入浴水中或用药液直接浸泡全身的沐浴方法。先将药物浸泡 30 分钟左右，然后煎煮成药液倒入浴水内，调到适当温度，进行全身浸浴。全身浸浴作用范围广泛，能促进血液循环、调和全身气血阴阳、调节脏腑功能。

2. 局部浸浴

局部浸浴是将药剂加入浴水中或用药液直接浸泡局部的沐浴方法，可使药物直接作用于病变组织，吸收迅速并且能够增加局部药物浓度，提高疗效。局部浸浴主要有头面浴、目浴、四肢浴、坐浴等。

头面浴是将药液倒入消毒盆中，待浴液温度适宜，进行洗头、洗面。头面浴在面部皮肤的美容及护发、美发等方面具有显著的效果。

目浴是将药液滤清后，倒入消毒的容器内淋洗眼部。目浴时，用消毒纱布或棉球蘸药液不断淋洗眼部，亦可用消毒眼杯盛药液半杯，先俯首，使眼杯与眼窝缘紧紧靠贴，然后仰首，并频频瞬目，进行目浴，每日 2～3 次，每次 15～20 分钟。一般将眼部熏蒸与目浴相结合，先熏后洗。这种方法除可使药物直接作用于眼部，达到疏通经络、畅通气血等功效外，还具有祛除眼袋、增强视力的养生保健作用，也可用于治疗风热上扰或肝火上炎所致的目赤肿痛、目睛干涩、目翳等病症。目浴时要注意药液温度不宜过高，以免烫伤，药液必须过滤，以免药渣进入眼内，器皿、纱布、棉球及手指必须进行彻底消毒。

四肢浴是临床上经常使用的局部药浴法。四肢浴具有舒筋活络、滋润洁肤、防止皮肤老化等作用。四肢浴一般要用温水，在洗浴过程中可不断加入热水，保持水温。四肢浴要根据患病部位的不同，决定浴具和药液量。洗浴的方法有浸泡、淋洗和半身沐浴等。洗完或泡好后要及时擦干，不要受凉。足浴是一种被历代养生家所推崇的局部浸浴方法。足浴时水温不要太低，浴液量以没过脚踝为宜，每次足浴的时间在 30 分钟左右。足浴可增加血液循环，提高机体新陈代谢能力，起到防病、防衰的作用。睡前足浴还可提高睡眠质量。使用四肢浴防治传染性疾病时，如手足癣等，需注意浴具的消毒隔离。

坐浴是将药物煮汤置于容器中，当温度适宜时让患者将臀部坐于容器中进行浸浴的方法。坐浴一般用于治疗肛门或会阴部位的疾病。坐浴时要注意温度适宜，以避免温度过高导致烫伤，老年人可将药液容器放在便椅下进行熏洗。

3. 熏蒸

中药熏蒸是利用药物煮沸后产生的蒸汽来熏蒸全身或局部，以达到养生保健目的的方法。熏蒸综合了水浴、药浴、熏浴、蒸汽浴的特点。通过熏蒸的蒸腾作用，药物经皮肤直达身体各部，可起到祛风除湿、散寒止痛、活血化瘀、滋润肌肤、健脾和胃等作用。熏蒸法除用于养生保健外，临床上也多用于治疗部分内科疾病、风湿骨伤类疾病及纠正亚健康状态等，尤其适用于北方居民。通常趁药液温度高、蒸汽多时，先熏蒸再淋洗，当温度降至能浸浴时（一般为 37～42℃），再行浸浴。在使用时需注意防止烫伤。

4. 烫敷

中药烫敷是指将药物分别放入两个纱布袋中，上笼屉或蒸锅内蒸透，趁热交替放在局部烫贴，若施加按摩，效果更好。每次20～30分钟，每日1～2次，2～3周为1个疗程。此法多用于治疗与康复。

三、注意事项

药浴要发挥其良好的养生作用，必须遵循辨证施治原则，合理用药。药浴除了包含水浴的注意事项外，还应注意以下几点：过敏体质的人要询问过敏史，以避免药物过敏；遇有过敏情况，须立即停用；注意温度调节，防止烫伤；浴时要及时补充水分，防止汗出过多及体能消耗过大；注意药浴器具的消毒，防止交叉感染。

四、常用药浴方举例

（1）健肤美容方：绿豆、百合、冰片各10克，滑石、白附子、白芷、白檀香、松香各30克，研末入汤温浴，可使容颜和体肤白润细腻。

（2）食醋熏蒸方：按3～5毫升/平方米计算，取食醋置锅内，加入2～3倍的水，加热蒸发，使食醋的蒸汽弥漫空间，人在室内，每日一次，连续3～5天，对于防治流感有效。亦可将食醋兑水置搪瓷杯内加热，用鼻呼吸其热气，每次15分钟，连续2～3次，防治感冒效果亦佳。

（3）透骨草洗方（《赵炳南临床经验集》）：透骨草120克，侧柏叶120克，皂角60克，白矾9克，上药加水2000毫升，煮沸10分钟，保温后洗头，每次15分钟，每周洗2次，有燥湿、除脂、止痒功效，用治脂溢性脱发及脂溢性皮炎。

（4）减肥轻身方（《中国民间疗法》）：冬瓜皮500克，茯苓300克，木瓜100克，将上药水煮，热水沐浴每日1次，20天为1个疗程，用于单纯性肥胖症。

（5）抗风湿方：千年健50克，青风藤50克，海风藤50克，桂枝50克，巴戟天50克，将上药水煮，热水沐浴每周2次，有抗风湿的作用。

（6）暖足方：艾叶50克，巴戟天50克，杜仲50克，肉桂50克，将上药水煮，隔日泡脚一次，有温补肾阳的作用。

第六节 其他沐浴养生法

一、泥浴

泥浴又称泥浆浴，是指用海泥、矿泥、井底泥、湖泥、沼泽地里的腐泥或特制的泥浆等泥类物质浸埋、擦浴全身或局部的方法。

泥浴时，泥浆与皮肤摩擦，再结合日光照射，会产生明显的温热作用和功效，能够加速血液循环、改善组织细胞的营养、促进机体新陈代谢。淤泥内含有丰富的矿物质和微量的放射性元素，特别是淤泥中含有的各种盐类，对皮肤能够起到杀菌、消毒的作用。井底泥和沼泽泥等含有的腐殖酸，具有调节内分泌、抑制有害酶的产生、改善血液循环、促进代谢、提高免疫力等作用。

泥浴一般多选择在夏季，脱衣后将泥浆涂于体表，躺在沙滩上，阳光照射下进行，亦可以在泥浆中浸泡 20～30 分钟。

五大连池火山矿泥由30万年以来新老期火山多次爆发时产生的火山灰蓄积并经过长期风化、水化形成，经国家地质部门检测，内含有钙、镁、钾、硅、铁、硫等 61 种对人体有益元素、特殊矿物质等，在医疗、保健等方面功效优于其他冰川泥、死海泥、火山矿泥，具有高度抗氧化效果，可修补因紫外线曝晒而受损的肌肤蛋白质，改善肤色；平衡皮肤酸碱度，使皮肤达到白嫩、健康的自然状态。并含有人体所必需的 13 种微量元素（即铁、碘、铜、锌、锰、钴、钼、锡、铬、锡、硅、氟和钒）及 28 种有机酸，其元素与人体需要的比例一致，能增强皮肤免疫力，防止生成氨酸酶细胞。

凡有开放性损伤、各种皮肤感染、严重器质性病变、妇女经期等，均不宜进行泥浴。

二、沙浴

沙浴指将全身或局部埋入沙中的方法。沙浴选用的沙，应是清洁的干海沙、河沙或沙漠沙。热沙作用于人体，可以产生温热和机械刺激，具有热疗、按摩等作用。表现为热疗、磁疗、按摩和日光浴的综合效应，可促进血液循环，增强新陈代谢，有明显的排汗作用。能促进渗出液的吸收和瘢痕的软化，可加快胃肠蠕动和骨组织的生长，引起全身或局部的变化。

沙浴时仰卧在热沙上，脱衣将头面、颈部、胸部以外的肢体埋入 0.1～0.2 米厚的沙层。佩戴墨镜，或用遮阳伞遮挡头部，并适当饮水，每次 0.5～1.5 小时，浴后用温水冲洗干净，并在阴凉处休息 20～30 分钟，一般 10 天为一周期。也可用热沙将腰以下部位覆盖或将热沙装入袋中，放于患处进行局部沙浴。沙中不应混有小石块、贝壳等杂质，温度宜控制在 40～50℃。

沙浴虽好，但非所有人均适合，有出血倾向、急性炎症、较严重器质性病变、妇女经期、孕期、儿童、年老体质极度虚弱者，不宜进行沙浴。

三、日光浴

日光浴是指利用太阳光照射全身或局部的方法，古时称为“晒疗”。古人在进行日光浴时往往同时进行呼吸吐纳练功，是健身防病的重要方法。在进行日光浴时，除了周围环境给予人体或冷或热的刺激外，太阳光谱中的各种光线会对机体产生不同的作用。紫外线具有杀菌、消炎、止痛、脱敏、促进组织再生、加速伤口和溃疡面的愈合、增强机体免疫力等作用。红外线主要是温热效应，促进血液循环和新陈代谢。可见光照射人体时，通过视觉和皮肤感受器，作用于中枢神经系统，产生不同作用。如绿光使人镇静、红光令人兴奋、粉光可降低血压、紫光和蓝光有抑制作用等。

日光浴时，可采取卧位或坐位，使皮肤直接接受阳光照射，为采光均匀需不断变换体位。可行局部或全身日光浴，但是头部不可暴晒、久晒，通过佩遮阳帽或用遮阳伞遮挡头部；眼睛不可让太阳光直射，可佩戴墨镜；时间不宜过久，每次 15 分钟左右。日光浴的时间，夏季以上午 8：00～10：00 为宜；冬季以中午 11：00～13：00 为宜；春、秋季以上午 9：00～12：00，下午 2：00～4：00 为宜。日光浴的地点应选择在阳光充足、空气清洁的海滨、湖畔、林间、阳台等处。需注意空腹、饱食、疲劳时，不宜进行日光浴。长时间日光浴对皮肤有害，甚至致癌，所以日光浴的时间不宜过长，每次 15 分钟或遵医嘱。患有严重心脏病、高血压、甲亢、浸润性肺结核、有出血倾向者，不宜进行日光浴。

四、森林浴

森林浴是指在树林中裸露肢体，或减少衣物，配合适当劳动，呼吸林木散发出的物质和新鲜空气以锻炼身体的方法。森林中很多树木可散发出有强大杀菌作用的芳香性物质，可杀死空气中的病菌和微生物，如新鲜的白桦树叶内注入结核杆菌，几分钟后杆菌全部死亡。柏树、雪松、樟树、白皮松等均具很强的杀菌能力。另外，森林中的空气不仅芳香、清新，且富含负氧离子，能增强肺功能，改善心肌营养，促进新陈代谢。森林中绿荫满目，景色优美，鸟语花香，可改善人的精神状态，使人愉悦、放松，从而充分调动人体潜能，对健康长寿有良好作用。因此，森林浴实际上是空气浴、草木芳香浴及旅游浴的综合效应。森林浴时，可适当增加些活动量，如散步、慢跑、做体操，以求多吸进些新鲜空气和草木花香，加速体内代谢产物的排泄，充分发挥森林浴的作用。我国北方森林资源丰富，尤其适合此种养生方法。

北方黑龙江省森林覆盖率为 45.73%，远高于 20.36%的全国平均水平和 22.0%的世界平均水平，有 96 处森林公园，其中国家级森林公园 54 处、省级 42 处。森林环境负氧离子含量高，氧气充足。负氧离子被誉为“空气维生素”，可通过改善人体的神经系统、呼吸系统和循环系统，对人的机体生理活动产生积极影响，具有很高的医疗价值。

以大、小兴安岭为例，大兴安岭地区位于大兴安岭山脉东北坡，东接小兴安岭，西邻呼伦贝尔市，南濒松嫩平原，北与俄罗斯隔江相望，伊勒呼里山脉横亘兴安岭中部，以这条山脉为分水岭，岭北河流向北汇集到了黑龙江，岭南河流向南汇集到了嫩江。总面积 8.46 万平方公里，有 6.02 万平方公里被森林覆盖。大兴安岭也是我国重要的集中连片针叶林区，笔直高耸的落叶松、冬夏常青的樟子松、亭亭玉立的白桦树，还有柞、榆、杨、柳等众多树木长满山岭。大兴安岭地区森林覆盖率达 78%，是一个天然的“氧吧”。大兴安岭最高山——大白山，海拔 1404 米，山北坡常年积雪，呼中区山高林密，海拔 800 米以上的高山较多，适宜生长偃松。小兴安岭原始森林公园，被誉为“中国的林都”。在小兴安岭地区，生长着红松、落叶松、白桦等 100 多种树木，人参、刺五加、黄芪等 500 多种名贵中药材，俨如一个天然资源的大宝库。此外还拥有世界最大片区的红松原始林的五营国家森林公园和丰林自然保护区。得天独厚的森林资源和好山好水，是我们进行森林浴的宝贵资源。

五、海水浴

海水浴是指在天然海水中浸泡、冲洗或游泳的一种健身防病方法。海水浴对机体的作用包括三方面。温度作用是海水浴的基本作用，海水温度与体温的差异越大，对机体的刺激作用越强（机体反应过程同冷水浴）。其次，海水中含多种盐类，可附着于皮肤，刺激神经末梢，使毛细血管轻度充血，对改善皮肤血液循环和代谢过程有良好的作用。再有，海水的压力、流动时的冲击力、游泳动作受到的阻力，构成海水浴的机械作用，它可改善体内血液循环，提高心、肺功能。由于海水浓度高，浮力大，有助于肢体活动，可加速运动功能障碍的恢复。

总之，海水的综合效能，碧蓝辽阔的海洋景观，潮润清新的海洋气候，明媚充沛的日光辐射，使海水浴比一般水浴作用更大。海水浴的最佳时间一般在每年 7～9 月份，以上午 9:00～11:00、下午 3:00～5:00 为宜，每次 20～60 分钟，以不觉过劳为度。浴前要充分活动肢体，浴后最好用淡水冲洗身体。患重度动脉硬化、高血压、脑血管意外、活动性肺结核、肝硬化、肾炎的人群及妇女月经期不宜海水浴。

第十二章　环境养生法

环境在人类的生存和发展中起着举足轻重的作用，包括自然环境和社会环境，对人体的健康产生着潜移默化的影响。环境养生保健以“天人相应”“形神合一”为养生原则，强调人与自然的和谐相处，从而达到保护健康，保养、调养、颐养生命的目的。自然环境是环绕人们周围的各种自然因素的总和，如大气、水、植物、动物、微生物、土壤、岩石矿物、太阳辐射等。自然环境中的地理环境和空气环境的变化，不仅影响着整个人类的生存和生活方式，更与我们每个人的健康及寿命息息相关。社会环境包括社会政治、居住环境、生产环境、交通环境、宗教信仰和其他社会环境。本节环境养生主要从自然环境、居住环境两个方面来论述。

环境养生保健是中医养生学中的一个重要组成部分，“天人相应”的中医养生保健基本理论，强调人与自然的和谐相处。《素问·咳论》云：“人与天地相参”，即人体与自然环境存在相互依存又相互制约的辨证关系，是不可分割的整体，自然界的运动变化常常直接或间接地影响人体，使人体在生理和病理上做出相应的反应。在中医环境养生的实际应用方法中，应注重因时因地制宜。早在《素问·异法方宜论》中就提出地理环境不同，人们的生活习惯、风土人情差异很大，因此预防治疗疾病需要因地制宜。《礼记·王制》言：“五方之民，言语不同，嗜欲不同。”在中医五方学说中，运用阴阳五行的理论，将天地自然与人体脏腑作类比，这便是环境养生思想的又一体现。

营造协调平衡、优雅健康的居住环境，能够由外在平衡，促使人体内在的平衡，达到养生保健的效果。唐代孙思邈在《千金翼方》中提出：“山林深远，固是佳境……背山临水，气候高爽，土地良沃，泉水清美……地势好，亦居者安。”《素问·疏五过论》载：“凡欲诊病者，必问饮食居处。”这些都体现了古代医家早已认识到人与自然环境及居住环境的相互影响，居住于良好的环境条件下有利于健康，可使人长寿。这种思维方式为养生重视环境的选择奠定了认识的基础。

第一节　自然环境养生

自然环境是对人类生存和发展产生影响的各种天然形成的物质和能量的总体，包括大气、水、土壤、日光辐射、生物等。自然界是物质的，人也是物质的，人体时时刻刻都在通过新陈代谢与环境进行着物质和能量的交换。《灵枢·本神》云：“德流气薄而生者也。”中医认为，生命的产生是天地间物质与能量相互作用的结果，生命规律必须顺应自然规律，才能使人体的阴阳气血开阖有度，运行有常。

《素问・保命全形论》云："天地合气，命之曰人。"中医注重"天人合一"，认为人体与自然界是整体。人与自然界息息相关，相通相应。人的气血盛亏与天体运行密切相关，如《素问・八正神明论》云："月始生，则血气始精，卫气始行；月廓满，则血气实，肌肉坚；月廓空，则肌肉减，经络虚，卫气去，形独居。"自然环境中的天体运行、四时轮转等都作用于人体，对人体产生影响。《素问・生气通天论》云："天地之间，六合之内，其气九州、九窍、五脏、十二节，皆通乎天气，其生五，其气三"，进一步说明自然环境会对人体的五脏六腑产生影响。

一、地理环境

地理环境是指一定社会所处的地理位置及与此相联系的各种自然条件的总和，包括气候、土地、河流、湖泊、山脉、矿藏及动植物资源等。《素问・五常政大论》曰："一州之气，生化寿夭不同……高者其气寿，下者其气夭"；又说："阴精所奉其人寿，阳精所降其人夭"，明确指出居住在空气清新、气候寒冷的高山地区的人因为生长慢，生长期长，寿命也长。居住在空气污染、气候炎热的低洼地区的人多短寿，因为低处气候炎热，生长较快，寿命也就短。

1. 土壤环境

土壤是位于陆地表面，具有一定肥力，由各种颗粒状矿物质、有机物质、水分、空气、微生物等组成，能够生长植物的疏松层。不同类别的土壤中所含有的矿物质、有机质、微生物、水分类别或者比重各不相同，通过食用农作物、饮用地下水、皮肤接触等方式，对生长在这片地域的人们的机体产生不同的影响，这就是我们常说的"一方水土养一方人"。

在人体各部分的器官和组织中，含有土壤中所存在的60多种化学元素。氢、碳、磷、钙、镁、钾、硫、钠等11种元素占人体所有元素总量的99.95%，其余占0.05%的50余种是微量元素。其中的14种微量元素在人体中保持适当含量时，对人的健康是有益的，当缺乏或过量时都会引起疾病，甚至导致死亡。微量元素广泛地存在于空气、土壤和水中。它的摄入与所处环境中的水、大气、土壤及饮食等密切相关。如果机体微量元素代谢平衡紊乱，就会出现微量元素缺乏或中毒症状。例如，以心功能不全、心脏扩大、心律失常及脑、肺和肾等脏器的栓塞为主要表现的克山病，最早在黑龙江克山县发现。本病全部发生在低硒地带，患者头发和血液中的硒明显低于非病区居民，而口服亚硒酸钠可以预防克山病的发生，说明硒与克山病的发生有关。其他微量元素如铁，作为血红蛋白的重要组成部分，缺铁引起血红蛋白的合成减少，导致缺铁性贫血，严重时可导致血友病、口腔炎、指甲扁平甚则匙状甲、皮肤干燥皱缩、毛发干枯易脱落等。而长期摄入过量的铁剂或富铁食物，可造成慢性铁中毒，主要损害肝脏，严重时可导致肝细胞纤维化，最后形成肝硬化。又如碘，人体严重缺碘会引起甲状腺肿、克汀病等，表现为呆小、聋、哑、痴等症状，影响生育而造成不育症、早产儿、死产、先天性畸形儿及智力、听力都有所损害。高碘也可引起甲状腺肿，其症状与缺碘造成的甲状腺肿相同。

2. 森林与水文环境

黑龙江素以"大森林"著称，全省森林面积2007万公顷，占全国森林面积的11%，位居全国之首。全省森林覆盖率为45.73%，大兴安岭、伊春、佳木斯、哈尔滨、牡丹江、齐齐哈尔等地分布着近100个森林公园，对于人类生存大有益处。首先是森林空气中负氧离子含量高，可使人的血压下降，情绪稳定，具有镇静、催眠、治疗失眠等作用；还具有增强食欲、促进血液循环、增加红细胞和血红蛋白含量等功能；更有利于提高人体的免疫力，增强人的体质，达到治疗多种疾病之目的。

明代李时珍在《本草纲目》中云："温泉主治诸风湿，筋骨急缩及肌皮顽疥，手足不遂。"而到现代，利用矿泉疗法、浴疗法、灌洗法、喷雾吸入疗法、饮疗法等，都给许多慢性病患者带来了希望。黑龙江省域内河湖广布，拥有丰富的水资源，有黑龙江、松花江、乌苏里江、绥芬河共四大水系，还有星罗棋布的"大湖泊"。据统计，全省有大小湖泊共640个，水域面积约6万平方公里，最著名的有兴凯湖、镜泊湖、连环湖和五大连池四大湖泊。黑龙江的"大湿地"更有特色，全省湿地面积为434万公顷，湿地分布广泛，约占全国天然湿地的1/8，是我国沼泽湿地分布最广泛、最集中的区域。同时黑龙江拥有丰富的温泉、矿泉资源。矿泉理疗、温泉浴、雪地温泉对风湿病和皮肤病有显著疗效，并对消化系统、泌尿生殖系统、循环系统、免疫系统和自主神经系统等有一定的保健作用。

二、空气环境

1. 气候环境

气候环境是地球上某一地区多年大气的一般状态，是该时段各种天气过程的综合表现，气候环境因素对人体健康与疾病产生有重要影响，对呼吸道、心脑血管疾病影响尤为明显。黑龙江地处欧亚大陆东部、太平洋西岸、中国最东北部，气候为温带大陆性季风气候，全省年平均气温多在-5～5℃。无霜冻期全省平均为100～150天，南部和东部为140～150天。大部分地区初霜冻在9月下旬出现，终霜冻在4月下旬至5月上旬结束。降水表现出明显的季风性特征，年平均降水量为515.3毫米。夏季受东南季风的影响，降水充沛，占全年降水量的65%左右；冬季在干冷西北风控制下，干燥少雪，仅占全年降水量的5%。黑龙江地区夏季高温多雨、空气潮湿，易发生中暑；随着生活水平的提高，部分家庭夏季空调全功率运行以降温，易发生空调病；秋冬季节寒冷干燥，易发生呼吸系统疾病与心脑血管疾病，特别是室外低温与室内高温的交替，更易诱发呼吸、循环系统疾病。因此，我们应当顺应四时阴阳变化以养生，春夏季节回归自然，加强锻炼以助阳气升发，秋冬季节则应适当避寒凉以使阳气潜藏而不致妄泄。

2. 雾霾天气

雾霾天气是造成城市里大面积低能见度的天气现象。雾是由大量悬浮在近地面空气中的微小水滴或冰晶组成的气溶胶系统，是近地面层空气中水汽凝结或凝华的产物，多出现于秋冬季节。空气中的硫酸、灰尘、硝酸、有机碳氢化合物等会使大气浑浊，恶化能见度，将目标物的水平能见度在1000～10000米的这种非水成分组成的气溶胶系统，称为霾或灰霾。霾与雾气结合在一起，可使天空短时间内变得阴沉灰暗。雾霾在黑龙江的秋冬季节比较常见，秋冬季节夜间和清晨气温低，相对湿度会增加，水汽比较容易凝结，容易形成雾。霾的形成主要是空气中悬浮的大量微粒和气象条件共同作用的结果，这些颗粒物主要来自自然界及人类活动的排放，特别是每年从10月中旬到翌年4月中旬长达半年的集中供暖排放，使大量极细小的颗粒物均匀悬浮在空中，造成空气普遍浑浊。

《素问·阴阳应象大论》云："天气通于肺。"雾霾天气对人体可造成多个系统的危害，首当其冲的是呼吸系统。雾霾天气中有害健康的主要是直径小于10微米的气溶胶粒子，如矿物颗粒物、硫酸盐、硝酸盐、有机气溶胶粒子、燃料和汽车废气排放等。它能直接进入并黏附在人体呼吸道和肺泡中，引起急性鼻炎和急性支气管炎等病症。空气中所携带的细菌和病毒，通过呼吸进入呼吸道和肺部，造成呼吸系统的损伤，出现呼吸道刺激，引起咳嗽、呼吸困难，并加重哮喘发作，以及支气管哮喘、慢性支气管炎、阻塞性肺气肿等慢性呼吸系统疾病的急性发作或加重。

雾霾天气对心血管系统有较严重的影响。雾霾天气气压较低、光线较弱，人的心情容易烦躁压抑，会刺激或者加剧心理抑郁的状态，出现血压升高、心烦等症状；气温也较低，室内外温差增大，使高血压、冠心病、中风等疾病发生率大大提高；同时空气中有大量污染物，会阻碍正常的血液循环。

雾霾天气还可以导致近地层紫外线的减弱，使空气中的传染性病菌的活性增强，诱发传染病；同时影响儿童体内合成维生素D而使钙质的吸收减少，甚至导致儿童生长缓慢，出现佝偻病等。此外雾霾天气还会影响生殖能力，改变人体的免疫结构等。

雾霾天最有效的保护办法是减少外出，特别是有心脑血管、呼吸系统疾病的人群，更要尽量少出门。如必须外出，应当使用N95或级别更高的防护口罩，减少有害物质的吸入。严重的雾霾天气，中小学生应当避免室外的体育活动。室内应当适当通风，保持居室的湿润与清洁。外出归来时，应当及时清洁面部及鼻腔，减少有毒物质的沉积。多饮水，多食新鲜蔬菜和水果，多食清肺润肺食品，如百合、胡萝卜、梨子、枇杷、橙子、木耳、豆浆、蜂蜜、葡萄、大枣、石榴、柑橘、甘蔗、柿子、萝卜、荸荠、银耳等。

第二节　居住环境养生

一、居住外环境养生

1. 居住外环境的含义

居住外环境是指围绕在居住场所周边的自然环境及人文环境。居住外环境的水土质量、气流状况、阳光方位、邻里关系、社区管理等都将直接或间接地对人体健康产生影响。《周礼》曰："唯王建国，辨方正位。"意思是讲周天子在封邦建国时，首先要确定地理位置。中国传统的风水理论中也有"方位理论"，说明在传统文化中，无论是自然方位还是文化方位，人们对居住外环境是尤为重视的。

唐代著名养生家孙思邈在《千金翼方》中指出："山林深远，因是佳境，独往则多阻，数人则喧杂。必在人野相近，心远地偏，背山临水，气候高爽，土地良沃，朵水清美，如此得十亩平坦处便可构居……若得左右映带岗阜形胜最为上地，地势好，亦居者安"，体现了以孙思邈为代表的养生家对居住外环境养生保健作用的认识。又如《吕氏春秋》指出："饮食居处适，则九窍百节千脉通利矣。"选择良好的居住外环境，是中国传统建筑在选择基址与规划时首先会考虑的问题。而随着自然环境遭到严重破坏，工业及科技污染的日益加重，人们在选择住地时，除了要考虑自然因素外，更要躲避污染源，对居住环境和条件的建设和改善是人类的基本生存活动。

2. 居住外环境的重要性

明代高濂《遵生八笺》曰："择故山滨水地，环篱植荆，间栽以竹，余丈，植芙蓉三百六十，入芙蓉二丈，环以松海。"清代养生家曹慈山云："辟园林于城中，池馆相望，有白皮古松数十株，风涛倾耳，如置岩壑……至九十余乃终。"又云："院中植花木数十本，不求名种异卉，四时不绝更佳……阶前大缸贮水，养金鱼数尾。"这些都是古代养生家对居住外环境的构想和改造，既体现了天、地、人合一的思想，又体现出他们对身心健康、文化修养等方面的追求。由于时代的变迁，古书中所记载的居住外环境的建设，现在已难以实现。但我们从中可看到古人对生活的热爱及对健康的追求精神。现代城市化建设，以及建筑、科技的演变日新月异，居住外环境难以贴近自然，甚至还存在亟待解决的问题，如光污染、噪声污染、空气污染及严重电磁辐射。人们在选择居住外环境的同时，应当合理规划居住外环境，避免不良因素的干扰，使居住外环境朝着有利于人类健康长寿的方向改造。

3. 合理使用居住外环境

古人建房讲究"藏锋聚气""负阴抱阳""背山面水""气乘风则散，界水则死；聚之使不散，行之使有止"，所追求的正是山川可藏纳天地之气。但在现代社会的城市建设，想要做到依山傍水是不现实的。然而山、水、风、阳光，这些都应该成为我们建筑规划中的重要因素，在居住外环境的养生设计时，要注意因地制宜，达到"虽由人作，宛自天开"，要避免过度的设计与开发，对自然环境造成破坏而影响到人们的健康生活。

（1）关注绿化环境：居住外环境的绿化自然是健康的重要保证，养生者亲自设计参与种植绿色植物的过程，便是修养身心陶冶情趣的养生过程，即使不能参与居住外环境的自然风光设计，那么生活在绿色覆盖率大，建有公园或花园，置有假山、鱼池、花坛、花架、花廊等人文景观的小区中，也可以吸收更多的新鲜空气，漫步其中，如出入自然山川之境，可养目养心、调息畅气。

（2）寻求运动环境：居住外环境或周边最好有运动的场所或者公园，人们既能充分享受户外阳光空气，又能通过适当锻炼增强体质，进行文化娱乐活动来陶冶情操，有利于养生的运动，不是职业运动员的追求超越身体极限，而是适度的小劳。《保生要录》云："事闲随意为之，各数十过而已。每日频行，必身轻、目明、筋壮，血脉调畅，饮食易消，无所壅滞。体中小有不佳，快为之即解。"唐代养生大家孙思邈《备急千金要方》曰："养性之道，常欲小劳，但莫大疲及强所不能堪耳。且流水不腐，户枢不蠹，以其运动故也"，提示我们坚持适度的体育运动，能锻炼人的精气神，缓解疲劳，放松身心，提高身体免疫力，增强身体功能，还能通过激发身体潜能来治疗某些慢性病。

（3）避开光污染：明代祝允明在《读书笔记》中云："彩色所以养目，亦所以病目。"可见早在古代人们已经认识到了光照可能带来的双向作用。光污染与水污染、大气污染、噪声污染、电磁污染并列人类五大污染，其中光污染开始逐渐受到国际社会的重视。光污染分为三类：白亮污染、人工白昼和彩光污染。华灯异彩，灯红酒绿的城市夜景下，滥用的城市照明装饰灯，正在以各种方式对人们的生理和心理进行着无形的危害。光污染会降低人们的睡眠质量，损伤视觉器官，干扰大脑中枢神经，且能使人出现头目眩晕、恶心呕吐、食欲下降、情绪低落、身体乏力等症状。因此，应尽量避开有大量玻璃幕墙的建筑。夏季强烈的阳光经过大面积玻璃幕墙的反射照进居民家中，不仅影响室内的正常生活，还可使室内温度平均升高3～4℃，室外公共照明多选择绿色照明，可采用节能灯和低照度分散照明系统。

（4）远离辐射环境：辐射环境是指交替变化的电场和磁场在空间中以波动形式传播的能

量场。国内外的流行病学调查和大量的实验研究已证明，由于频率、波长、量子能量不同，电磁辐射可造成广泛的生物学效应。辐射环境即是指处于上述电磁辐射影响下的范围。电离辐射已成为继光污染、水污染、大气污染、噪声污染之后，当今人们生活中的第五大类环境污染。长期作业于高压辐射区域的人们，易出现记忆力减退、失眠多梦、脱发、头晕乏力、月经失调、嗜睡、心律不齐等症状。居住在高压线附近的居民患乳腺癌、血液病及神经系统肿瘤的概率较高。电离辐射还能造成自发性流产、出生低体重、先天畸形等生殖障碍。

（5）消除噪声环境：噪声对人的正常生活有影响，噪声大于 50 分贝会影响人的睡眠；70 分贝以上干扰谈话，造成心烦意乱，精神不集中，影响工作效率，甚至发生事故。噪声对听觉器官有很大的损害，大于 90 分贝时能造成临时性听阈偏移；大于 150 分贝可造成耳急性外伤。噪声还可引起头痛头晕、易怒易躁、易倦易烦、食欲不振、耳鸣、睡眠不佳等症状，长时间反复刺激超过生理承受能力时，会对中枢神经系统造成损伤，出现神经衰弱症候群，甚至能引起心室组织缺氧、散在性心肌损害等多种严重的心血管疾病。中医养生讲究静，其动也要求动中寓静，外动内静。中医认为心主神明，神易耗散，宜深藏内敛，心静则身安，主张静以养身，如果居住外环境受到噪声污染，势必会耗散心神，不利于养精安神。

二、居住内环境养生

1. 居住内环境的概念及重要性

居住内环境，即居室环境，是由屋顶、地面、墙壁、门、窗等建筑维护结构从自然环境中分割而成的小环境，也就是建筑物内的环境。居室环境是人类生存活动的基本场所之一，良好的居室环境能有效地将有不良影响的自然环境规避在外，对人体健康和精神情志都有着直接的影响，居住内环境的科学养生，不仅可以延年益寿，更可以改善生活质量，保障人们的身心健康。早在《黄帝内经》中就有记载：“故智者之养生也，必顺四时而适寒暑，和喜怒而安居处，节阴阳而调刚柔。”明代高濂《遵生八笺》里特设“起居安乐笺”，可见，古代医家就已经意识到居住内环境养生的重要性。

2. 居处内环境的养生要点

（1）居室的采光：是指室内对自然光的利用。采光良好的住宅可以节约能源，使人心情舒畅，便于住宅内部各使用功能的布置，否则将会长期生活在昏暗之中，依靠人工照明，对人的身心健康十分不利。采光可分为直接采光和间接采光，直接采光指采光窗户直接向外开设，间接采光指采光窗户朝向封闭式走廊、直接采光的厅、厨房等开设，有的厨房、厅、卫生间利用小天井采光，采光效果如同间接采光。选购住宅时，其主要房间应有良好的直接采光，并至少有一个主要房间朝向阳面。住宅的光环境已得到人们，特别是设计人员的重视。《老老恒言》云：“室取南向，乘阳也。”就夏避暑、冬防寒来说，南向的房间是最为有利的。卧室光线宜柔和，主要卧室应设在南向，以保证良好的日照和充足的天然采光。光线充足，可以保护视力和减少视疲劳，阳光中的紫外线可以杀菌和促进人体中钙的代谢。

中医学认为充足的日照可以帮助激发人体阳气，而扶阳学说认为阳气虚衰是人衰老和患病的关键，扶养阳气为养生治病之根本。适当的阳光照射，能改善人的精神状态，降低抑郁症的发生率，又可使唾液和体液的分泌增加，肠胃蠕动加强，以影响饮食量。阳光照射到皮肤上，促进皮下血流，增加对有毒物质的排泄和抵抗力，有助于钙质的吸收，降低骨质疾病的发生率。“日光浴”作为现代经常被提及的一种疗养方法，对皮肤病的治疗尤为重要，如牛皮癣的治疗。据有关专家认为，人的细菌感染先从皮肤开始，经常接受日光浴，可有效灭菌或对细菌起抑制作用。黑龙江地处高纬度地区，日照时间相对较短，特别是冬季室外严寒，不宜外出享受日照。因此，人们更应选择采光良好的居室，充分接受日照的温煦，以养阳气。

（2）居室的通风：现代城市空气污染已经很严重，人们更多地居住在密闭楼房里，封闭的钢筋水泥结构将人与自然隔离开。由于通风不足，室内空气长期处于浑浊状态。人如果较长时间在浑浊空气或者带毒空气中工作，轻者可出现头痛、疲劳、嗜睡、恶心、食欲不振、鼻炎、眼睛不适等症，重者对人体呼吸系统、血液循环系统、免疫系统都会造成不同程度的损坏，甚至可致癌。正如《老老恒言》云："每日清晨，室中洞开窗户……否则渐生故气，故气即同郁蒸之气，入于口鼻，有损脾肺。"自然通风对于保证居室内的空气洁净与新鲜、清除居室内秽浊气体、改善蒸发散热等均具有十分重要的意义。孙思邈提出："小觉有风，勿强忍，久坐必须急急避之，久居不觉，使人中风"，提示居室通风换气固然重要，但人却不宜直面风吹。

卧室、客厅、厨房要经常开门窗，通风换气，增加阳光照射，添置必要的换气设备。住宅内的下水道、卫生间可安装除臭器、换气扇，厨房灶具或吸烟处可局部安装如抽油烟机等排气设备，以保证室内空气的充分流通。改掉个人的不良习惯和嗜好，不随地吐痰，衣服、鞋袜、床上用品要勤清洗，生活垃圾要及时清理干净。尽量不要在室内吸烟，吸烟不仅不利于吸烟者本身的健康，并且由于吸烟时产生的烟雾约有95%直接弥散在周围的空气中，会使身边的人群被迫吸"二手烟"，诱发各种疾病。杀虫剂、熏香剂和除臭剂的使用剂量要适度。

（3）居室的装饰：也是居室内养生的重要组成部分，尤其是对装修材料的选择。古人在建筑材料的选择和用量上，以达到舒适为度，多选取土、木、石，即便如此，也仍然需要在满足一定条件后，方可搬入新居。现代房屋的修建与装饰多采用各种人工合成材料，如胶合板、塑料、石棉、PVC板、地板革、黏结剂等，而这些材料都会挥发出有机化合物，特别是甲醛等毒性物质。合理选用绿色环保健康的装修材料，在居室装修时减少使用油漆和涂料类化工产品，要尽量选用环保安全无毒的材料，最好选用无污染或少污染，且有助于身心健康的绿色产品。或者如孙思邈所说"初造屋成，恐有土木气，待泥干后于庭中醮祭讫，然后择良日入居"，在房屋装修完毕后，空置一段时间，使有害物质充分释放，这在现代社会显得更为重要。

孙思邈认为"凡居处不得过于绮靡华丽，令人贪婪无厌损志，但令雅素洁，能避风雨暑湿为佳"，还说房屋"亦居者安，非它望也"。他认为雅素清洁有助于做到清心寡欲，不为外物所累，简约实用的装饰才能促进养生，而过于华丽的装饰反而会起到相反的效果。购买家具时，要选用正规厂家的产品并注意其甲醛的释放量；使用新家具时，不要在衣柜中放置内衣，因为像棉和真丝类衣物容易吸附大量甲醛，对人体造成毒害。改善新装修房屋内空气的方法，主要是通过物理化学的手段去吸附或者中和室内的污染物质，如放置活性炭、生石灰、高科技的祛味清洁剂或具有吸附作用的绿色植物。

第十三章　体质养生法

人的体质在一生中并不是一成不变的，受外界环境、发育及生活条件等影响。规律的起居作息、合理的膳食结构、适当的运动锻炼和良好的生活环境等，都可以达到增强体质，促进身心健康的目的；反之，可引起身体不适甚至会导致各种疾病。偏颇体质的形成是有一个过程的，因此我们应根据不同的体质，采用相应的养生方法和措施，来提高对疾病的抵抗力，纠正偏颇体质，逐步达到改善体质、祛病延年的目的。体质是指个体禀赋于先天，受后天多种因素影响，在其生长发育和衰老过程中，所形成的结构上和功能上相对稳定的特殊状态，这种特殊状态往往决定其生理反应的特异性、对某些致病因素的易感性和病变过程的倾向性。

第一节　影响体质的因素

一、先天禀赋

先天禀赋主要指子代出生前在母体内所禀受的一切，其中包括父母生殖之精的质量，父母血缘关系的遗传因素，父母生育的年龄，以及在母体孕育过程中，母亲妊娠期疾病是否采取了有效的防护措施、是否注意养胎等因素。先天禀赋构成体质的基础，决定人类体质的强弱。子代遗传父母的体质特点，形成和父母相类似的个体特点，是先天因素；而胎儿发育的营养状况、后天环境对体质特点的形成起着重要的作用，是后天因素。

二、性别差异

由于男女在性征、身体形态、脏腑结构等方面有差别，其相应的心理特征与生理功能也会不同，因而在体质学中存在着性别差异。中医学认为，女性为阴，男性为阳，故男子多表现阳刚之气，性格多外向、粗犷，体格多健壮魁伟；女子多表现阴柔之气，性格多内向、柔弱，体形多小巧苗条。此外，女性由于具有一些特殊生理过程如经、带、胎、产、乳等，因此月经期、妊娠期和产褥期都会对其体质产生影响。

三、年龄因素

年龄也是影响体质的重要因素。人体的结构、功能与代谢随着年龄的增长而发生规律性变化。因此，某一个阶段体质特征与另一个阶段体质特征有别，会由弱到强，又由盛至衰，它不断地影响着人体生理活动和心理变化，从而导致体质的不断变化。

四、精神因素

人的精神状态通过反映机体对自然、社会环境变化的适应能力来影响脏腑气血的功能活动，从而改变体质。《素问·阴阳应象大论》里说“怒伤肝”“喜伤心”“思伤脾”“忧伤肺”“恐伤肾”，提示我们情志的异常变化可伤及内在脏腑，影响体质的形成。

五、饮食因素

饮食营养是决定体质强弱的重要因素。各种食物有不同成分和性味特点，长期的饮食习惯和固定的膳食结构，或长期营养不良或低下，或偏食、偏嗜等都会使体内某些成分发生变化，从而影响体质，甚至引起疾病。

六、地理环境因素

不同地区的水土、气候及饮食、居住等生活习惯，对体质形成有重大影响。通常认为，北方人形体多健壮，腠理致密；东南方向的人形体多瘦弱，腠理偏向疏松；滨海临湖之人多湿多痰，由于居住环境的寒冷和潮湿，容易形成阴盛体质或湿盛体质。北方气候寒冷，降水少，较干燥，所以北方人不宜多食辣，否则易上火劫阳。

七、疾病因素

疾病的发生是促使人体体质改变的重要因素。通常疾病改变体质大多数都是向不利于身体健康的方面改变，当大病、久病之后，常常会使体质虚弱；一些慢性疾病迁延日久，患者的体质很容易表现出一定的特异性。而感染邪气患某些疾病之后，则会使机体获得相应的免疫力而使患者今生不再罹患此病。

第二节 不同体质的养生方法

现代中医将体质分为平和体质、气虚体质、阴虚体质、阳虚体质、痰湿体质、湿热体质、血瘀体质、气郁体质、特禀体质九种类型。

一、平和体质

1. 体质特征

面色、肤色润泽，头发稠密有光泽，目光有神，鼻色明润，嗅觉通利，味觉正常，唇色红润，不易疲劳，精力充沛，耐受寒热，睡眠安和，胃纳佳，二便正常，舌色淡红，苔薄白，脉和缓有力。对自然环境和社会环境适应能力较强。平素患病较少。

2. 养生方法

（1）精神调摄：平和体质的个体，由于其脏腑阴阳气血趋于均衡稳定，一般表现为精神愉悦、乐观开朗。

（2）饮食调养：平和体质的饮食调养首先是要膳食平衡，食物多样化。《黄帝内经》明确指出："五谷为养，五果为助，五畜为益，五菜为充，气味和而服之，以补精益气。"这是中国传统膳食杂食平衡观。在平衡膳食的基础上，还应注意以下两点：第一，五味不可偏嗜。五味各有所归的脏腑，兼有寒热之性，想让人体阴阳平衡、气血充盛、脏腑协调、身体健壮，必须均衡地摄入五味。其二，顺时调养。根据不同季节选择适宜的饮食，保持人体自身与外在环境的协调统一，维持体质平和，促进健康，防止疾病的发生。春季阳气初升，应摄入升而不散、温而不热、不过于辛热升散的食物。宜多食蔬菜，如菠菜、韭菜、芹菜、春笋、荠菜等。夏季阳气隆盛，气候炎热，宜清补，应选用清热解暑、清淡芳香之品，不可选用过度寒凉的食物。长夏季节为一年之中湿气最盛之时，宜用淡渗利湿的食物，如茯苓、山药、莲子、薏米、扁豆、冬瓜、丝瓜等。秋季阳气收敛，阴气滋长，阴阳处于相对平衡状态，宜食用濡润养阴类食物，如芝麻、甘蔗、梨、葡萄等。冬季天寒地冻，阳气深藏，食宜养阴潜阳之品，如鳝鱼、龟、鳖等。

（3）起居调养：人体的生命活动随着季节、昼夜等自然规律会发生相应的生理变化。阴阳和调要做到以下两点：第一要起居有常，不妄作劳。就是要根据人体的生物钟调理起居，有规律地生活，合理安排学习、工作、睡眠、休息，养成良好的起居习惯，保养神气，使人体精力充沛，生命力旺盛，才能增进健康，延年益寿。第二要顺应四时，调摄起居。根据季节变化和个人的具体情况制订出符合自己生理需要的起居作息制度，并养成按时作息的良好习惯，使身体的生理功能保持稳定平衡的状态，以适应工作、生活和自然环境等各方面的需要。

（4）运动锻炼：经常、适量的运动，能使气血通畅，达到促进身体健康、增强体质的目的。可根据年龄、性别、个人兴趣爱好的差异，自行选择不同的锻炼方法。男性可选择以增强力量和耐力为主的项目，如器械训练、跑步、球类等。女性可以选择加强柔韧性的练习项目，如健美操等。只有从事符合人体生理规律和人体保健的适宜运动，才能达到增强体质、增进健康的最佳效果。一般遵循的原则是积极主动，兴趣广泛；运动适度，不宜过量；循序渐进，适可而止；经常锻炼，持之以恒；全面锻炼，因时制宜。

（5）按摩养生：可选取足三里、气海穴，用点压法，每次按压5～10分钟，每日2次。

二、气虚体质

1. 体质特征

形体瘦弱或虚胖，喜静懒动，语音低弱，气短懒言，容易疲乏，常自汗出，动则尤甚，舌淡红，舌边有齿痕，脉弱。易患感冒、内脏下垂等病，病后康复缓慢。

2. 养生方法

（1）精神调摄：气虚质者多性格内向、情绪不稳定、胆小不喜欢冒险。在日常生活中，应培养豁达乐观的生活态度，不宜过思过悲，避免过度紧张，保持好心情和稳定平和的心态。气虚质者还表现为时常精神不振、健忘、注意力不集中，故应振奋精神。当烦闷不安、情绪不佳时，可以听音乐，欣赏戏剧，观赏幽默的相声或小品，以振奋精神。

（2）饮食调养：气虚质者要多进食性平偏温，具有补气作用的食品。可常食粳米、糯米、小米、黄米、大麦、山药、小麦、南瓜、土豆、大枣、樱桃、香菇、胡萝卜、豆腐、鸡肉、鹅肉、兔肉、鹌鹑（蛋）、牛肉、青鱼、鲢鱼等。若气虚严重者，可选用人参莲肉汤补养。由于气虚者多伴有脾胃虚弱，因此，要注意调理和顾护脾胃功能。不宜多食生冷苦寒、辛辣滋腻等食物，应选择营养丰富且易于消化的食品。尽量少吃或不吃空心菜、生萝卜等耗气的食物。对于气虚体质的人而言，山药、糯米、大枣、白扁豆、菱角、薏苡仁等为补益的佳品，可将这些食物加工成粉，用开水冲服或是做成稀粥长期服用。

（3）起居调养：气虚质者应该在顺应四时的基础上养成规律的作息习惯，并适度地早睡晚起，保证充足的睡眠，避免熬夜，最好坚持每日中午休息15～20分钟。住处应选择向阳、阳光充足、凉爽干燥的地方，经常保持空气流通。该类体质的人易受季节、气温变化的影响，因此应注意春季避风，夏季避暑，长夏避湿，秋冬更应注意防寒，气温骤降时应注意及时添加衣服保暖，避免感冒。

（4）运动锻炼：气虚体质者锻炼要注意运动适度，不宜进行强体力运动，忌用猛力和做长久憋气的动作，不可过度劳累。宜选择慢跑、散步或优雅舒展的民族舞蹈、瑜伽等，这些运动相对和缓、容易坚持，在运动过程中易调整呼吸，且不致汗出过多。锻炼的原则是宜采用低强度、多次数的运动方式，控制好运动时间，循序渐进地进行。

（5）按摩养生：气虚者重在补肺调气、健脾益气、温肾纳气。可经常按摩足三里、气海、脾俞、阴陵泉等穴位，按摩力度以局部感到轻微的酸胀麻为度，每个穴位各揉按3～5分钟，也可采用艾灸的方法，每个穴位灸3～5壮为宜。长期进行穴位按摩或艾灸具有良好的补气功效。

三、阴虚体质

1. 体质特征

体形偏瘦，性情急躁，外向好动，手足心热，口燥咽干，鼻微干，喜冷饮，常午后面色潮红，心中时烦少眠，大便干燥，尿黄，舌红少苔，脉细数。易患虚劳、失精、不寐等病。

2. 养生方法

（1）精神调摄：阴虚体质的人性情急躁，外向好动，活泼，常常心烦易怒。平时应克制情绪，遇事冷静，安神定志。学会调节自己的情绪，正确对待喜与忧、苦与乐、顺与逆，保持稳定的心态。要少参加分胜负的文娱活动，注意节制欲念，以保精养神。可以用书法、下棋、旅游来陶冶情操。平时可听舒缓、轻柔、抒情的音乐。

（2）饮食调养：阴虚质者应多食一些滋肾潜阳的食物。常选择的食物如黑芝麻、糯米、绿豆、乌贼、龟、鳖、鲍鱼、螃蟹、牛奶、牡蛎、蛤蜊、海蜇、鸭肉、猪皮、豆腐、甘蔗、银耳、蔬菜等清淡食物。水果多有养阴生津之效，故该类体质人群要多进食水果，尤其适合性偏凉的西瓜、梨、枇杷、石榴、甘蔗等，可根据季节灵活选择。夏季将百合与绿豆煮汤后服用，既可清热解暑，又能养阴生津；秋季气候干燥，可将柿霜与冰糖熬膏后服用，以缓秋燥。阴虚体质的人，忌食辛辣温燥、香浓的食品，如花椒、茴香、桂皮、辣椒、葱、姜、蒜、韭菜、羊肉等，忌食煎炸爆炒的食品，忌食性热易上火类食品，忌食脂肪含量过高的食品。

（3）起居调养：阴虚者，畏热喜凉。因此，每逢炎热的夏季，应注意避暑，有条件者应到海边、高山之地旅游。尤其要注意"秋冬养阴"的调养原则，特别是秋季气候干燥，更易伤阴，可适当增加环境的湿度。居住环境宜安静，选择坐南朝北的房子。阴虚质者应保证充足的睡眠时间，尽量避免工作紧张、熬夜、剧烈运动、高温酷暑的工作。阴虚质者应戒烟限酒，长期吸烟饮酒易致口干咽燥，或咳痰咯血，加重体质的偏颇。

（4）运动锻炼：阴虚体质者运动时易出现口渴干燥、面色潮红、小便少等症状，因此不应进行剧烈的运动，只适合做中小强度的间断性锻炼，可选择太极拳、太极剑、八段锦等。锻炼时要控制出汗量，及时补充水分。夏天运动需掌控时间，不可曝光过晒；秋冬为养阴之季，不要在大风或异常干燥的日子里远行，防止损伤阴津，不利于体质的调养。皮肤干燥甚者，可选择游泳，能够滋润肌肤，减少皮肤瘙痒，但不宜蒸桑拿。

（5）按摩养生：阴虚体质者重在滋养肾阴。可选择太溪、复溜、涌泉、三阴交等肝肾经的穴位进行长期揉按，以局部酸胀麻为度，每穴按揉3～5分钟，每日2～3次，可滋养阴津。

四、阳虚体质

1. 体质特征

形体白胖，肌肉松软不实，平素畏冷喜暖，耐夏不耐冬，喜热饮食，面色淡白，精神不振，手足欠温，小便清长，大便时稀，唇淡口和，常自汗出，脉沉无力，舌淡胖。易患痰饮、肿胀、泄泻等病。

2. 养生方法

（1）精神调摄：阳虚体质性格多沉静、内向，常表现为情绪明显低落，注意力不集中，易低沉等症状。因此要善于自我排遣或向人倾诉，宽宏大量，提高心理素质。要善于运用多种方法，振奋精神，调节情绪，消除或减少不良情绪的影响。平时可多听一些激扬、高亢、豪迈的音乐，以调动情绪。

（2）饮食调养：阳虚体质者应多食用甘温补脾阳、肾阳为主的食物，如羊肉、狗肉、鸡肉、海参、虾（龙虾、对虾、青虾、河虾等）、生姜、胡椒、肉桂、荔枝、韭菜、茴香、龙眼肉、胡桃仁或红茶等，不宜过食梨、苹果、西瓜、香蕉、丝瓜、绿豆等性质偏寒凉的食品。根据"春夏养阳"的法则，夏日三伏天，每伏可食附子粥或羊肉附子汤一次，以壮人体之阳，常获良效。阳虚体质者，平时不宜多食生冷、苦寒、黏腻的食物，即使在炎热的夏天也不要过食寒凉食物，如螃蟹、西瓜、黄瓜、苦瓜、冬瓜、芹菜、绿豆、蚕豆、绿茶、冷冻饮料等。减少食盐的摄入，避免肥胖、肿胀、小便不利、高血压。少用清热解毒类中药，以保护阳气。平常可以在烧菜时加入生姜，长期服用，也可将龙眼肉、糯米、红枣等长期煮粥服用，均可收到温阳散寒的效果。

（3）起居调养：阳虚体质者适应寒暑变化的能力差，尤其不耐寒冷。在寒冷季节宜暖衣温食，以养护阳气，尤其要注意腰部和下肢保暖。夏季暑热多汗，要尽量避免强力劳作，大汗可以伤阳，也不可恣意贪凉饮冷，切不可在室外露宿，睡眠时不要让电扇直吹；有空调设备的房间，要注意室内外的温差不要过大，同时避免在树荫下、过堂风很大的过道久停；冬季应注意及时增添衣服以保暖御寒，尤其要注意头部、腹背与足部的保暖。根据“春夏养阳”的原则，在夏季进行20～30次日光浴，每次15～20分钟，可以大大提高适应冬季严寒气候的能力。

（4）运动锻炼：阳虚体质以振奋、提升阳气的锻炼方法为主。因此，无论春夏秋冬都应加强体育锻炼，坚持不懈，每日进行1～2次。要选择暖和的天气进行户外运动锻炼，不适宜在阴冷天气或潮湿之处长时间锻炼，如水中游泳易受寒湿，一般不适宜。根据中医“春夏养阳，秋冬养阴”的观点，阳虚体质的人在春夏季节加强锻炼效果更好，一天中又以阳光充足的上午为最好的时间，其他时间锻炼则应当在室内进行。运动量不能过大，尤其注意不可大量出汗，以防汗出伤阳。可选择适合自己的项目，如散步、慢跑、太极拳、五禽戏、跳绳及各种球类运动，以振奋阳气，促进阳气的升发和流通。

（5）按摩养生：阳虚体质者经络调理重在温经散寒、调经理气。可选足三里、命门、肾俞穴，用点压法，每次按压5～10分钟，每日2次；或用艾灸法，每次10～15分钟，每次灸3～5壮为宜，隔日一次，艾灸关元尤其以夏季进行为佳；或采用摩擦腰肾法，以两手平掌的鱼际、掌根或两手虚拳的拳眼、拳背着力，同时做上下左右摩擦两侧腰骶部。每次15分钟，每日2次。

五、痰湿体质

1. 体质特征

体形肥胖，腹部肥满松软，面部皮肤油脂较多，多汗且黏，胸闷，痰多，口黏腻或甜，喜食肥甘，舌体胖，苔腻，脉滑。易患消渴、中风、胸痹等病。

2. 养生方法

（1）精神调摄：痰湿体质者性格温和、处事稳重、为人谦恭，多善于忍耐。遇事当保持心境平和，及时消除不良情绪，避免大喜大悲。以主动积极的心态面对生活和工作，多与家人和朋友沟通，适当增加社会交往活动，多参加集体公益活动，培养广泛的兴趣爱好。平时应多听振奋精神的乐曲，多观看喜剧和励志的影视作品。

（2）饮食调养：痰湿体质的人在饮食上，既要科学合理摄取饮食，又要充分注意饮食禁忌。应戒除肥甘厚味和酒类，切忌暴饮暴食和进食过快。一般而言，饮食宜清淡，常用的食物可选用薏苡仁、红小豆、绿豆、豌豆、花生、胖头鱼、鲫鱼、鲤鱼、鲈鱼、羊肉、萝卜、山药、洋葱、豆角、冬瓜、紫菜、橘子、橙子等。体形肥胖的痰湿体质者，应少食肥甘、油腻、滋补、寒凉饮食，如猪肥肉、油炸食品、冰激凌及碳酸饮料等。山药、薏苡仁、茯苓、白扁豆等均为食疗佳品，长期服用，不仅可以祛痰化湿，减轻体重，更能健脾扶正，可将这些食物与糯米混合后，放入砂锅内用文火炖成稀粥，长期食用。

（3）起居调养：痰湿体质者宜选择向阳、通风良好、干燥的环境居住。不宜居住在潮湿的环境里。在阴雨季节，要注意抵御湿邪的侵袭。平时应多进行户外活动，以舒展阳气，通达气机。衣着宜宽松保暖，经常晒太阳或进行日光浴，借助自然界的力量宣通人体的阳气。在湿冷的气候条件下，要减少户外活动，避免受寒雨淋，避免洗冷水浴。

（4）运动锻炼：痰湿体质者，形体多肥胖，身重易困倦，应根据自己的具体情况循序渐进地进行运动锻炼，可选择散步、慢跑、乒乓球、羽毛球、网球、游泳、武术及适合自己的各种舞蹈。痰湿体质的人多体形肥胖，与高血压、高血脂、冠心病的发生具有明显的相关性。因此，一切针对单纯性肥胖的体育健身方法都适合痰湿体质的人。痰湿体质者要加强机体物质代谢过程，应当做较长时间的有氧运动，运动时间应当在下午2：00～4：00，运动环境应选温暖宜人的地方。对于体重超重，陆地运动能力差的人，应当进行游泳锻炼。痰湿体质的人一般体重较大，运动负荷强度较高时，要注意运动的节奏，循序渐进地进行锻炼，保障人身安全。

（5）按摩养生：痰湿体质者经络调理重在宣肺降气、除湿化痰。可选取具有健脾化痰作用的穴位，如丰隆、阴陵泉、天枢、脾俞、胃俞、三焦俞等，采用针刺的方法，每日1次，得气后留针20分钟；也可采用穴位按摩，以局部酸胀麻为度，每日2～3次，每次3～5分钟；也可采用灸法或拔罐法，每周2～3次，灸法每次3～5壮。

六、湿热体质

1. 体质特征

形体中等或偏瘦，平素面垢油光，易生痤疮粉刺，容易口苦口干，身重困倦，大便黏滞或燥结，小便短黄，男性易阴囊潮湿，女性易带下量多，舌质偏红，苔黄腻，脉滑数。易患疮疖、黄疸、热淋等病证。

2. 养生方法

（1）精神调摄：湿热体质的人性情较急躁，外向好动，常常心烦易怒。应安神定志，提高自身的道德修养，保持稳定心态，避免不良情绪。日常生活中要多听轻松音乐，克制过激情绪。合理安排自己的工作、学习和生活，培养广泛的兴趣爱好。

（2）饮食调养：湿热体质的人宜食用具有清热利湿功效的食物，如薏苡仁、莲子、茯苓、赤小豆、绿豆、冬瓜、丝瓜、苦瓜、黄瓜、西瓜、芹菜、莲藕、空心菜、鲫鱼、鲤鱼、海带、萝卜、豆角、白菜、卷心菜、绿豆芽等。禁忌辛辣燥烈和大热大补的肥甘厚味食物，如辣椒、生姜、大葱、大蒜、狗肉、鹿肉、牛肉、羊肉、动物内脏、荔枝、芒果、菠萝、酒、奶油等。减少甜食和酒类、碳酸类饮料的摄入。最忌食用经过油炸、煎炒、烧烤等高温加工烹制而成的食物。

（3）起居调养：湿热体质的人不宜居住潮湿之地，宜选择向阳而遮阴、通风良好、干燥凉爽的居住环境。雨季宜避免冒雨涉水，防止湿热之邪的侵袭。衣着尽量宽松，衣料以棉、丝或麻等透气较好的天然纤维为佳。平素应养成良好的作息规律，不要长期熬夜，或过度疲劳，要保持二便通畅。并注意个人卫生，预防皮肤病变。同时，要改正不良嗜好，如戒烟限酒。

（4）运动锻炼：湿热体质的人适合做大强度、大运动量的锻炼，如中长跑、游泳、爬山、各种球类、武术等。可以将健身力量练习和中长跑结合。春秋季节的野外锻炼效果更好，如春季的踏青、放风筝等。需要注意的是，此类体质的人运动时应当避开暑热环境，夏季运动最好在凉爽的清晨为宜。

（5）按摩养生：湿热体质的人经络调理重在清热利湿。可采用针灸、拔罐或刮痧等方法。同时还可选取具有清热化湿或健运脾胃功效的穴位，如丰隆、天枢、大横、委中、中脘、下脘、脾俞、胃俞、三焦俞等。可以采用针刺，每日1次，得气后留针20分钟；也可以采用沿经络敲打的方式，以局部酸麻胀为度，每日2～3次，每次3～5分钟。

七、血瘀体质

1. 体质特征

形体胖瘦均见。肤色晦暗，色素沉着，容易出现瘀斑，口唇色暗，舌紫暗或有瘀点，脉涩。易患癥瘕、痛证和血证等病。

2. 养生方法

（1）精神调养：血瘀体质的人常心烦、急躁、健忘，或忧郁、苦闷、多疑。日常生活中应培养乐观、豁达的情绪。多听抒情柔缓的音乐。

（2）饮食调理：血瘀体质者应选用活血化瘀功效的食物。如黑木耳、平菇、洋葱、韭菜、茴香、香菇、茄子、油菜、芒果、玫瑰花、番木瓜、海参、红糖、黄酒、葡萄酒等。对非饮酒禁忌者，适量饮用米酒、黄酒、葡萄酒，对促进血液循环有益。黑木耳可清除淤积在血管壁上的杂质；红葡萄酒能扩张血管，改善血液循环。此类食物宜多食或常食。忌食寒凉、温燥、油腻、涩血的食物，如乌梅、苦瓜、柿子、李子、石榴、花生米等。高脂肪、高胆固醇的食物也不可多食，如蛋黄、虾、猪头肉、奶酪等。

（3）起居调养：血瘀体质者宜居住采光好、向阳通风、温暖舒适的环境。生活作息要有规律，应早睡早起，不要熬夜，不可过度劳累或是过度安逸。衣服以肥大宽松为宜，由于“血得温则行，得寒则凝”，可经常用热水泡脚，避免用冷水洗澡。春秋季加强室外活动，夏季不可贪凉饮冷，冬季谨避寒邪，注意保暖。

（4）运动锻炼：血瘀体质的人应多参加体育锻炼，可根据自身情况选择合适的项目，如各种舞蹈、太极拳、八段锦、长寿功等。一般而言，年轻人运动量可适当加大，如跑步、登山、游泳、打球等。中老年人心血管功能较弱，不宜做大强度、大负荷的体育锻炼，而应该采用中小负荷、多次数健身锻炼，以促进全身气血运行，如易筋经、保健功、导引、按摩、太极拳、太极剑、五禽戏及各种舞蹈、步行健身法、徒手健身操等，以达到改善体质的目的。

血瘀体质的人在运动时要特别注意自己的感觉，如有下列情况之一，应当停止运动，到医院进行检查：①如胸闷或绞痛，呼吸困难；②特别疲劳；③恶心，眩晕，头痛；④四肢剧痛；⑤足关节、膝关节、髋关节等疼痛；⑥两腿无力，行走困难；⑦脉搏显著加快。

（5）按摩养生：初期只针不灸，用泻法，或以三棱针点刺出血，并实行刺血拔罐术。后期针灸并用，平补平泻。可选取血海、膈俞、太冲等，采用针刺的方式，每日 1 次，得气后留针 20 分钟，也可采用沿经络敲打的方式，以局部酸胀麻为度，每日 2～3 次，每次 3～5 分钟。还可选择刮痧，自下往上刮脊柱两侧的膀胱经。

八、气郁体质

1. 体质特征

形体消瘦者多见，性格内向不稳定，敏感多疑。面色苍暗或萎黄，时或性情急躁易怒，易于激动，时或忧郁寡欢，胸闷不舒，时欲太息，舌淡红，苔白，脉弦。

2. 养生方法

（1）精神调摄：气郁体质者性格内向不稳定、忧郁脆弱、敏感多疑，对精神刺激适应能力差，不适应阴雨天。应多参加社会活动、集体文娱活动，常看喜剧、滑稽剧，听相声，勿看悲剧。多听轻松、开朗的音乐，以舒缓情志。多读积极的、富有乐趣的、展现美好生活前景的书籍，以培养开朗、豁达的性格。还可适当安排外出旅游、访问等活动，以增加学识和见识，开阔胸怀。

（2）饮食调养：气郁体质者应选用具有理气解郁、调理脾胃功能的食物，如莴苣、茼蒿、黄花菜、麦芽、佛手、大麦、荞麦、高粱、蘑菇、豆豉、柑橘、萝卜、洋葱、苦瓜、丝瓜、菊花、玫瑰等。应少食收敛酸涩的食物，如石榴、乌梅、南瓜、泡菜、青梅、杨梅、草莓、阳桃、酸枣、李子、柠檬等，亦不可多食冰冷食物，如雪糕、冰淇淋、冰冻饮料等，忌食肥甘厚味及有刺激性的食物。可将橘皮、佛手、木香或山楂等与糯米煮成粥，长期服用。日常生活中适量多食葱、姜、蒜等调味品。

（3）起居调养：气郁体质的人宜采取安静、向阳、干净、明亮的住处，室内装修要色彩明亮，看后能使人精神明快。平常衣着宜宽松肥大，避免紧身衣裤，养成早睡早起的作息规律，保证充足的睡眠，不宜熬夜。应经常参加户外运动，增加社会交往，多交朋友，避免独处。

（4）运动锻炼：气郁体质的人应尽量增加户外活动。气郁质的锻炼方法主要有大强度、大负荷练习法，体娱游戏法。大强度、大负荷的练习是一种很好的发泄式锻炼，如跑步、登山、游泳、打球、武术等，有鼓动气血、疏发肝气、促进食欲、改善睡眠的作用。体娱游戏则有闲情逸致、促进人际交流、分散注意、提起兴趣、理顺气机的作用，如下棋、打牌、气功、瑜伽、打坐放松训练等。

（5）按摩养生：调理重在理气解郁、畅通气血，只针不灸，用泻法。选取具有行气解郁功效的穴位，如肺俞、肝俞及肝胆经穴位等，可每日针刺 1 次，留针 20 分钟，也可采用沿经络敲打的方法，以局部酸胀麻为度，每日 2～3 次，每次 3～5 钟。

九、特禀体质

1. 体质特征

特禀体质又称特禀型生理缺陷、过敏，是指由于遗传因素和先天因素所造成的特殊状态的体质，主要包括过敏体质、遗传病体质、胎传体质等。特禀体质有多种表现，有的人经常出现无原因的鼻塞、打喷嚏、流鼻涕，容易患哮喘，容易对药物、食物、气味、花粉、季节过敏，有的人皮肤容易起荨麻疹，皮肤常因过敏出现紫红色瘀点、瘀斑；遗传性疾病有垂直遗传、先天性、家族性特征；胎传性疾病为母体影响胎儿个体生长发育及相关疾病特征。

2. 养生方法

（1）精神调摄：特禀体质应合理安排作息时间，正确处理工作、学习和生活的关系，避免情绪紧张。在精神调养上要培养乐观的情绪。同时要具备良好的心态，正确地认识过敏只是代表对某种物质的不适应，避免产生悲观情绪，否则反而会影响机体的免疫功能。

（2）饮食调养：特禀体质的人在饮食上宜清淡、均衡，粗细搭配适当，荤素配伍合理。应根据实际情况制订不同的保健食谱。过敏体质者要做好日常预防和保养工作，避免食用各种致敏食物，减少发作机会。多食益气固表的食物，如粳米、山药、红薯、栗子等；少食荞麦、蚕豆、白扁豆、牛肉、鹅肉、鲤鱼、虾、蟹、茄子、酒、辣椒、浓茶、咖啡等辛辣食物及腥膻发物或含致敏物质的食物。另外，可以多进食一些具有清热凉血功能的食物，如绿豆、赤小豆、薏苡仁、冬瓜、木耳、百合、南瓜等，对预防或减轻过敏反应具有一定效果。

（3）起居调养：特禀体质者应根据每个人的情况进行起居调护。要保持居住环境清洁，被褥和床单要经常洗晒，室内装修后不宜立即搬进去居住。春季尽量减少室外活动时间，以避免花粉导致的过敏。避免接触各种致敏的动植物，适当服用预防性药物，以减少发病机会。应注意不可选择气味过于芳香的化妆品，含有乙醇和果酸成分的也要慎用。另外，还要养成科学规律的作息习惯，在季节交替时，要及时增减衣被，增强机体对环境的适应能力。

（4）运动锻炼：特禀体质的人应当积极参加各种体育锻炼，可根据各种特禀体质的宜忌选择有针对性的运动锻炼项目，逐渐改善体质。例如，对于环境因素如花粉过敏者，尤其要注意在春秋季节，避免长时间在野外锻炼，防止过敏性疾病的发作；对冷空气过敏者，不宜在寒冷的环境中锻炼，可进行冷水浴等耐寒锻炼；对紫外线敏感者，做好防护，不宜在强阳光下曝晒等。小儿运动宜循序渐进，以防大量出汗反而诱发感冒等，年龄较大者可选择一些动作舒缓的活动，如慢跑、太极拳、八段锦或民族舞蹈等。运动量以适度汗出为宜，通过汗出排出体内的毒素。

（5）按摩养生：可以采用针灸、按摩或是穴位敷贴的方法进行养生。经常选择具有补肺健脾益肾功效的肺俞、脾俞、肾俞、印堂、迎香、百会、合谷、风池、足三里、三阴交等穴位，也可在三伏天进行穴位敷贴或是用艾灸的方法，从小暑开始一直到立秋，对于改善体质，防治某些过敏性疾病有较好的效果。

第十四章　时令养生法

时令养生是指按照时令季节的阴阳变化规律运用相应的养生手段保证健康长寿的方法。这种“天人相应，顺其自然”的养生方法，是中医养生的一大特色。

人体和自然界是一个有机的整体，一方面，人类必须依赖于自然界的天之气、地之物，才能生存；另一方面，自然界的阴阳消长、四时物候的变化，又无时无刻不在影响着人。人通过适时的自身调摄，保持自身的生命节律与自然界阴阳消长的规律相协调，才能精神调和，形体坚实，不受外界邪气的侵害。自然界四时气候的变化对人体的生命活动会产生极大的影响，人们必须“顺时养生”，掌握自然规律，顺应天地阴阳四时的变化，以防病治病来达到健康长寿。依照不同时令，养生可分为昼夜养生、旬月养生、四季养生等多种方式。

第一节　昼 夜 养 生

一日之内，随着昼夜阴阳消长的进退，人的新陈代谢也会发生相应的改变，所以养生应重视一日昼夜晨昏的调养。虽然昼夜寒温变化的幅度不如四季变化明显，但对人体的影响同样是不可忽视的。人体阳气白天多趋于表，夜晚多趋于里。由于人体阳气有昼夜的周期变化，所以对人体病理变化亦有直接影响。一日可以参照四季进行划分，早晨相当于春季，中午相当于夏季，傍晚相当于秋季，半夜相当于冬季。早晨阳气升发，能够抵御邪气，邪气衰减，所以早晨病情轻而患者精神清爽；中午阳气旺盛，能够制伏邪气，所以中午病情安定；傍晚阳气开始衰减，邪气逐渐亢盛，所以傍晚病情加重；半夜人体的阳气深于内，邪气亢盛已极，所以夜半病情最重。根据此理论，人们可以利用阳气的日节律合理安排日常生活，提高人体适应自然环境的能力。

随着一日四时阳气的变化，养生还应该注意掌握早晨、中午和夜晚几个特殊时间段的保健方法，做好一日内的调养工作，这样就可以达到预防疾病、延年益寿的效果。

一、早晨养生

早晨，古时指寅卯之时（3:00～7:00），现今一般指 7:00～9:00 的辰时，还可泛指上午这一段时间。早晨为一日活动之始，往往被视为充满朝气的时候，对人体而言是一个非常重要的时段，关系着一天的身体与精神状况。中医认为早晨是人体阳气升发之际，在阳气初生之际做好保养工作很重要。早晨较宜在户外锻炼身体，通过活动，促进血液循环，使阳气得以升发。早饭宜吃好，由于此时人体的脏腑功能处于升发的状态，营养需求量大、代谢旺盛。早餐还可以喝点姜汤或者吃些姜丝、姜片，能够促进阳气的升发、散布。另外，有规律地进食早餐对预防胆囊结石的发生也有一定作用。早上应尽量保持心情愉快。按照心理学的研究，刚起床时是人从潜意识到意识的过渡时期，这个时候保持快乐的心态，或者鼓励自己，那么这一日就可以变得很快乐。

二、中午养生

中午，又名正午，指二十四小时制的 12:00，为一日的正中。古代将一日分为十二时辰，午时即为现代二十四小时制的 11:00～13:00，此时阳气达到顶点，适宜午睡。半夜 11:00 到凌晨 1:00，为子时，人的阳气开始升发，并逐渐增强，一直到午时，阳气最旺盛。午时阴气初生，并逐渐生长，一直到子时达到最盛。所以子时和午时，一个是阳气初升的时候，一个是阴气初升的时候，不论阴气和阳气，在初升的时候都很弱小，需要着意保护。午后的小憩可促进阴阳消长和气机的转化，不仅可以使上午升发耗散的阳气得以培补，还能保证午餐后消化器官血液供应和营养物质的吸收。中午是一日中阳气最旺盛的时候，消化功能强劲，下午人们处在工作或学习中，消耗较大，需要补充较多的营养物质，因此午餐应丰盛些。

三、夜晚养生

夜晚通常指下午 6:00 到次日的早晨 5:00 这一段时间。晚上太阳落山，自然界阴寒之气渐盛，气温通常会逐渐降低，在半夜达到最低。人的阳气渐虚，活动渐少，代谢减退，营养需求相对较少，所以晚餐宜少食。晚饭如果摄入太多，由于阳气相对较虚，运化无力，加之活动较少，能量无法消耗，极易引起肥胖。到了深夜，阳气降到最低点，体内阴气较盛，此时不宜进食夜宵，不但妨碍消化吸收，还会影响睡眠。夜间阳气收敛内藏，汗孔也随之闭密，所以到了晚上，不要再扰动筋骨，应早点休息，切忌熬夜。

第二节 旬月养生

人体气血的运行及盛衰，不仅和季节气候的变化有关，而且同日照的强弱和月相的盈亏直接相关。中医认为，人体的阴阳消长变化，在每个月都是不同的。一年四时，各随其五行的配合而分别当旺。木、火、土、金、水五行，随时间变化而递相承袭，各有当旺之时，到一年终结时，再开始从头循环。

一年分立四时，四时分布节气，逐步推移，医者治病需要根据气候的不同来区别用药，对于养生而言，也应该了解每个月养生应该注意的事项，顺应天时的变化，才能达到事半功倍的效果。

日常应遵循农历月份规律逐月施养，具体如下：

正月，是春季的第一个月，天地之气开始复苏，万物升发，称之为“发阳”。一月包含“立春”和“雨水”两个节气，“立春”位居开始。养生也要顺应春天阳气升发、万物始生的特点，逐渐从“秋冬养阴”过渡到“春夏养阳”，注意保护阳气。正月是从“藏”转向“生”的早期，邪气易直中伤肾，而肺气亦微弱，饮食上应该少食咸、酸，多食辛辣，如豆豉、葱、香菜、韭菜等，这样可以助肾补肺，安养胃气。因为春季阳气初升，而酸味入肝，具有收敛之性，不利于阳气的升发和肝气的疏泄。正月既不要冒风受寒，也不要太过温暖，应该晚睡早起，以舒缓自己的形体和精神。

二月，春天将半，包含“惊蛰”和“春分”两个节气。二月时肾气微弱，肝气旺盛，宜戒食酸味而增食辛味，这样可以助肾补肝。宜除去胸膈间痰液，将皮肤擦热，使出微汗，以驱散冬天蓄积在人体内的邪气。建议二月多食韭菜，还可以食用温补阳气的食物，如大枣、荠菜、鸡肉等。

三月，是春季的最后一个月，包含“清明”和“谷雨”两个节气，万物萌发，天地也充满生气。三月，肾气平息，心气渐渐升发，木气正旺，适宜少食甜味、多食辛味，补精益气，顺应时令。这时天气转暖，适宜早睡早起，以养脏气。人的形体应该自由放松，使之安泰，以顺应天时。人们的室外活动增加，北方的桃花、梨花、杏花等开满枝头，杨絮、柳絮四处飞扬，对花粉过敏的人应注意防范。此季节还是传染病高发季节，常见急性病毒性肝炎、流脑、麻疹、腮腺炎等。所以要依据天气变化及时增减衣服，预防传染病。

四月，为孟夏之月，即夏季的第一个月，包含“立夏”和“小满”两个节气，是天地交泰、万物花开的时节。中医理论认为，心对应“夏”，也就是说在夏季，心阳最为旺盛。因此，夏季需要更多地保养心气心阳。适宜晚睡早起，以受天地间的清明之气，不要大怒、大泄。应少房事以壮肾水，静养以熄心火，以使志安宁，顺应天地造化之机。宜多食具有清热利湿功用的食物，如赤小豆、薏苡仁、绿豆、冬瓜等。忌肥甘厚味、辛辣助热之品，如动物脂肪、海鲜鱼类、辣椒、韭菜、牛羊狗肉等。老年人在饮食上应以低脂、低盐的清淡食物为主，多食用维生素含量高的蔬菜水果，可饮少量低度酒，以保持气血通畅。

五月，包含“芒种”和“夏至”两个节气，是夏天真正开始的时候，天地化生，万物已成。此时要避免大热、大汗，也不要露宿于星月之下，谨防邪气入体导致疾病。要早睡早起，但因此时天气是昼长夜短，中午可以午休一会儿，对恢复体力、消除疲劳有一定好处。饮食调养宜减酸增苦，以清补为主，宜食用蔬菜、豆类、水果等。忌食辛辣油腻之品，如羊肉、牛肉、辣椒、葱等。由于天气炎热，汗出较多，衣着应以棉制品为好，利于汗液排泄。要常冲洗，保持皮肤清洁卫生，还要防止中暑、腮腺炎、水痘等。

六月，包含“小暑”和“大暑”两个节气，生长之气隆盛，万物生长茂盛、繁荣。六月阴气内伏，暑热外蒸，如随意当风，任性食冷，易致泄泻等胃肠道疾病，故饮食须清淡、温软，应多食绿叶菜及苦瓜、黄瓜等蔬菜，水果则以西瓜为好。忌辛辣油腻之品，注意饮食卫生。此时是人体阳气最旺盛的时候，人们在工作劳动之时，注意劳逸结合，保护阳气。对有心脑血管疾病的人来说，要保证充足的睡眠，并加强室内通风，尤其在闷热的天气中要注意使用物理降温。体力劳动者、室外工作者此时应多饮水，必要时可服少量仁丹，或喝绿豆汤等以防中暑。起居方面，要晚睡早起，以顺应阳气的充盛，利于气血运行。

七月，包含“立秋”和“处暑”两个节气，是夏天即将结束、秋天将要来临的时候。初秋温燥伤津，容易出现皮肤干燥、眼干、咽干、小便黄、大便秘结等症状，要注意多饮水，顾护津液，不要大热大汗，适当防暑降温。饮食应多食酸，少食辛。如多食西红柿、茄子、马铃薯、葡萄、梨等食物，少食油腻的肉食，多食碱性食物。秋乏与体液偏酸有关，多食碱性食物能中和肌肉疲倦时产生的酸性物质，使人消除疲劳，如苹果、海带及新鲜蔬菜等。还要少食葱、姜等辛味之品。

八月，是秋季的第二个月，包含有“白露”和“秋分”两个节气。八月养生应本着阴阳平衡的原则，使机体保持“阴平阳秘”的状态。精神调养在秋天非常重要，因为秋天万木凋谢，人容易产生“悲秋”之感，所以要培养乐观情绪，保持神志安宁，以适应秋天。天气晴好之日，多外出漫步，登高望远，享受大自然的美景，既可锻炼身体，使身心愉悦，还可排解秋愁。此时养生防秋燥也非常关键，人们往往会出现口干、唇干、鼻干、咽干及大便干结、皮肤干裂等不适，可适当地多食富含维生素的食品，如黄瓜、萝卜、梨、冬瓜等，或用中药食疗，如服用西洋参、沙参、百合、杏仁、川贝等。

九月，包含“寒露”和“霜降”两个节气，为秋季的第三个月，草木凋零，众物蛰伏，气候寒冷，须注意避风，少食生冷。中医提倡“春夏养阳，秋冬养阴”，当气候变冷时，正是人体阳气收敛、阴精潜藏于内之时，故秋季必须保养体内阴精。精神调养此时也应受到重视，特别是在北方，万木凋零，草枯叶无，易使人产生悲观情绪，尤其生活、工作中遇到不如意之事，更使抑郁多发。所以，此时人们要注意控制情绪，避免伤感，多做开心之事，保持良好的心态，平安度过秋季。饮食上以滋阴润燥为宜，还要多饮水，宜适当多食芝麻、糯米、粳米、蜂蜜、大枣、山药等以滋阴润肺、增强体质，少食葱、姜、蒜等辛辣之品。

十月，包含有“立冬”和“小雪”两个节气，为孟冬之月，即冬季的第一个月，天地都处于闭藏的状态，水冻地裂。人们情绪容易低落，郁郁寡欢，精神养生应做到精神安静，保护阳气，不过度消耗阴精，要保持良好的心态，遇到不愉快的事情要及时排解。生活中要做到早卧晚起，保证充足的睡眠，注意背部保暖，饮食宜多食热量较高的膳食，如牛肉、羊肉、乌鸡、豆浆、牛奶、萝卜、青菜、木耳、豆类等，还要多食新鲜蔬菜，以避免维生素缺乏。少食寒性之品，如海鲜等，宜减食辛味、苦味以养肾气。

十一月，包含有“大雪”和“冬至”两个节气，为冬季的第二个月，气温下降明显，寒气正盛。“冬至”是非常重要的节气，这一天白昼最短，夜晚最长，阴气盛极而衰，阳气开始回升，此时是进补的最佳时令，可根据每个人体质的不同选择不同的膏方。体质弱、消化功能差的人，可选择“慢补”，还要多食蔬菜，忌过补、急补。体质较好的人选择“平补”，不要过食油腻之品，以防产生内热而诱发疾病。

十二月，包含“小寒”和“大寒”两个节气，是冬季的最后一个月，天地闭藏，阳潜阴施，万物伏藏，是一年中最冷的季节。此时，应去寒就暖，避免感受风邪，不要劳伤筋骨，不要出大汗。可多食羊肉、狗肉、鸡肉、甲鱼、核桃仁、大枣、龙眼肉、山药、莲子、百合、栗子等，有补脾胃、温肾阳、健脾化痰、止咳补肺的功效。体质偏热、偏实、易上火的人应注意缓补、少食为好。忌一切寒凉之物，如冰激凌、生冷食品。

第三节 四季养生

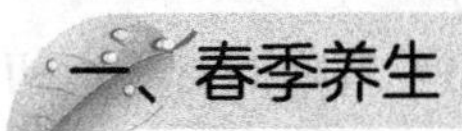

一、春季养生

1. 气候特点

春为四时之首，春季是农历的一月到三月，从立春到立夏前，含立春、雨水、惊蛰、春分、清明、谷雨六个节气。春季多风，风是春季的主令。中医认为，风为百病之长，风邪是外感邪气致病的主要发病因素，许多疾病的发生多与风有关，如感冒、风疹、过敏性鼻炎等。

春季气候多变，气温逐渐上升。俗话说："百草回生，百病易发。"此时，各种致病微生物也开始萌生繁殖，所以这个季节也是传染性或感染性疾病的高发期，易导致流行性感冒、流行性脑脊髓膜炎、腮腺炎、猩红热、水痘等疾病的发生与流行。

2. 养生原则

（1）春季重养"生"：春季自然界阳气初生，人体养生也应着眼于一个"生"字，在精神、饮食、起居等方面，都必须顺应春天阳气升发、万物始生的特点，注意保护和宣达体内阳气。如春季应早睡早起，广步于庭，舒张形体，使神志随着春天而生气勃发。平素应避免过分劳累或过食辛辣之物，防止出汗太多，损伤阳气。

（2）春季宜养肝护胃：中医理论认为，春气通于五行中属木的肝，故春日宜养肝。春季养肝要顺应肝喜疏泄、恶抑郁的条达之性。重视精神调养，戒除暴怒，忌心情忧郁，做到心胸开阔，乐观向上，保持恬静、愉悦的心态。一些肝病患者，往往在春季有不适感，甚至出现肝病的复发或恶化，这是季节对机体影响的一种特殊反应。春季养肝的同时还应顾护脾胃，春季肝旺更易克制脾胃，影响脾胃的运化功能，出现腹胀、腹痛等。因此，春季养脾护胃也很重要。

（3）春季宜避风防邪：春季风气主令，由于人体腠理随着气温的升高，开始变得疏松，很容易受到风邪及其他邪气的侵袭，而导致各种疾病发生。所以，春天不宜减衣太急，特别是年老体弱者，减脱冬装尤宜审慎，应当遵循古谚所说的"春捂秋冻"，以御风防邪。

3. 养生及保健方法

（1）生活起居：立春时节，冬藏结束，春生到来，人们却似乎总也睡不够，白天也时常觉得昏昏欲睡、精神不振。为防止春困，在起居方面要求人们夜卧早起，衣着宽松，舒展形体，达到人与自然的和谐统一，保持精力的充沛。早春的时候不要急于脱掉冬装，预防倒春寒。如果过早地脱去棉衣，寒气会乘虚而入，首当伤肺，所以易患流行性感冒、急性支气管炎、肺炎等呼吸道疾病。尤其是对调节能力较差的儿童、老人或体质较弱者，应根据气候寒热变化，随时添减衣服。春季晚上睡前用热水洗脚，并用双手按摩足底的涌泉穴，能使全身暖和、舒适，睡得更安稳。早晨要先使头脑清醒后，再睁开眼睛，然后闭眼将双手搓热，熨眼数十遍，接着将眼睛左右各旋转九遍后，将双眼紧闭一会儿，然后猛然睁开双眼，这样有助于祛除眼中的风火。

（2）饮食调养：春季的饮食调养方面应由温补、辛甘逐渐转为清淡养阴之品。孟春为冬春交换之时，天气还比较寒冷，应多食用葱、姜、蒜、韭菜、豆豉、春笋、香椿等温补性食物烹饪的菜肴及汤羹；仲春饮食应以辛甘为主，适当食用山药、大枣、蜂蜜等平补脾胃的食物烹饪的菜肴及汤羹；季春为春夏交换之时，气温偏高，饮食应遵循清淡养阴的原则，可以多食荠菜、百合、海带、海蜇、紫菜、鸭肉等食物。

（3）运动锻炼：春季的运动应多与大自然接触，对改善肝脏功能及身心健康大有好处。春季运动地点宜选择在室外，特别是春天的郊野，空气清新，在正式进入锻炼前，应当做好充足的准备活动，要循序渐进。这是因为春季伊始，我们身体各器官如内脏、肌肉的功能都还处于较低水平，骨骼和韧带很僵硬，若贸然弯低身体、高踢脚尖，甚至快速扭腰、跳绳等都容易造成运动性损伤。因此，从事运动强度较大的锻炼前，为了预防肌肉和骨骼遭受损伤，"热身运动"必不可少。此外，春季运动锻炼结束后，要立即擦干身上的汗液，换上干净衣物，防止着凉受冻。

（4）情志调养：在春季，由于春气通于肝，容易生"怒"。既往有高血压（肝阳上亢型）、肝病（肝郁气滞型）和脾胃病（肝气犯胃型）的部分患者会表现出情绪低落、烦躁易怒、胸胁满闷、胃脘胀痛等情况，这类群体更应特别注意精神调养。首先要学会自我控制。其次，把积聚、压抑在心中的不良情绪，通过适当的方式宣泄出去，以尽快恢复心理平衡，如找朋友谈谈自己心中的苦闷，去健身房健身等。再次，要善于处理好人际关系，和谐的人际关系会引起愉快的情绪反应，产生安全感、舒适感和满意感，心情自然恬静舒畅。

二、夏季养生

1. 气候特点

夏季为农历的四月到六月，从立夏到立秋前，含立夏、小满、芒种、夏至、小暑、大暑六个节气，这是一年中阳气最盛、阴气最弱的季节。夏季气候可用高温、高湿、多雨来形容，而且夏季由于气候炎热等原因，易使人体生理活动和外界的平衡遭到破坏，导致中枢神经系统的功能不稳，神经反射变得迟钝，出现精神不振、注意力不集中等表现。

2. 养生原则

（1）夏季重养“长”：夏季万物生机勃勃、生长旺盛，人们养生应该顺应夏季“长”的特点。中医认为，夏季阳盛阴衰和冬季阴盛阳衰是自然界阴阳消长平衡的结果，而人体要保持阴阳之气的平衡，必须注意在夏季保养阳气，方可为冬季的阳消阴长做好准备。因此，在炎热的夏季，人体皮肤腠理开泄，阳气外发，此时不宜过度贪凉饮冷，以免损伤阳气。

（2）夏季宜养心：夏季气候炎热，心的生理功能也相对旺盛，一是体现在心主血脉，气血旺盛，运行畅达，功能活动增强；二是由于心主神明，暑气通于心，心神易受暑热邪气的扰动，出现心神不安、烦扰不宁等表现。汗为心之液，血汗同源，大量出汗易伤心之阴阳。因此，夏季既不能闭汗，也要避免过度出汗，出汗后要及时补充水分，以养护心脏。

（3）夏季宜避暑湿：暑为火热之气所化，独发于夏季，是夏季的主气，容易耗气伤津，出现口渴引饮、唇干口燥、大便干结、尿黄、心烦等症。如救治不及时，易出现身倦乏力、短气懒言等一系列阳气外越症状，甚至猝然昏倒，不省人事。因此，夏季一定要注意防暑降温，避免较长时间在烈日下暴晒或高温环境下工作、运动。同时，还要根据出汗量多少，随时给机体补充水分和无机盐类。

3. 养生及保健方法

（1）生活起居：由于夏季昼长夜短，阳气旺盛，人应晚睡早起，顺应自然，以保养阳气。在衣着方面，夏季要穿浅色、轻薄、柔软的衣服。衣料的透气性、吸热性、散湿性能越好，越能有效地帮助人体散热，不妨碍皮肤汗液蒸发，使人穿着舒适而凉爽。夏月暑热湿胜，宜防暴晒、降室温，但不可只图一时之快过于避热趋凉，更不可在室外露宿、卧居潮湿之处及久坐湿冷之地。睡时不可让电扇直吹，有空调设备的房间，亦要注意室内外温差不要过大，以免受凉。

（2）饮食调养：夏季气候炎热，人的消化功能较弱，饮食宜选择清淡爽口、易于消化的食物，多食蔬菜、水果、粗粮，少食膏脂厚味及辛辣上火之物。可多食西瓜、枇杷、杨梅、桃等时令水果，它们皆有清热消暑之功。应多喝水，或食用绿豆汤、酸梅汤、赤豆汤等饮料，既可以解暑，又能补充水分和无机盐等。切忌因贪凉而暴吃冷饮、冰水、凉菜、生冷瓜果等，以免损伤脾胃阳气。

（3）运动锻炼：俗话说“冬练三九，夏练三伏”，说明夏季的运动锻炼，也对健康起着重要作用。夏季经常参加锻炼，可增强体质，提高机体的抗病能力。但必须注意，运动的时间最好安排在清晨或傍晚天气凉爽时，同时选择合适的锻炼项目，如散步、慢跑、太极拳、气功、广播操等。垂钓也是一种较好的健身方法，由于垂钓是用脑、手、眼配合，静、意、动相助而成的，它对提高人的视觉和头脑灵敏的反应能力，都可起到积极作用。夏季锻炼切记要做好必要的防护措施，在阳光下运动，要戴上白色遮阳帽或草帽，避免阳光直射头部。室内锻炼要敞开门窗，使空气流通。锻炼后出汗较多，可适当饮些盐开水，但不要喝大量凉水或冷饮。

（4）情志调养：夏季气候炎热，可致使心神不安，许多人心情也变得烦躁，爱发脾气，故宁心静神尤为重要，“心静自然凉”是夏季调养心神的重要法则。因此，夏季精神调摄要做到神清气和，快乐欢畅，胸怀宽阔，方可使心神得养。

三、秋季养生

1. 气候特点

秋季三月，从立秋到立冬前，含立秋、处暑、白露、秋分、寒露、霜降六个节气。立秋的开始，预示着秋天的到来，自此天高气爽，气温逐渐下降。秋季是自然界阳消阴长的过渡阶段，气候转凉，人体的生理功能也随之由夏季的亢奋状态转入冬季的抑制状态。在此过程中，如果调节不慎，会引起机体免疫力下降，抗病能力降低，易生感冒、腹泻等疾患。另外，一些虚寒性质的慢性病患者，如湿病患者，病情在夏季因天气炎热而暂得缓解，但到了秋季随气温降低有逐渐加重的趋势。

2. 养生原则

（1）秋季宜养“收”：秋季自然界阳气渐收，阴气渐长，人体的阳气随之内收。因此，秋季养生要顺应“秋主收，冬主藏”的规律，着眼于秋季“收”的特点，重视蓄养阴精。

（2）秋季宜养肺胃：中医认为，秋季养生重点在肺。根据中医理论，秋季燥气主令，而秋气通于肺，肺为娇脏，主呼吸，性喜润而恶燥，故当空气中湿度下降，燥邪侵袭人体的时候，肺首当其冲，如哮喘、支气管炎、肺气肿等疾病，往往在秋季容易复发或病情加重。因此，随着气温逐步降低，人体胃肠道对寒凉的刺激非常敏感，尤其是深秋后气候转冷，如果防护不当，就会引起胃肠道疾病或使原有的疾病加重。因此，秋季养生还应注意护胃。

（3）秋季宜防燥：燥为秋季之主气，在自然界可以出现天地龟裂、草木枯槁，在人体则表现为干咳少痰或痰中带血、口鼻干燥、皮肤皲裂、大便干燥等。因此，秋季养生的一个重点是保养肺脏和防护燥邪对人体的侵害，以养护体内阴气。对于素体阴亏者来说，可进食养阴滋液之品，如西洋参、燕窝、沙参、麦冬、石斛、玉竹等。

3. 养生及保健方法

（1）生活起居：立秋之季已是天高气爽之时，人们养生应开始“早卧早起”，以顺应阳气之收敛。秋季早起后进行锻炼，可促进心脑功能的改善，平衡血液循环，增强心肺功能，提高机体的抗病能力。秋季穿衣，宜遵循“春捂秋冻”的原则，衣被要逐渐添加，以自己感觉不寒为准。

（2）饮食调养：由于秋季气候可大致分为初秋湿热和深秋燥凉两个截然不同的阶段，所以此季饮食调养也应细化。初秋针对雨水较多、湿易困脾的气候特点，可多以白扁豆、豇豆、薏苡仁等健脾利湿之品煮粥食用，以除湿健脾助运。仲秋以后，气候转凉，秋燥主令，人体也常出现口鼻咽喉干燥、皮肤干裂、大便秘结等燥盛津伤之象，可根据“燥者润之”和“少辛增酸”的原则，适当多食能够滋阴润燥的食物，如芝麻、核桃、蜂蜜、梨、柿子、香蕉、百合、银耳、萝卜、乌骨鸡、鸭蛋、豆浆、乳品等，或进食一些带有酸味的水果，如葡萄、石榴、苹果、芒果、阳桃、柚子、猕猴桃、柠檬、山楂等酸甘化阴。另外，应少食辛辣煎炸热性的食物，如韭菜、大蒜、葱、姜、八角、茴香等。

（3）运动锻炼：秋季气候适宜，是开展各种运动锻炼的好时期。若坚持适宜的体育锻炼，不仅可以调心养肺，增强内脏器官的功能，而且有利于增强机体各组织器官的免疫功能和身体对外界寒冷刺激的抵御能力。比较适宜的运动有慢跑、登山等。此外，秋天气候多变，天气渐冷，此时可逐步进行一些耐寒锻炼，如冷水浴，以提高机体的抵抗力。

（4）情志调养：秋气应于肺，肺在志为悲，秋天的“秋风秋雨”极易引起人们的伤感，而悲伤情绪又往往对人体健康产生负面影响，故秋季精神养生还要克服悲秋的情绪。一是要心态乐观，对人、对己宽容；二是要心境淡泊，抱有一颗平常心，寡欲少求，有利于神志安宁，收神敛气。此外，还要多参加户外活动，以助于心旷神怡、开阔胸襟，使胸中郁积一扫而光。

四、冬季养生

1. 气候特点

冬季是指我国农历十月到十二月，包括立冬、小雪、大雪、冬至、小寒、大寒六个节气。冬季寒热不均的气候特点可引起各种疾病，并容易诱发旧病复发或加重，尤其易引发心脑血管病。冬季的萧瑟景象易引起人的伤感情绪，因此人们常把冬季比作人的暮年，这个季节里老年人更易产生一些消极心理，对养生极为不利。

2. 养生原则

（1）冬季重养“藏”：寒冷的冬季，天寒地冻，瑞雪纷飞，大多数动植物都处于蛰伏的冬眠状态，所以人们也应该遵循自然界“蛰伏闭藏”的规律，采取以“伏藏”为主的养生保健方法，早睡晚起，以养精蓄锐，为来春生机勃发做准备。

（2）冬季宜养肾：冬气通于肾，肾为人体能量之源，其功能强健，则生命力旺盛，可调节机体适应严冬变化，防止寒气侵袭；反之，调摄不当，则易伤肾，肾伤后苛疾丛生。因此，冬季养生要注意肾的养护，注重调摄肾的阴阳。冬季饮食应多食能够益肾的动物类和豆类食品，如狗肉、羊肉、鹅肉、鸭肉、大豆、核桃、栗子、木耳、芝麻等。

（3）冬季宜防寒：寒为冬季的主气，属阴邪，易伤阳气，可致机体新陈代谢减弱，出现手足不温、畏寒喜暖等阳气虚表现。寒凝滞收引，易导致人体气机、血运不畅，而使许多旧病复发或加重，特别是中风、脑出血、心肌梗死等严重威胁生命的疾病，冬季里不仅发病率明显增高，而且死亡率亦急剧上升。冬季养生的要点在于防寒，特别是注意对头部、背部和脚部的保暖。因此寒冬季节，在穿衣和居家方面，一定要采取足够的防寒保暖措施；饮食上宜多食一些羊肉、狗肉等温肾壮阳之物，有助于增强机体的御寒能力。

3. 养生及保健方法

（1）生活起居：冬季阳气潜藏，阴气盛极，万物活动趋向休止，人也应适应自然界这种变化，不要无故扰动阳气，破坏人体阴阳转换的生理功能。因此，宜早睡晚起，最好等待日出以后活动，以免扰动阳气。衣着方面，要随气候变化增减衣服，内衣以棉布质地为好，既温暖贴身，又便于吸汗。冬季祛寒就温，预防严寒侵袭是必要的，但不可以暴暖、过暖。忌穿衣过厚、向火醉酒、烘烤大汗等。

（2）饮食调养：冬季饮食宜以甘温为主，多食一些能够补气助阳的食物，如牛肉、羊肉、鸡肉、鳝鱼、海虾、马铃薯、韭菜、淡菜、鹌鹑、山药、核桃等，以提高机体的御寒能力。五味调养应以甘味、辛味为主，以补肾祛寒，为来年"春生夏长"做好准备。同时，宜遵循"少咸多苦"的原则，既可避免过于滋腻而影响脾胃功能，又要适度进食苦味之品以清除胃肠多余的积热。此外，冬季还应遵守"秋冬养阴"的原则，进食一些滋阴的食物，如桑椹、龙眼、甲鱼、黑木耳等，以使阴生阳长。

（3）运动锻炼：冬天气候寒冷，许多人不愿意参加体育运动。俗话说："冬练三九，夏练三伏。"冬季坚持运动锻炼也是非常必要的，特别是应坚持室外锻炼，以适应寒冷的刺激，使身体与寒冷的气候环境保持平衡，提高机体的抗寒能力。冬季宜进行对改善机体心血管、呼吸、消化、运动、内分泌等各个系统的功能都有帮助的耐寒锻炼，以预防和减少冠心病、脑血管意外、感冒、咳嗽、关节炎、肥胖等病的发生。冬季锻炼要避开大风、大寒、大雪、雾露天气，要注意预防感冒和冻伤。锻炼前应做好准备活动，开始锻炼时要多穿些衣服，待身暖和时再脱去厚衣服，运动后要及时更换衣服，不要穿湿衣服。同时注意运动不宜过量，避免损失阳气，以符合"闭藏"的养生要求。

（4）情志调养：严寒的冬季，阳气潜藏，阴气独盛，人体新陈代谢也处于相对较低的水平，所以冬季应避免各种不良情绪干扰和刺激，让自己的心情始终处于淡泊宁静的状态，遇事做到含而不露，秘而不宣，使心神安静自如，让自己的内心世界充满乐观喜悦的情绪，以免扰及人体阳气。还要防止季节性情感失调症，有些人在冬季易发生情绪抑郁、懒散嗜睡、昏昏沉沉等现象，并且年复一年地出现，这种情况多见于青年人，尤其是女性。可通过延长光照时间，加强锻炼，多食新鲜蔬菜、水果、豆类、乳类、花生、动物内脏等食物进行调养。

第四节　北方冬季养生注意事项

一、北方冬季要防"暖气病"

进入冬季，在我国北方的大部分地区已经供上了暖气。与南方湿冷的冬季相比，待在北方温暖的暖气房里是一件非常舒适、惬意的事。早起不再是困难的事情，回到家也可以脱下厚重的外套。然而，在暖气房里如果不注意养生，很可能会出现鼻腔里面有血丝、口舌干燥、眼睛疲劳等症状。

五个高危部位易患"暖气病"：

部位一：皮肤。冬季气温低，人体皮肤本身就容易干燥、瘙痒，甚至开裂。供暖后，室内温度高于室外温度，会加速皮肤水分流失，使皮肤纤维失去韧性。皮肤发干，刺激痒觉神经，严重者还可能引发乏脂性湿疹，这种病又称"秋冬季瘙痒症"。

部位二：眼睛。冬季户外风干物燥，回到室内又会因为温度高造成机体缺水。环境因素与外力影响造成泪液循环障碍，导致眼结膜干燥，最终形成"干眼症"。据统计，北方冬季因为干眼症去医院求诊的病患会增加4～5成，而且极易增加患"红眼病"的风险。

部位三：呼吸系统。开始供暖后，很多市民家中门窗紧闭，空气不流通，极易滋生细菌。

此外，暖气散热片上积攒的灰尘会随着热气飘散到空气中，并附着在干燥的鼻咽黏膜上，从而增加了过敏性鼻炎、咽喉炎、支气管炎等呼吸系统疾病的患病率。过于干燥的空气还可能引起嘴唇干裂、鼻咽干燥、干咳声嘶，甚至发生呼吸道感染和支气管炎、哮喘等疾病。

部位四：心血管系统。心血管系统推动全身血液循环，暖气过热导致人体水分流失，增加血液黏稠度，容易引起心绞痛、血压下降等心血管疾病。室内和室外温差太大，可能导致血压波动大，从而引发冠心病。

部位五：泌尿系统。在暖气房里有时会忘了喝水，造成体内水分流失，导致尿量在不知不觉中减少。正常人每天的尿量在1500毫升左右，它能起到排除体内多余水分、冲洗尿路的作用。但是，如果水分摄入不足，尿量过少，会增加患泌尿道感染和尿路结石的风险。

二、北方冬季要补水保湿防干燥

要想在冬日的暖气房里做到健康养生，解决周围空气干燥的现状需要做到以下几点：

首先，要多喝水。只有先从内部环境去改善，才能彻底地从身体根源祛除干燥的感觉。当你感到口渴的时候，你的身体至少已经流失了百分之一的水分。同时，越不注意喝水，喝水的欲望就会越低，人就会变得越来越“干旱”。《中国居民膳食指南》建议每天最少饮水1200毫升，大约六杯的量。所以，暖气房里干燥，加上人体本身会失水，一定要实时补充水分。

其次，暖气片上放盆水或者购置加湿器。把水放在暖气片上，水分能挥发到空气中，这是一种增加空气湿度最原始的方法。室内的湿度最好控制在40%～60%，如果湿度过低，室内的可吸入颗粒便会增多，容易使人患上感冒；反之，对人体呼吸系统和鼻黏膜也有害。另外，使用加湿器也是常见的保湿方法，值得注意的是，由于加湿器中的水容易产生细菌，而这些细菌会随蒸汽飘浮在空气中，对人体的健康造成危害，因此最好能每天清洗一次加湿器。在卧室里养植物不仅可以带来新鲜的空气，还有利于改善空气质量。绿色植物是天然的加湿器，能调节温度和湿度，室内适合摆放一些体积小而且全天都能释放氧气的植物，如芦荟、吊兰等。平常要勤给植物叶片上喷水，这样既有利于植物的生长又能增加室内湿度。

三、北方冬季要开窗通风见阳光

中医常说，冬季是匿藏精气的时节，可见生活起居也很重要。很多人在外面穿羽绒服、厚棉衣，一回家就门窗紧闭，脱下外衣只剩背心，这是非常不可取的。室内外温差过大，空气流通不畅，很容易引发各种疾病，久则可引起免疫功能和抵抗力下降，从而导致人体出现不同程度的内热外寒症状。所以为了让肌肤的抵抗力和自我调节能力能够良好发挥，应当尽量避免忽冷忽热的情况发生。室内温度应该设置在18～20℃为宜，若室内温度过高，出门时身体不能适应户外的寒冷容易感冒。即使天气寒冷也要多开窗通风，祛除室内污浊空气、细菌病毒，保持室内空气清新，最好每天早晚各开一次窗，每次通风时间不少于半小时。

不少北方人有“猫冬”的习惯，进了暖气房就不愿出门，特别是那些住在高楼里的老人和平时工作繁忙的年轻人。其实，暖气再温暖也代替不了阳光，晒太阳能促进钙的吸收，避免骨质疏松，减轻人的抑郁情绪。冬季应该坚持适当的户外锻炼活动，到大自然中呼吸新鲜的空气，不仅可以提高人体的御寒能力，增强免疫抵抗力，有效预防贫血、感冒、扁桃体炎、支气管炎等疾病，还能够满足脑部的供血，消除大脑长期工作带来的疲劳，增强记忆力，从而提高工作和学习效率。

四、北方冬季要多吃蔬果保健康

俗话说："冬吃萝卜夏吃姜，不劳医生开药方。"可见民间早有根据不同季节来食补的习惯。冬季北方天气干燥，想预防"暖气病"就应该排出身体的燥热，多食蔬菜、水果。冬天里人们多食肉类，需要搭配凉性和性味甘平的食物以起到清凉、解毒、去火的作用。蔬果中的维生素含量很高，而维生素也是调节肌肤的重要元素。如果肌肤感觉干燥、瘙痒等，可多食富含维生素A的食物，如茴香、胡萝卜、牛奶、菠菜等。时令蔬菜如萝卜、白菜等是冬季首选，冬日活动量减少的人容易产生积食，而白萝卜中的维生素C可帮助消除体内的废物，促进身体的新陈代谢。白菜中含有丰富的粗纤维，可起到润肠、促进排毒的作用，能刺激肠胃蠕动，帮助消化食物。

另外，水果水分充足且富含有多种维生素，如苹果、香蕉、石榴、梨等，有润肺生津、养阴润燥的功效，可提高机体抗病能力。酸味水果如山楂、柚子、橘子、猕猴桃等通常富含维生素C和维生素E，可促进胶原蛋白合成，增强细胞活力，提高皮肤抗氧化能力。而且其中含有有机酸、纤维素等物质，能起到刺激消化液分泌、加速胃肠蠕动的作用。不仅如此，平素饮食还可多喝粥类、汤类食物，起到生津止渴的效果。在粥与汤中加入一些山药、百合、莲子等材料，不仅养阴补气，还能祛寒保暖。

第十五章 部位养生法

人是一个有机的整体，人体的头部、躯干、四肢、五脏六腑等各个部位都是这个整体的一部分。只有整体功能旺盛，机体各部分的功能才能正常；反之，任何局部功能障碍都会影响到整体功能。

第一节 头发保健

头发与脏腑关系密切，头发的荣枯既能直接反映出脏腑气血的盛衰，又能反映出情志、生理和病理的变化。如忧愁思虑过度常常可以引起过早出现白发、脱发。头发由黑变灰、变白的过程代表了机体的精气已由盛转衰。因此历代养生家都非常重视头发的养生保健。此外，健发还要保持精神愉悦，情绪稳定。积极参加运动锻炼，戒除烟酒、暴饮暴食等不良生活习惯，合理使用大脑，注意劳逸结合，养成良好的生活习惯。

中国人美发的标准是：发黑而有光泽，发粗而密集，发长而秀美。所以认为头发早白、枯焦、稀疏、脱发等均为病态。头发除了代表健康外，还有保护头部和大脑的作用。健康秀丽的头发会使人显得精神饱满，容光焕发，又具有特殊的美容作用。

一、梳理、按摩

古代养生专家主张“发宜多梳”。梳理、按摩可起到以下作用：第一，能使头发光润，发根牢固，防止过早出现白发和脱发；第二，能疏通血脉，改善头部的血液循环；第三，能预防感冒，缓解头痛，明目；第四，有助于降低血压，防止心脑血管疾病的发生；第五，可以提神健脑，解除疲劳。

梳头的正确方法应是：从前到后，再从后到前；从左到右，再从右到左。如此循环往复，梳头数十次或数百次，最后把头发梳理到平滑光整即可。梳发时间选在清晨、午休、晚睡前，或空余时间皆可。梳头时还可以配合手指按摩，即双手十指自然分开，用指腹或指端从额前发际向后发际，做环状揉动，然后再由两侧向头顶揉动按摩，用力均匀一致，如此反复，至头皮微热为度。梳理和按摩两项，可以分开做，合在一起做效果更佳。

选用梳头的梳子，材质以软质的黄杨木为最佳，其次可选用牛角、其他木材、胶木等。塑料、金属材质由于带静电，对头发保养不利，不宜选用。梳子的齿尖不可太尖、太硬、有缺损，否则会损伤头皮和头发。一般夏天选用牛角梳，冬季选用木梳。另外，梳子应经常冲洗以保持清洁。

二、合理洗发、烫发

头发的皮脂每天顺着头发分泌大量脂酸，可有润发、抑菌作用。经常洗发虽能保持头部清洁，令头发明亮光泽，但不应洗发过勤，因为洗发过勤会把对头发有保护作用的皮脂洗去，缩短头发的正常寿命，严重者还可导致毛发癣菌感染。一般情况，干性头发，宜 10～15 天洗一次；油性头发，宜 5 天洗一次；中性头发，宜 7 天洗一次。年老体虚者，洗发次数可适当减少。

洗发时的水温不宜太凉或太热，以 37～38℃最佳。水温太低，去污效果差；水温过高，损伤头发，使其变得松脆易断。关于洗发剂的选择，干性和中性头发可选用偏于中性的香皂或洗发剂，油性头发可选用普通肥皂、硫磺皂，或偏于碱性的洗发剂。婴幼儿皮肤娇嫩，老年人皮肤干燥，可用脂性香皂洗发。

烫发虽能令发型美观，但烫发所用的化学药水，再加上电热处理，对头发会有一定的损伤，使头发变黄、变脆、易断，失去光泽和弹性。因此，烫发不应过勤，以 4～6 个月 1 次为宜。孕妇、产妇、小孩均不宜烫发。

三、饮食健发

中医认为，黑色食品有补肾、养血、延缓衰老的功效，常吃黑豆、黑芝麻、黑糯米、黑木耳、海带、紫菜等有补肾固发、养血润燥、乌发的作用。核桃有很好的补肾、健脑、益智的功效，常食可保持头发光亮润泽。

日常饮食应合理搭配，种类多样，保持体内酸碱平衡，对于健发、美发、防止头发早衰有重要作用。平时可适量食用牛奶、鱼、蛋类、豆类、绿色蔬菜、瓜果、粗粮等含蛋白质、碘、钙、维生素 B、维生素 A、维生素 E 等较丰富的天然食物。

四、药物美发

药物美发既有保健作用，又有治疗作用。用中药进行美发保健，也是现在常用的一种有效方法。美发药品可分为外用和内服两类。

1. 外用类

根据不同情况选配相应的中药洗浴头发，直接作用于皮肤组织和头发，以达到健发目的。外用药物有润发、洁发、香发、茂发、乌发、防治脱发等作用。古代医家和养生家在这方面有很多记载，现仅举几例。

（1）猪胆汁洗发（《普济方》）：猪胆一枚，取胆汁倾入水中，或将猪胆置于乳香油中浸七日以上。用水洗头，待发干后适量抹猪胆汁及乳香油。本法有清热祛风、润发生辉之效。

（2）染发仙方（《妙药宝鉴》）：金银花、青皮各适量。以核桃、青皮压油和詹糖香涂。可染发令黑。

2. 内服类

内服类药品主要通过对整体功能进行调节，起到促进气血运行、健发的作用。具有健发作用的中药很多，如胡麻、油菜籽、榴花、核桃、椰子浆、猕猴桃、槐实、桑椹、黑大豆等。健发的方剂也有很多，如肝肾膏（《黄寿人医镜》）：熟地黄、女贞子、墨旱莲、玉竹、桑叶各500克，桑椹1000克。上药浓煎3次，去渣，取3次药液混合，浓缩，加糖300克，每次取适量，开水冲服，早晚各1次。可生发、润发、乌发。另外，地黄酒、黄精酒、枸杞酒等，皆有补虚通血脉，使白发变黑的效果。

第二节 颜面保养

颜面保养，又称美容保健。面部是脏腑气血上注之处，血液循环比较丰富。故凡养生者，均重视颜面保健。中医将面部不同部位分属五脏，即左颊属肝，右颊属肺，头额属心，下颏属肾，鼻属脾。颜面是反映机体健康状况的一个窗口，面部的变化可反映出五脏经络的气血盛衰和病变。

一、科学洗面

面部是五脏精气外荣之处，经常洗面能够起到疏通气血、促进五脏精气外荣的作用。洗面用的水要求水质、水温、次数要符合人体生理特点。洗面应用软水，软水含矿物质较少，对皮肤有软化作用。对于水温，可根据需要而定，如习惯于冷水洗面，可冷水浸面，保持颜面青春，或用冷温水交替洗面，能加强皮肤血液循环，使皮肤细腻净嫩。洗面次数，一般应早、午、晚各一次。洗面所用面皂，要根据不同气候和各人不同的年龄、职业、皮肤特点等，有针对性地选择用皂。

二、面部按摩

美容按摩可分两类，一类是直接在面部进行的，即直接按摩美容法；另一类是通过按摩远离面部的经络而达美容效果的，即间接按摩美容法。按摩方法很多，现仅举两种传统按摩保健美容法。

（1）彭祖浴面法（《千金翼方》）：清晨起床用左右手摩擦耳朵，然后轻轻牵拉耳朵；再用手指摩擦头皮，梳理头发；最后把双手摩热，以热手擦面，从上向下14次。此法可使颜面气血流通，面有光泽，头发不白，且可预防头部疾病。

（2）搓涂美颜法（《颐身集》）：每日晨起静坐，闭目排除杂念，以两手相互搓热，擦面7次。后鼓腮如漱水状漱几十次，至津液多时，取之涂面，用手再搓数次，至面部发热。

三、饮食美容

从中医角度讲，要进行饮食美容，须遵循饮食勿偏，饮食勿过，饮食有宜忌等饮食保健的原则。要保持面容青春，应做到多饮水，多食新鲜蔬菜水果，注意营养平衡，适当增加对皮肤有益的保健食品。

中医古籍中记载了很多有美容作用的食品，如芝麻、蜂蜜、香菇、人乳、牛乳、羊乳、海参、南瓜子、莲藕、冬瓜、樱桃、小麦等。可将有益于养颜的食品做成粥、羹食用，如红枣、大米适量煮粥，可健脾补血，悦泽容颜；胡萝卜、粳米适量煮粥，有健胃补脾、润肤美容作用；薏苡仁、百合适量煮粥，可清热润燥，治疗面部扁平疣、痤疮、雀斑等。

四、药物美容

药物美容是运用中药的内服外用来使皮肤细腻洁白，滋养肌肤，去皱防皱，并祛除面部皮肤疾患的一种美容方法。

（1）内服美容方药：本方法又可分为两类，一类是通过内服中药，起到调整脏腑、气血、经络的功能，达到润肤、增白、除皱减皱、驻颜美容的目的。另一类是通过活血祛瘀、祛风散寒、清热解毒、消肿散结等法，治疗各种影响颜面美容的疾病。还可适当饮用药酒，如枸杞子酒（《延年方》），可补益肝胃、驻颜美容。

（2）外用美容品：包括美容粉、美容液、美容软膏、美容糊剂、美容面膜等，将外用美容品涂敷于面部或洗面，通过皮肤局部吸收，达到疏通经络、滋润皮肤、除去污秽、增白除皱、防御外邪侵袭的目的。

第三节 眼 睛 保 养

现代社会由于学习、工作、生活节奏加快，电视、电脑、手机的普及应用，使视疲劳的人群不断扩大。视疲劳一般表现为眼干涩，目珠胀痛，头胀头痛，甚则眩晕、心烦欲呕，经休息后，症状缓解。

眼睛的保养首先要养成良好的卫生习惯，起居有常，劳逸结合，积极运动锻炼。平时要注意用眼卫生，不长时间看电视、看手机、用电脑；不在光线暗弱或车厢里看书；不用脏手揉眼睛；眼部分泌物要及时清洁。

一、运目保健

1. 运睛

运睛即指通过眼珠的运转来达到增强眼珠光泽和灵敏性的作用，可以祛除内障外翳，纠正近视和远视。具体做法：早晨醒后先闭目，眼球从右往左，从左往右，各旋转10次，然后睁眼，用眼睛依次看左右，左上角、右上角、左下角、右下角，反复4～5次；晚上睡觉前，先睁目运睛，后闭目运睛各10次左右。

2. 远眺

用眼睛眺望远处景物，以调节眼球功能，避免眼球变形而导致视力减退。可以在清晨、休息或夜间，有选择地望远山、树木、草原、蓝天、白云、明月、星空等，但不宜长时间专注一处。

除上述运目方法外，还可进行眨眼、虎视、瞪目、顾盼等，这些锻炼方法可使眼周围的肌肉得到更多的血液和淋巴液的营养，保护眼睛，增强视力。

二、按摩健目

按摩是古人保养眼睛的一项重要措施。现介绍以下三种方法：

1. 熨目

用双手掌面摩擦至热，在睁目时，两手掌分别按在两目上，让其热气煦熨两珠，稍冷后再摩再熨，如此反复3～5遍，每日做数次，有温通阳气、明目提神作用。

2. 捏眦

捏眦即闭气后用手捏按两目的四角，直至微感闷气时即可换气结束，连续做3～5遍，每日可做多次。

3. 按双眉

用双手拇指关节背侧按摩双眉，自眉头至眉廓，经攒竹、鱼腰、鱼尾、丝竹空等穴。做时可稍稍用力，自己感觉略有酸痛为度，可连续按摩5～10次。可以防治假性近视或减缓近视眼的发展。

三、闭目养神

在日常生活或工作、学习中，看书、写作、看电视等时间不宜过久，当视力出现疲劳时，需排除杂念，全身自然放松，闭目静坐5～10分钟，或每日定时做几次闭目静养。

另外要随时注意保护眼睛，不宜在光线昏暗处或强光下看书读报，不宜在卧床和乘车时读书。夏季在烈日下或冬季在雪地中长时间行走时，宜戴深色眼镜，以保护眼睛。

四、饮食健目

饮食保健对保护视力非常重要。一般而言，多食蔬菜、水果、动物的肝脏、鱼肝油，对视力有一定保护作用。食物一般可选择猪、羊、鱼等动物肉及猪肝、羊肝类、牛奶、海参、青鱼、青豆、黄豆、黑豆、马铃薯、芋头、玉米、菠菜、大白菜、芹菜、韭菜、胡萝卜、红枣、苹果、核桃、桑椹、莲子等，对视力有一定保养作用，切忌贪食膏粱厚味及辛辣大热之品。

第四节　耳 部 保 养

随着现代科学技术的快速发展，导致听力下降和耳聋的原因越来越多，噪声污染、环境污染和药物的不良反应等对听力有不同程度的损害。先天性耳聋、噪声性耳聋、中毒性耳聋、外伤性耳聋、感染性耳聋、老年性耳聋等都较常见，而且治疗起来也很棘手。因此，耳部保健应以预防为主。

一、耳勿极听

极听是指听的时间过长，或巨大的声响超过了耳膜的负荷能力。《彭祖摄生养性论》和《抱朴子极言》中均载："耳不极听"。极听可损伤人的精、气、神，从而影响耳的功能，特别是长期在噪声环境中，对听力会产生缓慢性、进行性损伤，长时间可发生听力下降或耳聋。因此，在噪声环境中工作和学习要做好必要的保护性措施，如控制噪声源，在噪声大的环境里有意识地张口，减轻对耳膜的过大压力。孕妇和婴幼儿尤应注意避免噪声的影响。

二、按摩健耳

耳部按摩是健耳的一个重要方法，可增强耳部气血流通，润泽外耳肌肤，抗耳膜老化，预防冻耳，防治耳病。现介绍简易摩耳功法如下。

（1）按摩耳根：用两手食指按摩两耳根前后各 15 次。

（2）按抑耳轮：以两手按抑耳轮，一上一下按摩 15 次。

（3）摇拉两耳：以两手拇食二指摇拉两耳廓各 15 次，但拉时不要太用力。

（4）弹击两耳：以两手中指弹击两耳 15 次。

（5）鸣天鼓：以两手掌捂住两耳孔，五指置于脑后，用两手中间的三指轻轻叩击后脑部 24 次，然后两手掌连续开合 10 次。此法使耳道鼓气，以使耳膜震动，称为“鸣天鼓”。

三、防病护耳

许多疾病都能导致耳部炎症发生。患感冒、鼻炎时，应当采用正确的揩鼻涕方法来清除鼻涕等分泌物。发生麻疹、腮腺炎、风疹中任何一种急性传染病时，机体的抵抗力都会明显下降，易诱发中耳炎。因此，预防这些急性传染病，是预防耳部炎症的有效措施。

使用药物不当而引起的耳聋也较多见，特别是耳毒性抗生素及治疗肿瘤的化疗药物都能使听觉传导系统受到严重损害。因此，临床使用应严格控制，避免药物不良反应引起听觉损伤而造成耳聋。另外，不要用火柴杆之类的物品挖耳止痒，防止弄伤耳道引起感染。

四、药食健耳

一些富含β-胡萝卜素和维生素 A、维生素 D、锌、镁、钙等元素的食物，有助于恢复和保持良好听力。一般可选的食物有以下几种：胡萝卜、南瓜、番茄、鸡蛋、鲜橘、鱼、瘦肉、牛羊肉、奶制品、芝麻、核桃、大豆、糙米、全麦面、香蕉、菠萝、黄花菜、菠菜、海带、紫菜和杂粮等。

第五节 鼻 的 保 养

鼻是呼吸道的门户，既是人体进行新陈代谢的重要器官之一，又是防止致病微生物、灰尘等脏物侵入的第一道防线。鼻腔内有鼻毛、黏液，故鼻内常有很多细菌、脏物，有时会成为播散细菌的病源。因此，鼻的保养十分重要。

一、浴鼻锻炼

“浴鼻”锻炼就是用冷水和冷空气浴鼻。坚持体育锻炼，尤其是室外锻炼，多呼吸新鲜空气。一年四季提倡冷水洗鼻，尤其是早晨洗脸时，用冷水清洗几次鼻腔，可有效地改善鼻黏膜的血液循环，增强鼻对天气变化的适应能力，可很好地预防感冒和其他呼吸道疾患。

二、按摩鼻部

鼻的保健按摩分擦鼻、刮鼻、摩鼻尖和按摩印堂，可增强局部气血流通，使鼻部皮肤润泽光亮，还可养肺、预防感冒，防治各种鼻炎。用两手大拇指的指背中间一节，相互擦热后，摩擦鼻梁两侧 24 次，用手指刮鼻梁，从上向下 10 次；分别用两手手指摩擦鼻尖各 12 次。用中指和食指、无名指的指腹点按印堂穴 16 次，也可用两手中指，一左一右交替按摩印堂穴。

三、药物健鼻

平常要尽量使鼻腔内保持一定湿度，若过于干燥，容易使鼻膜破裂而出血。在气候干燥的情况下，可配合具有滋肺养脾、滋润护鼻功效的药物，如在鼻内点复方薄荷油，或适量服用维生素 A、维生素 D 等，以保护鼻黏膜。另外，要养成正确揩鼻涕的习惯，改掉挖鼻孔、拔鼻毛或剪鼻毛等不良习惯。

第六节 颈椎保养

近年来颈椎病的发病率呈上升且低龄化趋势。人们对颈部保养的方法掌握不当使颈部长期处于不良姿势，极易导致颈椎周围组织形成慢性劳损而发生纤维组织炎或逐步退变。因此，保护好颈椎非常重要，不但可提高生活质量，还可预防很多疾病。

一、端正坐姿

正确的坐姿可以预防颈椎病，平素应保持自然舒服的端坐位，上身挺直，收腹，下颌微收，两下肢并拢，头部略微前倾，以头、颈、肩、胸保持正常生理曲线为准。此外，还要注意桌与椅的距离要适中。

生活中的一些不良习惯也要注意及时纠正，如看电视时最好不要倚着沙发或半躺半卧地靠在床头；打麻将时间不要过长，要注意经常变换身体姿势等。

二、功能锻炼

长时间伏案工作时，要注意适当起来活动，每工作 1 小时左右可进行耸肩、双臂划圈等局部运动，但一定要注意动作轻柔、缓慢及重复的连贯性，以达到最大运动范围为佳，随着运动的时间可逐渐增加运动幅度和次数。

三、合理用枕

颈椎病早期常常表现为颈部脊椎生理弯曲的异常改变，因此，预防其改变是预防疾病的关键。我们可选用枕头进行预防，枕头的选择以符合颈椎生理曲度为佳，要求质地柔软，透气性好。形状最好是圆柱形的，直径大约 20cm 为宜。卧床休息时，枕头应放在头颈下面，这样可以使颈后部的肌肉保持松弛，颈椎的生理曲度保持正常。中间低两端高的枕头，还可以对颈部起到保暖作用。

四、推拿按摩

颈椎保养可以平素自己进行。选取腕骨、外关、肩中、风池等穴位进行自我按摩，同时缓缓转动颈部，每次10～15分钟，每日2次。还可以拿颈项，用手掌握住后颈部，以四指和掌根用力捏起后颈6～9次，每日3次，经常练习，对颈椎起到很好的保健作用。

另外，平时要注意颈部保暖，夏日避免空调冷风直吹颈部，冬日外出系好围巾，睡觉时盖好被子，对预防颈椎病很重要。

第七节　胸背腰腹保养

胸、背、腰、腹是人体脏腑所居的部位，其功能盛衰直接关系着内部脏腑功能活动，保养得当，可促进气血运行，协调和增强全身各部分的联系，提高新陈代谢的能力，达到健身防病的目的。

一、胸背部保养

1. 胸背宜暖

胸背部的保养要以保暖避寒为主，平时穿衣注意胸背部保暖，根据气温随时加减。夏日汗出后不可背对电扇，以免风寒之邪侵入。

2. 胸部按摩

摩胸：可以振奋阳气，促进气血运行，增强心肺功能。取坐位或仰卧位，用左手掌在胸部从左上向右下推摩，右手从右上向左下推摩，双手交叉进行，推摩30次，然后，两只手同时揉乳房正反方向各30圈，再左右与上下各揉按30次，每日2～3次。

扩胸：直立，双手在背后相握，挺胸。呼气时收缩小腹，身体向前屈，双手尽量向上举高，吸气时身体还原，反复做6次。初练者或中老年人可双脚分开与肩同宽，或左右腿置于一前一后姿势，同时增加平衡锻炼。

3. 背部保养

历代医家和养生家都非常重视背部保养，而且还提出了捶背、搓背、捏脊等按摩背部的一些保健方法。

捶背可以舒经活血，振奋阳气，强心益肾，增强人体生命活力。捶背分为自我捶打和他人捶打。自己捶打时两腿要开立，全身保持放松，双手半握拳，自然下垂，捶打时，先转腰，两拳随腰部的转动，前后交替叩击背部及小腹。左右转腰1次，可连续做30～50次。叩击部位由下到上，再从上到下。他人捶打时坐、卧均可，坐位时，身体稍前倾；卧位时，取俯卧位，两臂相抱，枕于头下。捶打者手呈半握拳状，用掌根、掌侧拍打或叩击背部。动作要轻柔，力量要均匀、缓和，以捶击身体，震而不痛为度。从上而下为1次，可连续打5～10次。

搓背法有防治感冒、腰背酸痛、胸闷腹胀的功效，分为自搓和他人搓。自搓方法可在洗浴时进行，以湿毛巾搭于背后，双手扯紧毛巾两端，用力搓背，直至背部发热为止。他人搓法时取俯卧位，请他人以手掌沿脊柱上下按搓，至发热为止。注意用力不宜过猛，以免搓伤皮肤。

捏脊时取俯卧位，请他人用双手（拇指与食指合作）将脊柱中间的皮肤捏拿起来，自大椎开始，自上而下，连续捻动，直至骶部，可连续捏拿3次。注意用力不宜过大、过猛，速度不宜太快，动作要协调。

二、腰部保养

腰为人体运动的枢纽，日常生活和工作易致其劳损，故腰部保养非常重要。

1. 正确用腰

直立挺直的姿势对腰椎关节有益，在日常生活中要尽量保持背部挺直，避免长时间弯腰工作，以减轻腰部的负担。在搬、抬重物时，应将两足分开与肩等宽，屈膝，腹肌用力，再搬动物体。搬物时不要弯腰要屈膝，保持腰部正常直立位置时的曲度，避免力量集中在腰部。如物体太重，不可强行用力。

2. 腰宜常按摩

腰部保健按摩具有强腰壮肾、润肠通便、舒筋通络等作用，可消除腰肌疲劳，缓解腰肌痉挛与腰部疼痛。腰部按摩时可将双手搓热，以两手掌面紧贴腰部脊柱两旁，直线往返摩擦腰部两侧，一上一下为一遍，连作108遍。还可用两手四指握大拇指成拳，以拳背部有节奏地叩击腰部脊柱两侧到腰骶部，左右皆叩击36次。

3. 起居坐卧保健腰

理想的睡眠体位应该使腰部保持自然的生理曲度。因此，选择的床具要适当，应避免太软、太硬。仰卧时，通常应在双下肢下方垫一软枕，以便双髋及双膝呈屈曲状。侧卧时，将双髋及双膝关节屈曲，以避免腰部后伸。平时要避免久坐和久站，久坐久站后要注意经常活动腰部。

三、腹部保养

中医认为，腹部保养重在保暖、按摩，对于脏腑功能有很好的促进作用。

1. 腹部宜保暖

腹部的保养日常需要注意保暖，对年老和体弱者可用“兜肚”或“肚束”温暖腹部。

2. 腹部宜常按摩

腹部按摩可健脾胃、助消化，并有安眠和防治胃肠疾病的作用。按摩时先搓热双手，然后双手相重叠，置于腹部，用掌心绕脐沿顺时针方向由小到大转摩36周，再逆时针方向由大到小绕脐摩36周，立、卧位均可。饭后、临睡前均可进行。

第八节　四肢、手足保养

四肢、手足是人体运动的重要器官，一般而言，四肢发达，手脚灵活，则人体的生命力旺盛。若四肢羸弱，手足行动迟缓，说明生命力低下，故强身保健应重视四肢、手足的保养。

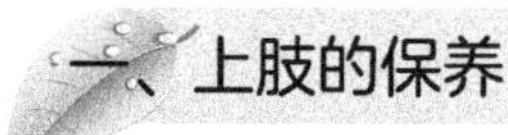

一、上肢的保养

1. 上肢以动为宜

上肢最好的保养方法就是经常运动。平时可通过做拉伸、抬举及适度的负重活动来改善上臂赘肉，还可通过双手轻轻握拳，由前而后，甩动上肢，先向左侧甩动，再向右侧甩动，然后两肢垂于身体两侧甩动来做专门针对上肢的运动，左右各 24 次。

2. 手的护养

在日常生活中，手被污染的机会最多。平时我们洗手时应使用肥皂或香皂，不但可祛油泥污垢，还可杀菌。但切忌不要用汽油清洗手上的油垢，汽油对皮肤有侵蚀作用，会使手变得粗糙并易引起皮肤病。冬季宜用热水泡手，否则，会使皮肤粗糙和皲裂。

3. 按摩保健

手部和上臂同时按摩可以促进肌肤血液循环，增进新陈代谢及营养的吸收，使肌肉强健，柔润健手，可防治冻疮。双手合掌互相摩擦至热，一手五指掌面放在另一手五指背面，从指端至手腕来回摩擦，以局部有热感为度，双手交替做。然后用手掌沿上肢内侧，从腕部向腋窝摩擦，再从肩部沿上肢外侧向下摩擦至腕部，一上一下为 1 次，共做 24 次。按摩时间可安排在晚上睡前和早晨醒后。

二、下肢的保养

腿脚是全身的支柱，担负全身行动的重担。因此，腿脚保健关系到整体，对人的健康长寿至为重要。

1. 下肢宜勤动

步态稳健，行走如飞，被视为健康的标志；步履蹒跚，行动迟缓，则是衰老的表现。下肢运动可以采用跑步跳跃、长途跋涉、爬山、散步等方法。

这里介绍两种平时易做的原地锻炼方法。①站立甩腿法，一手扶墙或扶树，一脚站立，一脚甩动先向前甩动右腿，脚尖向上翘起，然后向后甩，脚面绷直，腿亦伸直，如此前后甩动，左右腿各甩动 20 次。②平坐蹬腿法，平坐，上身保持正直，先提起左脚向前上方缓伸，脚尖向上，当要伸直时，脚跟稍用力向前下方蹬出，再换右脚做，双腿各做 20 次。

2. 腿足常按摩

腿部常按摩，可增强腿力，灵活关节，预防肌肉萎缩、下肢静脉曲张等病。腿部按摩可平时采用平坐，两手先抱一侧大腿根，自上而下摩擦至足踝，然后再往回摩擦至大腿根，一上一下为 1 次，做 20 次，依同法再摩擦另一腿。

3. 足膝宜保暖

足膝部要特别注意保暖，以护其阳气。在寒冷的天气要保持足膝部有良好的血液循环和温度。人的双脚温度一般在 28～33℃时感觉最舒服。鞋要防水、透气性能好，鞋袜宜保暖、宽大柔软舒服，并要及时更换鞋及鞋垫。

4. 足宜勤泡洗

足部为肢体的末端，又处于人体的最低位置，离心脏最远，血液循环较差，最易受寒邪侵袭，因而有“寒从脚起”之说。每晚在临睡前用热水（水温在 45～50℃）洗泡脚，这样既可以驱散寒气、温暖全身、促进全身血液循环、消除疲劳，又具有健脑强身、提高睡眠质量的作用，还可清除附在足部皮肤上的微生物和细菌，减少足病发生。

5. 足部按摩

足相当于人体的第二心脏，足部按摩主要是通过按摩穴位和刺激脚部反射区，起到舒筋活络、改善血液循环、协调脏腑功能、平衡阴阳、解除疲劳的作用。可在每晚洗脚后临睡前，一手握脚趾，另一手摩擦足心 100 次，以热为度，两脚轮流摩擦。

第九节　脏腑保养法

脏腑是人体生命活动的中心。脏腑的生理功能和相互间的平衡协调是维持机体内外环境相对恒定的重要条件，因此，养生保健的核心内容之一就是脏腑保健。

一、心脏保养法

心脏的生理功能主要有主血脉，主神志两个方面。心脏健康与否，直接影响到人体的健康与寿命。因此，养生首先要做好对心脏的保健。

1. 重视养胎

母亲怀孕 3 个月内，如感受外邪，或母亲年龄过大，或服用不当的药物，或接受放射性等有害物质，或受过惊吓、生活不安定、休息不佳等因素，可能使胎儿患先天性心脏病。因此，在养胎期间要重视调适寒温、避免感受外邪；要在医生的指导下服用药物；注意膳食合理，避免营养缺乏；保持情绪稳定；注意劳逸结合，可预防先天性心脏病的发生。

2. 合理饮食

心脏饮食保养的基本要求是营养丰富，清淡多样。提倡高蛋白，低脂肪；高维生素，低盐饮食。在饮食中宜适当食用植物蛋白、牛奶、瘦肉之类，并选用一些能降血脂的食物，如大豆、蘑菇、花生、生姜、大蒜、洋葱、茶叶、酸牛奶、甲鱼、海藻、玉米油、山楂、蜂王浆等；少食含胆固醇高的食物，如蛋黄、猪脑、猪肝、蟹黄、鱼籽、奶油等。饮食中要适当多选食谷类、豆类、粗机米和面等，并多食绿叶蔬菜和水果。低盐饮食对预防心血管疾病大有好处，每日食盐摄入量以小于 6 克为宜。切忌暴饮，每次进饮料不要超过 500 毫升，可采取少饮多次之法。应戒烟少酒，不宜饮大量浓茶，辣椒、胡椒等物亦要适量。

3. 适度运动

经常参加运动锻炼，可增强冠状动脉的血流量，对心脏大有益处。一般认为太极拳、导引、气功、散步、中慢速度的跑步、体操、骑自行车、爬山、游泳等，都适用于心脏的保健锻炼，具体运动项目要根据自己的实际情况量力而行，不可过于疲劳。中老年人则不宜参加过于激烈的竞技运动，因为过于激烈，心脏负荷量太大，会对心脏产生不利影响。

4. 保养心神

心主神明，如果长期情志过极，处于紧张、郁怒、恐惧、悲伤等负面情绪中，可损伤心神，导致抑郁、心烦、心悸、失眠、头晕头痛等症状。因此，保持一种恒定淡然的心态，不以物喜，不以己悲，使心神安定，心态豁达，为保养心神的要点。

5. 夏季养心

夏季的温热气候本身有利于心脏的保养，如果配上适宜的运动锻炼和饮食调养，会收到更好的强心健心的功效，但要注意不要过度在室外纳凉，或长期在室内吹空调，不要过多食用生冷食品，应适当接受日光浴。

二、肝脏保养法

肝主疏泄、主藏血，肝脏可调畅全身气机，是储藏血液，调节血量的重要器官，故亦被称为重要的“生命器官”。现代医学认为，肝脏是人体最大的消化腺，是人体新陈代谢的枢纽，还有解毒和调节水液与激素平衡的作用。因此肝脏保养非常重要。

1. 合理饮食

肝的疏泄功能是促进脾胃运化功能的一个极重要环节，饮食要保持平衡，宜食些易消化的高蛋白食物，如鱼类、蛋类、乳类、动物肝脏、豆制品等。肝脏对维生素 K、维生素 A、维生素 C 的需要量较大，故宜适当多食富含维生素的食物，如新鲜蔬菜和水果之类。同时，还宜适当食用含纤维素多的食物，高纤维食物有助于保持大便通畅，有利于胆汁的分泌和排泄，这是保护肝脏疏泄功能的一项重要措施。尽量少食辛辣食品，不要暴饮暴食或常忍饥不食，不要进食过多的脂肪，切忌过量饮酒。

2. 戒怒防郁

人的情志调畅与肝的疏泄功能密切相关。过激的情志，会直接影响肝的疏泄功能。因此，要重视培养控制过激情绪和疏导不良情绪的能力，要尽力做到心平气和，乐观开朗，从而使肝火平息，肝气得顺。

3. 预防传染性肝炎

预防肝炎是保护肝脏的一项积极、主动措施。其有效的方法是搞好清洁卫生，把好饮食卫生关。同时，避免长期大量服用损害肝脏的药物，如氯丙嗪、磺胺、异烟肼、苯巴比妥类、巴比妥制剂等，如因治疗需要，则应配合一些保肝药物及其他综合性保肝措施，以免损伤肝脏功能。

4. 健肝锻炼

保养肝脏的运动锻炼的原则是动作舒展、流畅、缓慢，符合肝气升发、畅达的特点，如散步、踏青、打球及传统的太极拳、八段锦、易筋经、气功、导引等。此外，亦可配合简易的养肝保健锻炼法，其法为取右侧卧，略抬高臀部的体位，缓慢做腹式呼吸动作，连续做 20～30 分钟，每日做 2～3 次，有利于肝脏休息，还可防治肝脏下垂。

5. 春季养肝

春天在五行中属木，而人体的五脏之中肝也属木性，因而春气通肝。在春天，肝气旺盛而升发，春季养肝宜食凉。春季养生又应注重精神调理，保持心胸开阔，情绪乐观，以使肝气顺达，气血调畅，达到防病保健之目的。

三、脾胃保养法

脾胃为气血生化之源，提供出生以后人体生长发育、维持生命的一切营养物质。

1. 饮食有节

首先，饮食要定时定量。建议每餐只吃八分饱，在吃下顿饭前保持适度的饥饿感。对于老年人，要少食多餐，保证不伤脾胃。其次，饮食宜清淡。每餐粗细粮搭配合理，多吃蔬菜、水果。中老年人不宜多食肥腻、油煎、过咸的食物，要限制动物脂肪的摄入，戒烟、酒或少量饮酒。此外，饮食宜温、熟、软，勿食或少食生冷，以“热不炙唇、冷不振齿”为宜。老年人宜食用软食，忌食黏硬不消化的食物。

2. 饭后散步

饭后切忌立即躺在床上，且饭后散步要因人而异。若平时活动较少、长时间伏案工作、形态较胖的人，应在饭后20～30分钟之后开始散步；若体质较差、体弱多病、患有胃下垂的人，饭后不宜散步，应平卧10分钟；若患有心脑血管疾病如高血压、冠心病等，步行锻炼最好在晚餐后2小时，以没有气急、气短，身体微出汗为最大限度，每次可行走15～20分钟。

3. 其他防护措施

脾胃的保养还要充分注意综合护养，积极参加各种有益的健身活动，增强身体素质。生活起居要有一定规律，保证充足而良好的睡眠，生活、工作从容不迫而不过度紧张。适应自然变化，注意腹部保暖。脾胃功能素虚者，可采用药兜保暖，结合腹部自我按摩。尽量避免服用损伤脾胃的药物，如阿司匹林、水杨酸制剂、保泰松、吲哚美辛、红霉素、利血平、激素等能引起溃疡，宜少用或慎用。

4. 长夏养脾胃

长夏指夏末秋初时期，其气候特点是多湿。因此此季节最好少食油腻食物，多食易于消化的食物，饮食不应过凉。此外，一定要把好“病从口入”关，不食腐烂变质食物，不喝生水，生食瓜果蔬菜一定要洗净，并应多食清热利湿的食物，如绿豆粥、红豆粥、荷叶粥等。

四、肺脏保养法

肺的主要生理功能是主气、司呼吸，主宣发和肃降，通调水道。肺在呼吸过程中，与外界直接相通，外界的冷暖变化和各种致病微生物、灰尘等有害因素，时刻影响着肺脏。因此，肺脏保健是预防疾病、增进健康、抗衰防老的重要环节。

1. 呼吸清洁空气

保护肺脏健康，首先应尽量避免吸入空气中的杂质和有毒气体。例如，二氧化矽、煤尘、棉纱纤维、二氧化碳、一氧化碳、二氧化硫、氯气、甲醛、有机磷农药等，这些有毒物、有害物质吸入过多，可引起肺部病变和全身病变。因此，要积极预防和控制空气污染，改善劳动环境、居住环境、居室环境，对灰尘多的环境进行“净化”处理，搞好环境卫生，加强预防措施，如防尘器、防尘口罩、通风设备等，多呼吸新鲜空气，对肺脏保护很有益处。

2. 培养良好的生活习惯

良好的生活习惯有助于对肺的保养，如不吸烟或少吸烟，注意饮食宜忌，饮食宜少食辛辣厚味，切勿过寒过热，尤其是寒凉。

3. 适度运动锻炼

早、晚应到空气新鲜的地方活动肢体，如散步、做广播体操、打太极拳、练气功等。经常训练腹式呼吸以代替胸式呼吸，每次持续5～10分钟，可有效增强体质，改善肺功能。

4. 注重防寒保暖

寒冷季节或气温突变时，最易患感冒，诱发支气管炎。因此，要适应外界自然气候变化，随气温变化而随时增减衣服，汗出时要避风，胸背宜常暖。室内温度要适宜，通风良好，但不宜直接吹风。可从秋季开始，施行冷水洗面、空气浴、按摩健鼻等方法，增强机体耐寒能力，预防感冒。

5. 秋季养肺

干燥为北方的气候特点，除了长夏（农历六月），其他季节大多缺水，特别是秋天，由于雨水渐少，更是一年中最为干燥的季节。因此在北方养生，首先要养肺。养肺之要，在于润肺除燥。饮食以“少辛增酸”为原则，即少食姜、葱、蒜、辣椒等刺激性食物，多食一些滋阴润肺之品，蜂蜜、莲藕为首选。蜂蜜性平，味甘，能补中润燥、滋阴美容、降压通便；莲藕有清热凉血、润燥止渴、清心安神的功效。其他如梨、枇杷、橙子、橘子、杏仁、银耳、甘蔗、百合、芝麻、豆浆等都是润肺通便的佳品。秋冬季节，寒、燥邪气最容易侵犯肺脏，所以在北方要特别注重补水，但喝水不宜大量、急饮，要多次少喝。最好在清晨锻炼前和晚上睡觉前各喝水200毫升，白天的两餐之间可喝水800毫升左右，这样可使肺脏滋润。

五、肾脏保养法

人体的生长发育、衰老程度、衰老速度、寿命长短与肾关系密切，故增强肾脏功能，是强身抗衰老的重要环节。

1. 饮食保肾

肾脏本身需要大量的蛋白质和糖类，有利于肾脏的饮食宜选择高蛋白、高维生素、低脂肪、低胆固醇、低盐的食物。常选用的食品有瘦肉、鱼类、豆制品、蘑菇、各种水果、蔬菜、冬瓜、西瓜、绿豆、赤小豆等。另外，适当配用一些碱性食物，可以缓和代谢性酸性产物的刺激，有益于肾脏保健。

2. 节欲保精

精为人身三宝之一，保精是强身的重要环节。在未婚之前要防止“手淫”，已婚则需节欲，绝不可放纵性欲。因此，节欲保精是强肾的重要方法之一。

3. 药物补肾

体质虚弱者，可根据具体情况，辅以药物保健。肾阳虚者，可选用金匮肾气丸、右归丸等，单味药如鹿茸、海马、紫河车、巴戟天、冬虫夏草、核桃肉、肉苁蓉等。肾阴虚者，可选用六味地黄丸、左归丸等，单味药如枸杞子、龟甲、鳖甲等。阴阳两虚者，可选用全鹿丸、二仙汤等，单味药如何首乌、山药、黑芝麻等。药物保健的要求，应做到阴阳协调，不可偏执。

4. 按摩强肾

要使肾精充盛、肾气健旺，保健按摩是一种有效的方法。这里介绍几种健肾强身的简易按摩方法。

（1）摩揉丹田：将手搓热后，用右手中间三指在该处旋转摩揉50～60次。能达到健肾固精，改善胃肠功能的目的。

（2）搓揉腰部：两手搓热后用手掌上下来回搓揉50～60次，直至腰部感觉发热为止。腰部有督脉之命门穴，足太阳膀胱经之肾俞、气海俞、大肠俞等穴，搓后全身发热，具有温肾壮腰、舒筋活血、防治肾虚腰痛等作用。

（3）按揉涌泉穴：用右手拇指按揉左足心，用左手拇指按揉右足心，左右交替进行，各按揉60～80次至足心发热为止，能强筋健步，引虚火下行，对心悸失眠、双足疲软无力等有防治作用。

以上三法，依次而行，早晚各一次，效佳。

（4）叩齿：肾主骨，齿为骨之余，经常叩齿，有益肾、健肾之功。

（5）吞唾：肾在液为唾，以舌抵上腭，待唾液满口后，慢慢咽下，能够滋养肾精。

5. 冬季养肾

冬季阳气收敛，人体的生理活动也有所收敛。肾既要为维持冬季热量支出准备足够的能量，又要为来年储存一定的能量，所以此时养肾至关重要。饮食上要注意热量的补充，要多食动物类食品和豆类，补充维生素和无机盐，如狗肉、羊肉、鹅肉、鸭肉、大豆、核桃、栗子、木耳、芝麻、红薯、萝卜等。

第十六章　针、灸养生方法

针、灸是祖国医学的重要组成部分，它不仅是中医治疗学的重要手段，也是中医养生学中的重要保健措施和方法，利用针、灸进行保健强身，是中医养生法的特色之一。

《灵枢·经别》中记载：“十二经脉者，人之所以生，病之所以成，人之所以治，病之所以起”，说明人的生长与健康、病的酿成与痊愈，与人体经络有密切关系。针、灸是根据有关经络腧穴的理论，运用不同的方法刺激经络、穴位，以激发经气，调整经络气血，借以通达营卫，协调脏腑，达到增强体质、防病治病的目的。而用于保健强身、益寿延年者，则属于养生范畴，这是一种实用而有效的养生方法，称为保健针灸。

第一节　保健针、灸的意义及运用

针、灸方法各有不同，但其均以中医经络学说为理论基础，以调整经络、刺激腧穴为基本手段来激发营卫气血的运行，从而起到和阴阳、养脏腑的作用。这两种方法各有特长，既可单独应用，又可按需综合施行，只要操作得法，一般对人体无损伤与不良反应。如能持之以恒，不失为简单、易行、实用、有效的养生祛病良法。

两种方法不同之处，在于使用的工具、实施的手法及形式不同。就其作用而言，也有所侧重。针刺有补有泻，灸法长于温补、温通，属于中医外治法中两种不同类型的方法。针法是用不同的针具刺激人体的经络腧穴，通过实施提、插、捻、转、迎、随、补、泻等不同手法，以达到激发经气、调整人体功能的目的。其所用工具为针，使用方法为刺，以手法变化来达到不同的效果；灸法则采用艾绒或其他药物，借助于药物烧灼、熏熨等温热刺激，以达到温通气血的作用。其所用物品为艾绒等药物，使用方法为灸，通过局部温度的刺激来达到调整机体的目的。

在中医养生的实际应用中，针刺及灸法运用较为普遍，两者常可配合使用。欲获近期效果时，可采用针法，对禁针的穴位，或不宜针法者，则可用灸法。灸法往往较缓而持久，欲增强其效果，亦可配以针法。针而宜温者，可针、灸并施。不宜针、灸者，可用按摩法。

第二节　针 刺 保 健

针刺保健，就是用毫针刺激一定的穴位，运用迎、随、补、泻的手法以激发经气，使人体新陈代谢功能旺盛起来，达到强壮身体、益寿延年的目的，这种养生方法，称为针刺保健。

针刺保健与针刺疗疾的方法相同，但各有侧重。保健而施针刺，着眼于强壮身体，增进机体代谢能力，旨在养生延寿；治病而用针法，则着眼于纠正机体阴阳、气血的偏盛偏衰，扶正祛邪，意在祛病除疾。因而，用于保健者，在选穴、施针方面，亦有其特点。选穴则多以具有强壮功效的穴位为主；施针的手法，刺激强度宜适中，选穴亦不宜过多。

一、针刺保健的作用

针刺之所以能够养生，是由于刺激某些具有强壮效用的穴位，通过提、插、捻、转等不同手法，起到调整脏腑、疏通经络、调和气血的作用。针刺可以激发体内的气血运行，使正气充盛，阴阳协调。通过针刺可调节人体的内分泌，增强血液循环，提高抗病能力，改善气滞血瘀、代谢不畅导致的亚健康状况。针灸可以改善人体各个系统的功能，从而有利于疾病的康复，对于养生保健具有重要意义。

1. 通经络

针刺的作用主要在于疏通经络，使气血流畅。《灵枢·九针十二原》中指出："欲以微针，通其经脉，调其血气"，针刺前的"催气""候气"，针刺后的"得气"，都是在调整经络气血。如果机体某一局部的气血运行不利，针刺即可激发经气，促其畅达，所以，针刺的作用首先在于"通"。经络通畅无阻，机体各部分才能密切联系，共同完成新陈代谢活动，人才能健康无病。针刺实践表明，采用一定的针灸方法，作用于手太阴肺经，可以益肺气、养肺阴；作用于手阳明大肠经，可以通气机、助传导；作用于足阳明胃经，可以和胃气、养胃阴；作用于足太阴脾经，可以健脾气、壮脾阳；作用于足少阴心经，可以益心气、补心血、养心阴、振心阳；作用于手太阳小肠经，可以清利小肠；作用于足太阳膀胱经，可以助气化、利水道；作用于足少阴肾经，可以滋肾阴、壮肾阳、补肾气；作用于手厥阴心包经，可以护心神、益血络；作用于手少阳三焦经，可以调畅三焦气机、促进三焦气化，使五脏六腑得以濡养；作用于足少阳胆经，可以清利胆腑；作用于足厥阴肝经，可以疏肝气、补肝血、养肝阴、平肝阳；作用于任脉，可以调理阴经；作用于督脉，可以调理阳经。

2. 调虚实

人体的生理功能活动随时都在进行着，"阴平阳秘"是一种动态平衡，在正常情况下，也容易出现一些虚实盛衰的偏差。如体质的好坏、体力的强弱、机体耐力、适应能力、智力、反应灵敏度等，对于不同的个体，不同的时期，都会出现一定的偏差。针刺保健则可根据具体情况，纠正这种偏差，虚则补之，实则泻之，补、泻得宜，可使弱者变强，盛者平和，以确保健康。

3. 和阴阳

"阴平阳秘，精神乃治"，阴阳和谐是人体健康的关键。针刺则可以通经络、调虚实，使机体内外交通，营卫周流，阴阳和谐。如此新陈代谢自然会健旺，以达到养生保健的目的。

阴阳平衡是健康者的生理状态，针灸养生的目的就是调整和维系这种状态。针灸平衡阴阳、协调脏腑的作用基本上是通过经络阴阳属性、经穴配合和针灸手法来完成的。

现代研究证明，针刺某些强壮穴位，可以提高机体新陈代谢的能力和抗病的能力。如针刺正常人的"足三里"穴，白细胞总数明显增加，吞噬功能加强。同时，还可以引起硫氢基酶系含量增高。硫氢基为机体进行正常营养代谢所必需，对机体抗病防卫的生理功能有重要作用。

二、针刺法的原则

1. 配穴

针刺保健，可选用单穴，也可选用几个穴位为一组进行。欲增强某一方面功能者，可用单穴，以突出其效应；欲调理整体功能者，可选一组穴位，以增强其效果。在实践中，可根据具体情况而定。

2. 施针

养生益寿，施针宜和缓，刺激强度适中，不宜过大。一般来说，留针不宜过久，得气后即可出针，针刺深度也应因人而异，年老体弱或小儿，进针不宜过深；形盛体胖之人，则可酌情深刺。

3. 禁忌

过饥、过饱、酒醉、大怒、大惊、劳累过度等情况时，不宜针刺；孕妇及身体虚弱者，不宜针刺。

三、针刺保健的常用穴位

现将一些常用的养生保健穴位介绍如下：

（1）足三里：位于膝下 3 寸，胫骨外大筋内，为全身性强壮要穴，可健脾胃，助消化，益气增力，提高人体免疫功能和抗病功能。刺法，用毫针直刺 1～1.5 寸，可单侧取穴，亦可双侧同时取穴。

一般人针刺得气后，即可出针。但对于年老体弱者，可适当留针 5～10 分钟。隔日一次，或每日一次。

（2）曲池：位于肘外辅骨，曲肘，肘横纹尽头便是此穴。此穴具有调整血压、防止老人视力衰退的功效。刺法，用毫针直刺 0.5～1 寸，针刺得气后即出针。体弱者可留针 5～10 分钟。每日一次，或隔日一次。

（3）三阴交：位于足内踝高点上 3 寸，胫骨内侧面后缘。此穴对增强腹腔诸脏器，特别是生殖系统的健康有重要作用，是女性养生保健美容美体的首选穴位。刺法，用毫针直刺 1～1.5 寸，针刺得气后即出针，体弱者可留针 5～10 分钟。每日一次，或隔日一次。

（4）关元：位于脐下 3 寸。此穴为保健要穴，有强壮作用。刺法，斜刺 0.5 寸，得气后出针。每周针 1～2 次，可起到强壮身体的作用。

（5）气海：位于脐下 1.5 寸。此穴为保健要穴，常针此穴，有强壮作用，有“气海一穴暖全身”之誉称。刺法，斜刺 0.5 寸，得气后即出针。可与足三里穴配合施针，每周 1～2 次，具有强壮作用。

（6）其他：如大椎可提纲挈领人体神经总会，有效地预防感冒，提高机体的免疫力；心俞可改善心脏供血，增加冠脉血流量；风门、肺俞有益于上呼吸道的保健；涌泉可以调整高血压、神经衰弱等症状；中脘、天枢、期门可以治疗肝气郁结、增强消化功能等。

第三节 保健灸法

一、保健灸法的概念

在身体某些特定穴位上用艾绒制成的艾炷或艾条在穴位上熏灼施灸，借温热刺激穴位、经络，具有温经通络、行气活血、祛风散寒、补中益气、活血祛瘀、调养脏腑的作用，以达到和气血、调经络、养脏腑、益寿延年的目的，这种养生方法称为保健灸法。《医学入门》里说：“药之不及，针之不到，必须灸之。”这说明灸法可以起到针、药不能起到的作用。保健灸不仅用于强身保健，亦可用于久病体虚之人的健康，是我国独特的养生方法之一。《扁鹊心书》中即指出：“人于无病时，常灸关元、气海、命门、中脘，虽未得长生，亦可得百余岁矣。”这说明古代养生家在运用灸法进行养生方面，已有丰富的实践经验。时至今日，保健灸仍是广大群众所喜爱的行之有效的养生方法。

灸法一般多用艾灸。艾为温辛、阳热之药。其味苦、微温、无毒，主灸百病。艾是多年生菊科草本植物，灸以陈旧者为佳。点燃后，热感持久而深入，温热感直透肌肉深层，一经停止施灸，便无遗留感觉，这是其他物质所不及的，因此艾是灸法理想的原料。

二、保健灸的作用

保健灸的主要作用是温通经脉，行气活血；培补元气，预防疾病；健脾益胃，培补后天；升举阳气，密固肌表，从而达到强身、防病、抗衰老的目的。

1. 温通经脉，行气活血

《素问·刺节真邪论》说：“脉中之血，凝而留止，弗之火调，弗能取之。”气血运行具有遇温则散，遇寒则凝的特点。灸法性温热，可以温通经络，促进气血运行。

2. 培补元气，预防疾病

《扁鹊心书》指出：“夫人之真元，乃一身之主宰，真气壮则人强，真气虚则人病，真气脱则人死，保命之法，艾灸第一。”艾为辛温阳热之药，以火助之，两阳相得，可补阳壮阳，真元充足，则人体健壮，即所谓“正气存内，邪不可干”，故艾灸有培补元气、预防疾病之作用。

3. 健脾益胃，培补后天

灸法对脾胃有着明显的强壮作用，《针灸资生经》指出：“凡饮食不思，心腹膨胀，面色萎黄，世谓之脾胃病者，宜灸中脘。”在中脘穴施灸，可以温运脾阳，补中益气。常灸足三里，不但能使消化系统功能旺盛，增加人体对营养物质的吸收，以濡养全身，亦可收到防病治病、抗衰防老的效果。

4. 升举阳气，密固肤表

《素问·经脉》云：“陷下则灸之。”气虚下陷，则皮毛不任风寒，清阳不得上举，因而卫阳不固，腠理疏松。常施灸法，可以升举阳气，固密肌表，抵御外邪，调和营卫，起到健身、防病治病的作用。

三、保健灸的方法

艾灸从形式上分，可分为艾炷灸、艾条灸、温针灸三种；从方法上分，又可分为直接灸、间接灸和悬灸三种。保健灸则多以艾条灸为常见，而直接灸、间接灸和悬灸均可采用。

根据体质情况及所需的养生要求选穴位，将点燃的艾条或艾炷对准穴位，使局部感到有温和的热力，以感觉温热舒适，并能耐受为度。

艾灸时间可为3～5分钟，最长到10～15分钟为宜。一般来说，健身灸时间可略短；病后康复，施灸时间可略长。春、夏二季，施灸时间宜短；秋、冬宜长。四肢、胸部施灸时间宜短；腹、背部位宜长。老人、妇女、儿童施灸时间宜短；青壮年则时间可略长。

施灸的时间，传统方法多以艾炷的大小和施灸壮数的多少来计算。艾炷是用艾绒捏成的圆锥形的用量单位，分大、中、小三种。如蚕豆大者为大炷，如黄豆大者为中炷，如麦粒大者为小炷。每燃烧一个艾炷为一壮。实际应用时，可据体质强弱而选择。体质强者，宜用大炷；体弱者，宜用小炷。

四、保健灸的常用穴位

一般来说，针刺保健的常用穴位，大都可以用于保健灸法。同时，也包括一些不宜针刺的穴位。兹举例如下。

（1）足三里：常灸足三里，可健脾益胃，促进消化吸收，强壮身体，中老年人常灸足三里还可预防中风，具防老及强身作用。灸法：用艾条、艾炷灸均可，也可使用单眼艾灸盒艾灸，时间可掌握在5～10分钟。古代养生家主张常在此穴施瘢痕灸，使灸疮延久不愈，可以强身益寿。“若要身体安，三里常不干”，即指这种灸法。现代研究证明，灸足三里穴确可改善人的免疫功能，并对肠胃、心血管系统等有一定影响。

（2）神阙：位于脐正中处。神阙为任脉之要穴，具有补阳益气、温肾健脾的作用。《扁鹊心书》指出：“依法熏蒸，则荣卫调和，安魂定魄，寒暑不侵，身体开健，其中有神妙也……凡用此灸，百病顿除，益气延年。”灸法，灸7～15壮，灸时用间接灸法，如将盐填脐心上，置艾炷灸之，有益寿延年之功。

（3）膏肓：位于第四胸椎棘突下旁开3寸处，常灸膏肓穴有强壮作用。灸法：艾条灸，每次15～30分钟。艾炷灸7～15壮。

（4）中脘：位于脐上4寸处，为强壮要穴，具有健脾益胃、培补后天的作用。一般可灸7～15壮。

（5）关元穴：位于脐下3寸处，具有补肾壮阳、温通经络、培补元气、回阳益阴、延年益寿、抗衰防疾病的作用，是养生的重要穴位。隔日灸1次，每次20分钟。

（6）涌泉：脚趾卷屈，在前脚掌中心凹陷处取穴。此穴有补肾壮阳、养心安神的作用。常灸此穴，可健身强心，有益寿延年之功效。一般可灸3～7壮。其他如曲池、三阴交、气海等穴，均可施灸，具有强身保健功效。

上述六个穴位可一次施灸1～2个穴位，隔天再灸余下的穴位。

实际上，人在未病时，常灸足三里、关元、气海、命门这些强壮保健穴，每穴5～10分钟，两侧交替，可起到鼓舞阳气、温通经络、行气活血、改善体质、增强抵抗力、保健防病、益寿延年的作用，40 岁以上者尤为适用。

对于初次艾灸的人，一般选用艾条为宜，将艾条点燃，然后找准穴位，将艾条悬于人体穴位之上 3 厘米左右，以人体感觉微微发热，局部皮肤微红，不烫为宜，一个穴位灸 10～15 分钟。

秋冬季节是艾灸的好时节。艾灸具有效果明显、简便易行、经济实用的优点，几乎无毒性和不良反应。

五、艾灸禁忌

由于艾灸以火熏灸，施灸不注意有可能引起局部皮肤的烫伤。另外，施灸的过程中要耗伤一些精血，所以有些部位或有些人是不能施灸的。

（1）阴虚体质、湿热体质的人不宜使用灸法。

（2）凡暴露在外的部位，如颜面，不要直接灸，以防形成瘢痕，影响美观。

（3）皮薄、肌少、筋肉结聚处，妊娠期妇女的腰骶部、下腹部，男性的乳头、睾丸，女性的乳头、阴部等不要施灸。另外，关节部位、大血管处、心脏部位不要灸。眼球属颜面部，也不要灸。

（4）极度疲劳、过饥、过饱、酒醉、大汗淋漓、情绪不稳，或妇女经期忌灸。

（5）传染病、高热、昏迷、抽风期间，或身体极度衰竭，形瘦骨立等忌灸。

（6）无自制能力的人，如精神病患者等忌灸。

第十七章 药物养生法

药物养生是指在中医药理论指导下，运用药物来达到强身健体、防治疾病、延年益寿作用的方法，是中医养生保健的重要手段。千百年来，历代医家不仅发现了许多具有养生作用的药物，而且还创造了不少行之有效的保健方药和剂型，在药物养生方面积累了丰富的经验，为后人健康长寿做出了巨大的贡献。

第一节 药物养生的机制

不同的中药由于其偏性和归经的差异，对人体有着不同的治疗或保养作用。药物养生法主要是通过药物及其配伍后所具有的扶正固本、补虚泻实和调和阴阳的作用，使正气充实，脏腑功能协调，机体阴阳平衡，从而达到治病强身、延年益寿的目的。

一、扶正固本

中医的药物养生，特别重视中药对人体正气的扶持作用。病理状态虽有虚实之分，但发病的主要原因在于正气的强弱，运用中药可以通过提高正气来调动机体的一切积极因素，增强抵抗力，防止病邪的侵袭或及早将病邪驱出于外。

二、驱邪除壅

机体的偏颇分虚实两大类。虚者表现为气血阴阳的不足，可以通过药物补虚扶正；实者表现为气血痰食的壅滞，可以通过药物去邪泻实，达到增进健康、促进身体康复、益寿延年的目的。

三、调和阴阳

人体的健康长寿主要依赖于阴阳气血的平衡，而药物养生的关键作用就在于调理机体阴阳的平衡，使生命功能有序和谐，治疗应恰到好处，不可过偏。

四、预防在先

古代医家提倡上工“治未病”，其中包含“未病先防”和“已病防变”之意。未病先防就是指在疾病未发生之前，采取各种有效措施，消除致病因素，做好预防工作。即使已病，要争取早诊断、早治疗，以防止疾病加重与恶化，促使其好转。运用药物进行养生调养可以增强体质，预防疾病的发生和发展，延缓衰老的进程。老年人体温调节功能下降，在夏季天气酷热时，容易出现中暑，可事先服用防暑降温的药物。老年人容易患支气管哮喘，夏天可以在背俞穴贴膏药，预防秋冬季哮喘的发作。

第二节　药物养生的原则

药物养生要遵循中医药的基本理论，合理使用药物才能有助于身体健康，起到预防疾病、延年益寿之效。

一、天人相应，顺时选药

中药养生必须遵循中医学中天人相应的整体观念，根据春温、夏热、长夏湿、秋燥、冬寒的规律，遵循“春夏养阳，秋冬养阴”的原则，灵活用药。在方药运用上春夏季节不宜过用辛温发散之品，以免开泄太过，耗气伤阴；秋冬季节要慎用寒凉药物，以防耗伤阳气。

此外还要顺应脏腑的生理特点，五脏分主五季：肝主春，心主夏，脾主长夏，肺主秋，肾主冬。春季气候渐暖，万物复苏，方药养生应以清补、柔补、平补为原则；夏季阳气蒸腾，万物生长最为茂盛，方药养生要以甘平、甘凉之品为主，不宜用燥热补药，以防燥热伤津助火；长夏暑热交蒸，湿气较重，方药养生要以清补之品为宜，辅以芳化运脾之药，以防滋腻困脾；秋季气候由热转凉，万物由“长”到“收”，气候干燥，易伤人体阴津，脾胃易受影响，方药养生要以护阴润燥为主，辅以补养气血之品，忌服耗散伤津之品；冬季阳气潜伏，万物生机闭藏，肾气最易耗损，方药养生要遵循冬令进补的原则，宜用性温益精之品，以补益肾气。

二、重先后天，调补脾肾

健康长寿与否主要取决于先天禀赋的强弱和后天营养是否充足。肾为人体的先天之本，人的生殖能力和生长发育过程主要是由肾的精气所决定。肾气充盛，机体代谢能力强，则衰老的速度会相应缓慢。脾胃为后天之本，气血生化之源。机体生命活动的营养，都需要脾胃供给。肾与脾是相互依赖、相互配合、相互促进的，所以用药物进行保健，要以调养脾肾为重点。

三、注重体质，因人用药

注重体质，因人用药体现了中医辨证论治的思想。人的禀赋强弱、年龄老幼、生活优劣、情志苦乐、地区差异等，决定了不同个体的生理、病理特点，因而在药物养生方面也应因人而异。在实际运用中一定要根据个体情况进行辨证，分清寒热虚实、脏腑阴阳，合理选用具有针对性的药物和方剂，才能取得养生保健、益寿延年的功效。

四、谨慎用药，切忌滥用

用于养生保健的方药很多，虽然很多属于补益药物但并不局限于补药，要根据具体情况，当补则补，当泻则泻，在运用方药进行养生保健时，切忌随便滥用，一定谨慎用药。一般而言，补益药物主要用于生理功能低下、抗病能力降低的年老体弱、久病体虚者的养生保健。中老年体质有阴阳虚实不同，药物也有寒热温凉的区别，所以应用补法，应针对体质参合病证，不可偏颇。宜选用性质平和、作用和缓的药物，通过缓缓调养、流通气血、协调阴阳，达到防病抗衰老的目的。

滥用补药，非但无益，反会有害。如补气药多有壅滞的特性，应用不当，可致腹胀纳呆，胸闷不适。过量服用鹿茸、全鹿丸等壮阳剂，可致身热、鼻衄、胃脘灼痛、四肢颤抖；久服人参可出现腹胀纳少、烦躁失眠等。老人本为阴虚之体，滥用壮阳药物，反而更伤其阴。阳虚阴盛的人，强用滋阴之品，更加重遏伤阳气，危害匪浅。因此应用补药一定要谨慎。

五、不宜骤补，渐进施药

衰老是一个缓慢的渐进的过程，由于先天禀赋的不同加上后天多种因素的影响，生理年龄相同的人，可以出现体质的不同，因此，养生是一个循序渐进的过程。

用于养生的药物剂量宜小，一般是成人常用量的1/3或1/2较为适宜，达到长期、渐进、持之以恒之功，使药力逐渐发挥效用。

第三节　常用养生药物剂型

中药剂型有汤剂、散剂、丸剂、膏剂等。老年人慢性病较多，病情复杂，康复较慢，需长时间服药。如果服用汤剂，费时费力，选用丸散比较适宜。丸散药物携带方便，便于长期服用，其药轻力缓，不易产生毒副作用，还能收到防病延年的效果。

由于药物养生的保养特点，常用的剂型有养生药茶、养生药酒、养生药膳、养生膏方等。

一、养生药茶

养生药茶是指某些中药用水泡制或煎制，以代茶饮用。这种剂型制作简单、使用方便，是日常生活中常用的一种保健剂型。药茶的运用必须遵循中医辨证施治的原则，针对不同体质和保养目的，选择不同的组方，以达到补益虚损、调畅气机的养生保健功效。

“药茶”对急慢性疾病有一定防治作用。如龙医降脂茶，包括山楂、陈皮、决明子、菊花，有降脂作用；西洋参茶，有降糖、抗疲劳作用；灵芝茶，有扶正预防感冒、防癌作用；红景天茶，有益气活血、通脉平喘之功，可缓解高原反应、强身健体，提高免疫力。

二、养生药酒

养生药酒是在酒中加入药物或食物制成的具有保健养生功效的含乙醇的饮品。药酒用于治病或保健在我国由来已久，在众多医学典籍中均对药酒有详细记载。目前，药酒已成为人们养生保健和临床治病的常见剂型之一。正确地服用药酒能够达到养生保健的作用，错误地服用会伤及生命，所以在饮用药酒时，应该注意以下问题：

1.要辨证选用

药酒的运用要根据自己的体质、患病史、对药和酒的适应程度进行辨证选用。如脾胃虚弱者可以服用人参酒；肾虚者可以饮用参茸酒和三鞭酒；气血不足者应该选用龙凤酒和十全大补酒；神经衰弱者可以选用五味子酒、合欢皮酒和刺五加酒。现介绍六种常用药酒如下。

（1）益坤酒：黄芪、生晒参、熟地黄、菟丝子、当归、龙眼肉。功效：补益气血。

（2）天乾酒：杜仲、锁阳、淫羊藿、鹿茸、枸杞子、蛤蚧、海龙、海马、生晒参、龟板、石斛。功效：补肾壮阳。

（3）通神酒：丹参、天麻、葛根、红花、三七、银杏叶、甲珠。功能：活血化瘀，通心脑络。

（4）恬梦酒：夜交藤、酸枣仁、柏子仁、刺五加。功效：养心安神。

（5）悦舒酒：佛手、玫瑰花、茉莉花。功效：疏肝解郁。

（6）正元酒：生晒参、黄芪、灵芝、红景天、枸杞子。功效：扶正固本，提高免疫力。

2. 要服用适量

药酒中含有乙醇和药剂，这些成分都有着自己特定的性味功效，所以服用时要适量，不能过量。一些人可能会觉得药酒就是用于日常保健饮用，口渴时就可以喝，喝得越多对身体越有益。这样的做法是错误的，因为药酒的主要成分是乙醇，过多饮用对治愈疾病、强身健体没有好处，还会诱发恶心呕吐、心悸甚至酒精中毒等不良的后果。服用人参酒过量会引起上火、食欲不振、痰热心悸、消化不良等症状；过量服用鹿茸酒还会导致心慌、失眠甚至流鼻血等不良反应。

3. 要注意禁忌证

运用药酒要注意肝病、冠心病、肺结核、消化系统溃疡和一些皮肤病等，不能采取药酒保健。还有一些对乙醇过敏的人群及孕妇，饮酒不仅不能够缓解病症，还可能诱发严重后果。

三、养生药膳

药膳属于食疗的范围，是以蔬菜、禽兽肉类、蛋类、乳类及水产品等为主要原料，加上适当的药物烹制而成的色香味俱全的特殊菜肴，具有防治疾病、保健养生、延年益寿的作用。用于药膳的药物一般多是药食同用的，兼有药物治疗和饮食调养的双重作用。

药膳由于使用原料、制作原理、防治功效等方面的不同，其在实际应用过程中需要遵循一定的原则。应用时要重辨证论治，这是食疗药膳应用能否取效的关键。在应用药膳时应注意不同季节气候变化、地理环境、生活习惯等对人体的影响，综合分析后合理选用药膳。如夏天天气炎热，应用药膳时应注意选用清淡性寒的药膳；冬季天气寒冷，应选用具有温补功能的药膳；南方气候潮湿，应选用具有燥湿功能的药膳；北方气候多风干燥，应注意选用具有滋润作用的药膳。

药物和食物的属性有寒、热、温、凉四种；性味有辛、甘、酸、苦、咸五味之分。药膳的组成原料中，药物和食物都有其独特的性、味，因此在搭配使用时也应有所注意，充分了解药物和食物的搭配、使用禁忌。

四、养生膏方

养生膏方，一般是以大型复方汤剂为基础，根据患者的不同体质、不同临床表现而确立的处方，药物经过浓煎后，掺入某些特殊辅料而制成的一种稠厚的膏状物。膏方具有补中寓治、治中寓补、寒温并用、动静结合、补虚扶弱、标本兼治、随症加减、量体裁方的特点，对多种慢性疾病及体质虚弱者均有较好的调理和治疗作用。只要处方服用合理，不仅能促进急慢性病患者康复，还可使其正气旺盛、身体健康，起到增强体质、防病治病、延年益寿的功效。由于膏方药的药性较缓和且持久，便于携带，服用方便，深受广大人民的喜爱，成为冬令滋补、疗养佳品。

膏方的服用，首先要考虑患者的病情，其次要根据患者的体质、当时的季节、气候、地理条件等因素决定。膏方服用带有明显的季节性，主要以冬季为主。一般从“头九”开始服用，到“六九”结束，大约50天，或服到立春前结束。由于现代储存条件的提高，以治疗为主的调治膏方可根据患者的病情需要一年四季处方，但这种四季膏方一般以清膏为主。服用膏方时最好配合饮食调理、劳逸适宜、运动保健等，这样才能使膏方的作用发挥到最佳，达到养生保健的功效。

服用膏方要针对患者的不同体质忌口。如阴虚体质，忌食狗肉、牛肉、姜、蒜、葱等辛热食物。否则，轻则口干咽燥加重、大便燥结，重则可见出血症状。阳虚体质，忌服用寒性食品，如柿子、黄瓜等；忌用或过用厚味腻滞之品，以防气血运行不畅。

另外我国地域广阔，地理条件截然不同。北方秋季到来较急，降水不多，湿度较低，因而燥邪特点更加突出，很多人都会出现“上火”的症状，出现嘴唇干裂、鼻出血等“干燥病”，中风、老慢性支气管炎、哮喘等成为常见病并多会在此季节发作或加重。因此，患有慢性病的中老年人可在夏末秋初尚未发作时先用膏方调理，可有效降低发病率或减轻症状。

中医膏方历史悠久，为中医传统剂型，突显中医辨证施治特点，最大限度体现中医复方君臣佐使的组方原则，具有益精添髓、调畅气血、平衡阴阳、扶正祛邪等功效，故有“宁得一料膏方，不取金玉满堂”之称。黑龙江中医药大学附属第一医院特制“龙膏”方，实乃养生防病、延年益寿之良品。

1. 常用膏方

（1）补阳方：巴戟天20克，山萸肉10克，淫羊藿10克，冬虫夏草3克，生晒参15克，寸云15克，枸杞子10克。

（2）补阴方：女贞子20克，旱莲草30克，龟板10克，西洋参15克，枸杞子10克，蛤蚧15克，砂仁10克，山药20克，生地黄10克，百合15克。

（3）补气方：黄芪50克，生晒参15克，三七粉10克，枸杞子10克，麦冬10克，五味子15克，灵芝20克，绞股蓝15克。

（4）补血方：龙眼肉20克，大枣5个，枸杞子10克，菟丝子30克，当归20克，桑椹20克，阿胶15克，鹿胎膏15克。

2. 膏方服用时的注意事项

（1）防止变质：由于膏方制作过程中不加任何防腐剂，每次取用的器具应保持干燥，以免将水分带入而使膏方发生变质。服用期间应冷藏（2～10℃）保存。

（2）服用剂量：建议应用固定一种器具，以使每次服用剂量一致。每次16～20克，或一袋，一日2次，或遵医嘱。

（3）服用方法：①冲服，取适量膏滋，放入杯中，将90℃左右的开水冲入搅匀，使之溶化，服下；②噙化，将膏滋含在口中，让药慢慢在口中融化，以发挥药效。

（4）服用时间：可以选择空腹、饭前、饭后、睡前。具体请遵医嘱。

（5）服药禁忌：服用期间不宜食用油腻、辛辣之品。或遵医嘱。

（6）辅料种类：蜂蜜、冰糖、饴糖。

第四节 黑龙江省特色中草药

黑龙江省地处北纬43°～53°，具有高寒、日照时间短、温差大、冬季漫长等气候特点，该气候特征孕育了黑龙江省特有的质量佳、药效独特的药用植物，而且多数药材资源具有药食兼用的特点。

下面介绍几种常用的黑龙江的养生益寿的中药。

一、人参

人参为滋补强壮药，能强体益智，明目安神，止惊悸，久服后延年益寿，因其具有神奇而广泛的作用，故享有“百草之王”的美誉。《神农本草经》中明确指出，人参有“主补五脏，安精神，止惊悸，除邪气，明目，开心益智”之效。现代研究发现，人参主要含有皂苷、肽及氨基酸、维生素等物质。人参所含有的氨基酸，初步发现达10余种，其中赖氨酸、蛋氨酸、缬氨酸对人体极为重要，它们是人体自身所不能合成的必需氨基酸。人参具有特殊的营养补益价值和良好的治疗作用，能兴奋中枢神经系统、全面提高机体免疫功能等。其所含皂苷有抑制血小板聚集、防血液凝固、促进纤维蛋白溶解作用，并增加血液流动性，改善组织灌注。人参对冠状动脉、脑血管椎动脉均有扩张作用，能使高血压患者血压下降；能降低血中胆固醇、三酰甘油和低密度脂蛋白，升高高密度脂蛋白，降低动脉硬化指数；还可以显著提高细胞耐缺氧能力，使脑细胞耗氧速度减慢。可以采用炖服、嚼食、磨粉、冲茶、泡酒、炖煮食品，或与其他中药配成中成药膏、丹、丸、散、片剂等服用。需注意的是青壮年人慎用，适用于年老体弱多病者。

二、鹿茸

鹿茸能壮阳，补气血，益精髓，强筋骨，治疗虚劳羸瘦、精神倦乏、眩晕、耳聋、腰膝酸痛、阳痿、滑精、子宫虚冷、崩漏、带下等症。国内外将它作为强壮剂使用，主要用于全身衰弱、年老或病后恢复期。现代研究证明，鹿茸中含有氨基酸、多肽、多糖、性激素和维生素等物质，具有调节血压、振奋机体、促进红细胞和血红蛋白生成、增强胃肠蠕动及消化功能、促进机体的生长发育和新陈代谢、增强机体免疫功能的作用，对神经系统、心血管系统有良好的调节作用，并且还具有性激素样作用，有助于恢复和保持机体健康。鹿茸的强壮作用，是因为它能提高机体的工作能力，改善睡眠和饮食，减少疲劳。大剂量鹿茸可使血压下降，心率减慢，外周血管扩张；中等剂量可使心肌收缩力加强，心率加快，心搏出量增加，对衰弱的心脏有明显的强心作用。此药用于阳虚证表现比较明显且体质较弱者。因鹿茸是峻补药，应逐步增量，最大量不要超过 0.5 克。鹿茸可泡酒饮用，或制成粉末状食用，或与其他中草药配伍装成胶囊后服用。如年轻体壮而无阳虚者服用本品后，可能引起全身燥热、鼻出血、口干唇裂等不良反应，因此年轻人需根据自身情况慎用。

三、灵芝

《神农本草经》有灵芝久食“轻身、不老、延年”的记载。现代研究表明灵芝含有灵芝多糖，其所含灵芝多糖和灵芝多肽是主要活性成分。药理学研究和临床应用均已证明其具有抗肿瘤、提高机体免疫力、延缓衰老、抗炎和降血糖的作用，能增强人体免疫力，抑制肿瘤细胞生长速度，减少放化疗后出现的不良反应。肿瘤手术及放化疗前后都能用，起扶正固本、辅助治疗作用，能促进人体恢复健康，主治虚劳、咳嗽、气喘、失眠、消化不良、恶性肿瘤等。灵芝对神经系统有抑制作用，对循环系统有降压和加强心脏收缩力的作用，对呼吸系统有祛痰作用。此外，灵芝还有护肝保肝解毒、抗衰老、抗过敏、美容作用，用于治疗神经衰弱、高血压、糖尿病、慢性支气管炎、支气管哮喘等疾病。将灵芝切成薄条，一次 10 克左右为宜，煮水喝，或与其他中药配伍使用。

四、黄芪

黑龙江省是黄芪的上品——北芪的道地主产区，出产的膜荚黄芪有效成分含量和功效均优于南方黄芪。黄芪是补气升阳的首选药物，具有益卫固表、利水退肿、托疮生肌的疗效。黄芪对多种气虚证均有良好的疗效，能明显增强机体的免疫功能，有“增强免疫功能第一药”之称；能延长细胞的存活率，具有明显的延缓衰老和强壮作用；可以有效促进有皮损、渗出的皮肤病痊愈。同时现代研究发现，黄芪对于免疫功能异常引起的湿疹等皮肤病也有针对病因治疗的作用。黄芪是百姓经常食用的纯天然药品，民间流传着“常喝黄芪汤，防病保健康”的顺口溜。

五、枸杞子

枸杞子具有补肾益精、养肝明目、补血安神、生津止渴、润肺止咳的功效。治腰膝酸软、头晕目眩、目昏多泪、虚劳咳嗽、消渴、遗精等症，具有阴阳双补作用。《本草汇言》记载：“枸杞能使气可充，血可补，阳可生，阴可长，火可降，风湿可去，有十全之妙用焉。”其主要功能是润肺、清肝、滋肾、益气、生精、助阳、补虚劳、强筋骨、祛风、明目。现代医学研究表明，它含有胡萝卜素、甜菜碱、维生素 A、维生素 B_1、维生素 B_2、维生素 C 和钙、磷、铁等，具有增加白细胞活性、促进肝细胞新生的药理作用。可抗疲劳、降血压、保肝、降血糖、软化血管、降低血液中的胆固醇和三酰甘油水平。枸杞子尤擅明目，所以还俗称“明眼子”。历代医家治疗肝血不足、肾阴亏虚引起的视物昏花和夜盲症，常常使用枸杞子。枸杞子亦为扶正固本、生精补髓、滋阴补肾、益气安神、强身健体、延缓衰老之良药，对慢性肝炎、中心性视网膜炎、视神经萎缩等疗效显著。对癌症患者配合化疗，有减轻不良反应、防止白细胞减少的作用。在民间常用其泡茶、生吃、煮粥、熬膏、泡酒或与其他药物配伍食用，而且要长期坚持，每天吃一点，才能见效。

六、刺五加

刺五加，又名刺拐棒（中国东北），始见于《神农本草经》，无毒，具有扶正固本、益智安神和补肾健脾等功效。此药是我国北方地区特产常用药材之一，也是东北三省道地药材，总产量约占全国总量的80%，蕴藏量居全国之首。在东北三省中，黑龙江省刺五加产量最大，是黑龙江省最富有特色的药材种类之一。刺五加具有填精补髓及抗衰老作用，久服可以轻身、延年益寿而无害。同时在改善睡眠方面疗效确切，临床常用于治疗各种不同原因引起的失眠症，特别是多用于中老年失眠性睡眠障碍。

黑龙江省利用刺五加资源开发了一系列具有养心、益智、抗衰老、改善记忆、改善睡眠等功效的产品。利用刺五加地上部位，开发了养心益智保健食品——刺五加颗粒。刺五加果实储量较大，利用其开发了刺五加果实老酒，该果实又称刺五加籽，为天然刺五加干果，长期食用能提高人体的免疫力，特别是对高血压、高血脂、脑血栓、肾虚、失眠、便秘等疾病有预防和辅助治疗的功效。刺五加叶资源丰富，其所含成分与刺五加药材相近，尤其是总黄酮及香豆素类成分含量较高，以其开发刺五加茶，该茶不但具有茶叶的清香口感，而且无咖啡因等影响睡眠的不良因素，具有良好的改善睡眠、改善抑郁症的功能。

七、五味子

五味子含有丰富的有机酸、维生素、类黄酮、植物固醇及木酚素，是少数兼具精、气、神三大补益作用的药材之一。五味子具有敛肺、涩精、滋肾、生津、收汗等主要功效，对神经系统各级中枢和呼吸系统均有兴奋作用，所以可用于镇咳和祛痰；因木酚素具有强效复原作用，所以也可用于减轻身体的疲劳感等。

黑龙江省利用五味子丰富的资源开发了一系列产品。将已成熟的五味子鲜果制成具有敛肺、清肠、改善肺功能及胃肠道功能的五味子果茶；提取五味子精华素将其制成片剂，用于疲劳综合征及睡眠障碍等症；将五味子叶及梗制备成药膳香料，作为大众食品的佐料。

八、刺老芽

刺老芽，又称刺嫩芽、刺老鸦、龙牙楤木，是黑龙江林区特产药食兼用植物。具有补气、活血、祛风、利湿、止痛等功效，治气虚无力、神经衰弱、肾虚阳痿、风湿性关节炎、肢节作痛、胃或十二指肠溃疡、慢性胃炎、胃痉挛、肝炎、糖尿病、肾炎水肿。叶和根中均含有皂苷，根含三萜皂苷。总皂苷对过度疲劳而引起的无力型抑郁症疗效最佳，对神经衰弱和感染后的无力症状也有显著效果。

黑龙江省利用其开发了刺老芽总苷片和刺老芽精华素等保健食品，可以解酒护肝、改善慢性疲劳状态。

九、蒲公英

蒲公英在黑龙江省分布很广，其性寒，味甘、微苦，归肝、胃经。有利尿、缓泻、退黄疸、利胆、清热解毒、散结消痈等功效。治急性乳腺炎、淋巴腺炎、瘰疬、疔毒疮肿、急性结膜炎、感冒发热、急性扁桃体炎、急性支气管炎、胃炎、肝炎、胆囊、尿路感染等疾病。蒲公英可生吃、炒食、做汤，是药食兼用的植物。植物体中含有蒲公英醇、蒲公英素、胆碱、有机酸等多种健康营养成分。临床内服或鲜品捣烂，外用治疗疮疡疾病，特别是湿疹有显著疗效。

目前黑龙江省已经以此为主要原料开发出了饮料和药茶，方便患者服用，也可以用于疮疡患者的日常保健。其中蒲公英茶具有“中药咖啡”的美称，有改善胃肠功能、解暑、抗病毒等多方面的疗效；蒲公英口含片是具有防治流行性病毒感染功能的保健食品。

十、红豆越橘

红豆越橘又称北国红豆，主要分布于北纬52°以北大兴安岭原始森林中。色泽嫣红，叶可入药，含有丰富的维生素C、维生素E、超氧化物歧化酶（SOD），还含有丰富的氨基酸、黄酮类化合物、铁等无机元素。红豆越橘中的SOD对于免疫性炎症、辐射性损伤、肿瘤及衰老均有预防和治疗作用，红豆果中含有的紫色素和黄酮素，有益眼睛的健康。红豆果中的维生素C、维生素E含量与同类水果相比最高，是天然的女性美容养颜保健食品。野生红豆果可直接食用，目前根据其加工的成品有发挥保健、抗氧化、美白作用的红豆植物胶原蛋白；利用红豆茎叶开发了有调节免疫功能、抗流感的红豆总苷片。

十一、菇娘

菇娘是黑龙江特产，具有清热、解毒、利尿、降压、强心、抑菌等功能，主治热咳、咽痛、喑哑、急性扁桃体炎、小便不利和水肿等病。菇娘中含有人体需要的多种营养成分，其中钙的含量是西红柿的73.1倍、胡萝卜的13.8倍，维生素C的含量是西红柿的6.4倍、胡萝卜的5.4倍。它独特的风味和丰富的营养，是加工饮料、果酒等饮品的好原料。黑龙江省利用其开发了具有天然硒及维生素C补充剂的菇娘天然硒C饮品（姑娘硒）及菇娘果干、速冻菇娘、菇娘原浆等产品。

十二、沙棘

黑龙江省土地资源丰富，土地肥沃，气候冬冷夏暖，降水适中，日照充足，生产沙棘具有得天独厚的优势。沙棘果和油具有很高的药用价值，沙棘果实入药具有止咳化痰、健胃消食、活血散瘀之功效。现代医学研究表明，沙棘有祛痰、止咳、平喘和治疗慢性气管炎的作用，可降低胆固醇，缓解心绞痛发作，还有防治冠心病的作用。

沙棘是目前世界上含有天然维生素种类最多的珍贵经济林树种之一，果实营养丰富，据测定其果实中含有多种维生素、脂肪酸、微量元素、亚油素、沙棘黄酮、超氧化物等活性物质和人体所需的各种氨基酸。其中维生素 C 含量极高，每 100 克果汁中，维生素 C 含量可达到 825～1100 毫克，是猕猴桃的 2～3 倍，被誉为“天然维生素的宝库”。

目前已生产的沙棘产品主要有饮品系列（果汁、汽水、果酒及果醋等）、食品系列（面包、糕点、饼干、煎饼、膨化食品、儿童食品、豆制品及熟食制品等）、茶叶、果油和籽油等。

十三、红豆杉

分布于黑龙江省的红豆杉为东北红豆杉，是我国 5 种（4 种 1 变种）红豆杉之一。红豆杉具有利尿消肿、温肾通经等功效，可治疗肾脏病、糖尿病、肾炎浮肿、小便不利、淋病、月经不调、产后瘀血、痛经等疾病。

红豆杉以茎、枝、叶、根入药。主要成分含紫杉醇（白色结晶体）、紫杉碱、双萜类化合物，有抗癌功能，并有抑制糖尿病及治疗心脏病的效用。经权威部门鉴定和相关报道，我国境内的红豆杉在提炼紫杉醇方面具有一定的价值，尤其以生长环境特殊的东北红豆杉含量最高，可达 3/10 000。红豆杉还可以吸收一氧化碳、二氧化硫、尼古丁、甲醛等有毒物质，而且由于其枝条和叶片表面粗糙、分泌物丰富，还可有效过滤空气中的细小颗粒物，降低 PM2.5 浓度。从红豆杉的树皮和树叶中提炼出来的紫杉醇，具有独特的抗癌机制和较高的抗癌活性，能阻止癌细胞的繁殖、抑制肿瘤细胞的迁移，是当今天然药物领域中最重要的抗癌活性物质，被称为“治疗癌症的最后一道防线”。

十四、熊胆汁

熊胆汁曾是极为珍贵的药材，熊胆汁的药用价值主要是清毒保肝、利胆溶石、抗动脉硬化、抗脂肪肝和降血清、胆固醇等。熊胆汁主含胆汁酸、氨基酸、胆色素等，并含脂肪、磷脂及微量元素。胆汁酸为主要有效成分，主要有熊去氧胆酸、鹅去氧胆酸，它们是一对双向异构体，为熊胆汁区别于其他胆汁的特征成分。

目前，具有胆汁酸成分的主要临床药物有能清热解毒、消肿止痛、敛疮生肌、止痒、止血的黑宝熊胆痔灵膏；能清热解毒、收湿敛疮的熊胆痔疮膏；能清热、平肝、明目的黑宝熊胆粉；能清热解毒、护肝利胆、抑菌抗炎、降酶退黄、利湿通便的熊胆茵陈口服液等。

十五、树莓

黑龙江省是我国最早种植树莓的省份，树莓因具有极高的营养及药用价值而被誉为“第三代黄金水果”。其根性平，味苦、涩，叶性凉，味苦；果味微甘、酸，具有涩精益肾、助阳明目、醒酒止渴、化痰解毒之功效，主治肾虚、遗精、醉酒、丹毒、消渴等症。叶具有清热利咽、解毒、消肿、敛疮等作用，主治咽喉肿痛、多发性脓肿、乳腺炎等症。

树莓在国内外人们的食物营养中占有重要地位，树莓浆果所含的各种营养成分易被人体吸收，并具有促进其他营养物质吸收和消化、改善新陈代谢、增强抗病能力的作用。从树莓中已经探明的成分看，黄酮类化合物具有降血糖、降血脂、抗心律失常、抗氧化高效性与低毒性、抗衰老等生理活性。东莨菪内酯具有一定的镇痛、抗炎、祛痰和平喘的作用。茶多酚不仅具有降压、降血脂、抗突变、防治心血管疾病、抗菌消炎的功效，还具有消除自由基、防癌抗癌、防辐射、抗脂质过氧化及抗衰老等作用，添加到药品、化妆品中能起抗炎、抗衰老作用；添加到食品中则有保健作用。目前黑龙江省树莓的销售仍主要以速冻出口为主，加工品种类主要有果酒、果汁和果酱等。

十六、蓝莓

蓝莓在我国主要产于大兴安岭和小兴安岭林区，尤其是大兴安岭中部，是纯野生产品。蓝莓花青素含量高，果实中含有丰富的营养成分，它不仅具有良好的营养保健作用，还具有延缓脑神经衰老、增强记忆力、保护毛细血管及抗氧化、消除体内炎症、抗癌、软化血管、增强人体免疫功能等作用。蓝莓果实的VMA（花色苷色素）对眼睛有良好的保健作用，能够减轻眼的疲劳及提高夜间视力。蓝莓的果胶含量很高，能有效降低胆固醇，防止动脉粥样硬化，促进心血管健康。蓝莓富含维生素C，有增强心脏功能，预防癌症和心脏病的功效，能防止脑神经衰老、增进脑力，对一般的伤风感冒、咽喉疼痛及腹泻也有一定改善作用。蓝莓由于风味独特，酸甜适宜，口感好，可用来食用、制作饮料、香料、酿酒。

十七、松茸

松茸主要产于黑龙江省东部林区，是名贵的野生食用菌，其营养价值和药用价值极高，被称为“菌类之王”。松茸因营养均衡、含量丰富，在国际上有“天然营养宝库”的美誉。松茸的主要营养成分为多糖类、多肽类、氨基酸类、菌蛋白类、矿物质类、微量元素类及醇类。子实体中含有18种氨基酸、14种人体必需微量元素、49种活性营养物质、5种不饱和脂肪酸、8种维生素、2种糖蛋白、丰富的膳食纤维和多种活性酶。另含有3种珍贵的活性物质，分别是双链松茸多糖、松茸多肽和全世界所有植物中独一无二的抗癌物质——松茸醇，是世界上最珍贵的天然药用菌类，被广泛应用于预防癌症和癌症术后康复。

现代医学研究表明，松茸具有提高免疫力、抗癌抗肿瘤、治疗糖尿病及心血管疾病、抗衰老、养颜、促肠胃、保肝脏等多种功效，因此又在全球范围内被广泛用于研发药品、保健品和化妆品。目前市场冻干产品、烘干产品、上盐渍品、松茸速溶冲剂、罐头、酱油、醋等产品应运而生，松茸保健酒的研究已有了一定进展，松茸提取物已广泛应用于食品饮料生产之中。

十八、蘑菇

蘑菇性凉，味甘，入肝、胃经。具有益气开胃、托痘疹、抗癌、降血糖之效，与葱白同食可以促进血液循环。适宜于老年人、糖尿病、白细胞减少症、肝炎、高脂血症、维生素B_2缺乏症等患者食用。

黑龙江林区、山区常见的主要野生食用蘑菇有20余种，经市场筛选出特优蘑菇，主要有以下3种：

（1）猴头蘑：也被称为猴头菇、猴头，因其形似猴头而得名，为名贵野生食用菌。猴头喜生在柞树林、黑桦、白桦杂木林内，在东部山区和大小兴安岭林区均有广泛分布。猴头蘑肉白、细软，微有清香。猴头做法也有很多种，烹调后味极鲜美，故将“猴头、燕窝、鲨鱼翅”列为山珍海味之首。猴头蘑含有大量蛋白质、脂肪、糖类、氨基酸和多种维生素，能增强人体免疫力。猴头菌性平，味甘，具有利五脏、助运化的功效，含有多肽、多糖和脂肪族酰等多种抗癌物质，有很好的增强机体免疫功能的作用，对消化道癌肿有很好的疗效，并有利于手术后伤口愈合。

（2）元蘑：是黑龙江省著名野生食用菌，它是蘑菇中仅次于猴头蘑的上品蘑，全省山区、林区均有分布，是极少数不能人工培育的食用菌之一。元蘑含有丰富的蛋白质、脂肪、糖类、钙、磷等营养成分，滋味鲜美，有较高的食用价值。其味道与海鲜相似，用元蘑做菜肴，荤素兼宜，有炒、炖、烩、烧等多种吃法，堪称“素中有荤”的山珍。经常食用元蘑具有加强机体免疫、增强机体抵抗能力、益智开心、益气不饥、延年轻身等作用。元蘑入药，具有舒筋活络、强筋壮骨的功效，主治腰腿疼痛、手足麻木、筋络不舒等症。

（3）榛蘑：是我国东北特有的山珍之一，全省林区、山区、半山区均有广泛分布，是极少数不能人工培育的食用菌之一，是真正的绿色食品。榛蘑味道鲜美，榛蘑炖小鸡等菜肴是东北人招待贵客不可缺少的传统佳肴。榛蘑含有人体必需的多种氨基酸和维生素，经常食用可加强机体免疫力，有益智开心、延年轻身等作用。因其含蛋白质较高，常被人称为“素中之肉”。榛蘑的药用价值也很高，主要有三点：一是含有双链核糖酸，对人体有增强免疫力作用；二是含有一种核糖物质，可抑制血清和肝脏中胆固醇上升；三是可抗癌。

十九、金莲花

金莲花，为毛茛科植物金莲花和党瓣金莲花、矮金莲花、短瓣金莲花的花，分布于黑龙江省尚志市附近。夏季花盛开时采收，晾干。其性微寒，味苦，归肺、胃经，有清热解毒、消肿、明目的作用，主治感冒发热、咽喉肿痛、口疮、牙龈肿痛、牙龈出血、目赤肿痛、疔疮肿毒、急性鼓膜炎、急性淋巴管炎。金莲花内含藜芦酸、荭草苷、牡荆苷、黎芦酰胺、棕榈酸，用酸水提取，碱化后再用氯仿转提所得的提取物，对革兰阳性球菌及阴性杆菌都有抑制作用，对绿脓杆菌的抗菌作用，尤为明显。临床用于扁桃体炎、咽炎、上感、泌尿系感染等亦有一定疗效。

二十、菟丝子

菟丝子，为双子叶植物药旋花科植物菟丝子、南方菟丝子、金灯藤等的种子。菟丝子种子一般在 9～10 月收获，采收成熟果实，晒干，打出种子，簸去果壳、杂质。全国大部分地区有分布，以北方地区为主，尤产于黑龙江。其性平，味辛、甘，归肝、肾、脾经，有补肾益精、养肝明目、固胎止泄的作用，主治腰膝酸痛、遗精、阳痿、早泄、不育、消渴、淋浊、遗尿、目昏耳鸣、胎动不安、流产、泄泻。菟丝子种子含槲皮素、紫云、金丝桃苷及槲皮素-3-O-β-D-半乳糖-7-O-β-葡萄糖苷。现代药理研究表明，菟丝子具有保肝、助阳、增强性活力及增加非特异性免疫力作用。菟丝子尚具有抗肿瘤、抗病毒、抗炎、抗不育、止泻及抑制中枢神经系统的作用。

下篇

寒地常见疾病的调养

第十八章 高 血 压

第一节 概 述

一、概念

高血压是一种以体循环动脉压升高为主要特点，可伴有心、脑、肾等器官的功能或器质性损害的临床综合征。在以非药物及安静状态下，两次或两次以上非同日、多次重复测定血压所得的平均值为依据。最新的高血压指南定义血压120～139/80～89mmHg为血压升高，140～159/90～99mmHg为1级高血压，160～179/100～109mmHg为2级高血压，≥180/110mmHg为3级高血压。血压仅是高血压的一个标志物，血压升高并不等同于高血压。高血压是原发性高血压（高血压）和症状性高血压（继发性高血压）的一个共同症状。因此，过分强调降压达标的观念有待商榷。同时，应引起对高血压早期干预的重视，从而降低心脑血管等疾病的危险因素，以保护心脑肾等靶器官，预防并发症。

高血压虽无特异性症状表现，但常见头痛、头晕等，并与血压不成正比例关系，平时应经常自测或体检观察血压变化。高血压的主要症状因人而异。早期可能无症状或症状不明显，常见的有头晕、头痛、颈项板紧、疲劳、心悸等，仅仅会在劳累、精神紧张、情绪波动后发生血压升高，并在休息后恢复正常。随着病程延长，血压明显持续升高，逐渐出现各种症状，此时被称为缓进型高血压，常见的临床症状有头痛、头晕、注意力不集中、记忆力减退、肢体麻木、夜尿增多、心悸、胸闷、乏力等。高血压的症状与血压水平有一定关联，多数症状在紧张或劳累后可加重。清晨活动后血压可迅速升高，出现清晨高血压，导致心脑血管事件多发生于清晨。

二、流行病证学

高血压是一种世界流行病，不同地区、不同种族及不同年龄，发病率均不同。西方发达国家较发展中国家高，同一地区不同种族间发病率也有差异。我国流行病学调查显示，①通常血压水平尤其是收缩压水平随着年龄的增高而升高；女性在更年期前患病率略低于男性，但在更年期后迅速升高，甚至高于男性；②钠盐和饱和脂肪酸摄入越高，平均血压水平和高血压患病率也越高；③高纬度寒冷地区患病率高于低纬度温暖地区。我国人群50年来高血压患病率呈明显上升趋势。目前我国约有2亿高血压患者，每10个成年人中有2人患高血压。从南方到北方，高血压患病率呈递增趋势。黑龙江省高血压发病率居全国首位。

根据一项社区原发性高血压中医证候分布及流行病学调查分析表明：高血压患者中医证候分布按频次高低依次为肝阳上亢证、肝肾阴虚证、痰湿壅盛证、瘀血阻窍证、阴阳两虚证及其他证候。各中医证候在家族史、冠心病、糖尿病、肥胖等方面存在相关性，如痰湿壅盛型肥胖者较多。北方地区高血压则以肝阳上亢证、痰热壅盛证为多。

三、病因病机认识

中医学认为，高血压多因七情所伤、饮食失节、劳逸失调、内伤虚损，病理因素主要涉及风、火、痰、瘀、虚。病机为脏腑阴阳平衡失调，与肝、肾、脾、心四脏密切相关。

现代医学认为，引起高血压的病因很复杂，是在一定遗传背景下，由于多种后天环境因素作用使正常血压调节机制失代偿所致，主要影响因素有：①食盐的摄入量过多；②肥胖超重，脂肪摄入量过多；③精神、神经作用，如紧张、焦虑、烦躁等；④过量饮酒、吸烟；⑤肾素-血管紧张素-醛固酮（RAAS）系统失衡；⑥胰岛素抵抗。

第二节 调 养 指 导

一、自我调护

（一）适应适合的生活环境

高血压患者适宜在水边、森林、公园等幽静、空气清新的环境生活。庭院、房间宜整洁清雅。面对不利、恶劣的生活条件，要根据自身情况积极适应，学会自我调节。夏天应避免中午艳阳高照；冬天要注意保暖，防风寒。

（二）适量运动

运动类型应以有氧运动为主，如游泳、散步、慢跑等，运动强度主要以中小强度为主，运动时间选择30分钟以上，运动频率为3～5次/周。另外，可选择太极拳、八段锦、易筋经、气功等传统功法并长期坚持。注意勿过量运动或太强太累，要采取循序渐进的方式来增加活动量。

（三）戒烟限酒

大量实验证据表明高血压患者在生活习惯上应该注意戒烟，并限制饮酒。吸烟或被动吸烟对心脑血管疾病的发生影响都很大，烟中的尼古丁可引起周围小动脉收缩，增加血液流动阻力，而产生高血压。研究证明，吸一支烟后心率每分钟增加5～20次/分，收缩压增加10～25mmHg。大量饮酒后可致血压突然升高，发生酒后高血压。可以少量饮酒，男性每日饮酒不超过30毫升，女性和低体重者每日饮酒不超过15毫升。

（四）心理平衡

高血压患者的心理表现是紧张、易怒、情绪不稳，这些又都是使血压升高的诱因。患者可通过改变自己的行为方式，培养对自然环境和社会的良好适应能力，避免情绪激动或过度紧张、焦虑，遇事要冷静、沉着。当有较大精神压力时应设法释放，向朋友、亲人倾吐或鼓励参加轻松愉快的业余活动，将精神倾注于音乐或寄情于花卉之中，使自己生活在最佳境界中，从而维持稳定的血压。

（五）监测血压及降压

（1）每日晨起适时测量血压，1～2 周至少测量一次。

（2）治疗高血压应坚持“三心”，即信心、决心、恒心，只有这样才能防止或推迟机体重要脏器受到损害，一般主张高血压控制目标值应<140/90mmHg。

（3）定时服用降压药，自己不随意减量或停药，可在医生指导下，根据现病情予以调整，防止血压反跳。

（4）条件允许，可自备血压计并学会自测血压。

（六）中医保健

1. 保健按摩操

第一节：起势。坐在椅子上，姿势自然端正，放松，目视前方，双手掌放在大腿上，膝关节成 90° 弯曲姿势，两足分开与肩同宽，呼吸均匀，有节奏。

第二节：按揉太阳穴。以左右手食指按压太阳穴（眉梢与外眼角中间，向后约 1 寸凹陷处），顺时针旋转 32 次。

第三节：按摩百会穴。用左或右手掌，紧贴百会穴（头顶部后发际上 7 寸），按揉 32 次。

第四节：按揉风池穴。用双手拇指按揉双侧风池穴（耳后凹陷中），顺时针按揉 32 次。

第五节：摩头清脑。两手五指自然分开，用小鱼际从前额向耳后按摩，从前向后弧线形 32 次。

第六节：擦颈降压。先用左手大鱼际擦抹右颈部胸锁乳突肌，再换右手擦抹左颈各 32 次。

第七节：揉曲降压。用左、右手，先后分别按压左、右肘关节附近的曲池穴（肘横纹外侧端凹陷中）32 次。

第八节：揉关宽胸。先用右手大拇指按揉左手内关穴（腕横纹上 2 寸两筋之间），再用左手大拇指按揉右手内关穴各 32 次。

第九节：导血下行。分别用左、右手拇指按揉左、右小腿的足三里穴（小腿外侧，外膝眼下 4 寸），按揉 32 次。

第十节：收势。扩胸调气，两手放松下垂，然后握空拳，屈肘提肩向后扩胸，最后放松还原，做 32 次。

2. 按摩指甲降压

人的手指是全身最灵活的器官，它分布有丰富的血管和神经末梢。据现代科学研究，给手（足）指（趾）甲一定的刺激，对原发性高血压有明显的改善。手（足）指（趾）甲根部是中医经络的始点和终点。对指尖的刺激，可使“气”流通活泼，进而促进血液循环。其中，对于手的拇指指甲根部刺激，特别有助于降低血压。

刺激方法：在手的大拇指指甲根部，沿指甲的底边肌肉隆起部分两端，以另一只手的大拇指与食指夹住，转动地揉搓。然后，自指甲边缘朝指甲根方向慢慢揉搓下去。应以柔软的指腹揉搓，勿过度用力。吸气时放松，呼气时施压。左右大拇指各搓擦 5 分钟左右。尽可能于早起、午间、就寝前做 3 次。这样可使血管扩张，随之血压下降。

3. 中药足浴

晚上临睡前，可配合温水洗脚泡脚，洗泡过程中可以搓足心，右手搓左脚心，左手搓右脚心，配合揉搓脚趾，每侧各搓 1～2 分钟，起平肝潜阳、活血通络的作用。推荐用于足浴的参考中药方：钩藤 30 克，菊花 15 克，夏枯草 15 克，决明子 30 克，川牛膝 20 克，白芍 20 克，桑枝 20 克。取上药加水 2000 毫升煎煮取液，等温度适宜后足浴，每次 20～30 分钟，每日一剂，每日泡 1 次。

（七）饮食宜忌

（1）控制能量的摄入：提倡食复合糖类食品，如淀粉、玉米，少食葡萄糖、果糖等，这类糖属于单糖，易引起血脂升高。

（2）限制脂肪的摄入：烹调时，选用植物油，可多食海鱼，海鱼含有不饱和脂肪酸，能使胆固醇氧化，从而降低血浆胆固醇，还可延长血小板的凝聚时间，抑制血栓形成，预防中风；还含有较多的亚油酸，对增加微血管的弹性、防止血管破裂、防止高血压并发症有一定的作用。

（3）适量摄入蛋白质：高血压患者每日摄入蛋白质的量以每千克体重 1 克为宜。每周吃 2～3 次鱼类蛋白质，可改善血管弹性和通透性，增加尿钠排出，从而降低血压。如高血压合并肾功能不全时，应限制蛋白质的摄入。

（4）多食含钾、钙丰富而含钠低的食品，如海带、土豆、茄子、莴笋；含钙高的食品，如牛奶、酸牛奶、虾皮等。少食肉汤类，因为肉汤中含氮浸出物较多，能够促进体内尿酸生成增加，加重心、肝、肾脏的负担。

（5）限制盐的摄入量：每日应逐渐减至 6 克以下，即普通啤酒盖去掉胶垫后，一平盖食盐约为 6 克，此量指的是食盐量，包括烹调用盐及其他食物中所含钠折合成食盐的总量。适当减少钠盐的摄入有助于降低血压，减少体内的钠水潴留。

（6）多吃新鲜蔬菜如胡萝卜、芹菜等，新鲜水果如苹果等。每天吃新鲜蔬菜不少于 400 克，水果 100～200 克，最好是应季水果。

（7）饮茶，如罗布麻茶等。

二、辨证施膳

1. 肝阳上亢证

证候特点：头痛，眩晕，心烦易怒，夜眠不宁，面红口苦，舌质红、苔黄，脉弦。

（1）药膳方：天麻鱼头

药膳食材：天麻 25 克，茯苓 10 克，鲜鲤鱼 2 条（每条重 600 克以上），酱油 25 毫升，黄酒（绍酒）45 毫升，白糖 5 克，味精 1 克，胡椒粉 3 克，麻油 25 克，葱 10 克，生姜 15 克，湿淀粉 50 克，清汤、食盐各适量。

操作方法：将鲜鲤鱼去鳞，剖开肚，挖去内脏，洗净；再从鱼背部剖开，每半边分 3～4 节，每节3～5刀，将其分成8份，用8个蒸碗分盛。另把茯苓切成大片，放入二泔水（第二次淘米水）中，再加入天麻同泡，共浸泡4～6小时；捞出天麻置米饭上蒸软蒸透，趁热切成薄片，与茯苓同分为8份，分别加入各份鱼块中。然后放入绍酒、姜、葱，兑上适量清汤，上笼蒸约30分钟后取出；拣出姜、葱。翻扣碗中，再将原汤倒入火勺内，调入酱油、食盐、白糖、味精、胡椒粉、麻油、湿淀粉、清汤等，烧沸。打去浮沫，浇在面上即成。每周2～3次，佐餐食用。

功效：平肝熄风，滋阴安神。

方解：天麻平肝潜阳、祛风通络；茯苓利水渗湿、健脾宁心；鲜鲤鱼消水肿、通乳汁、明目，所含脂肪多为不饱和脂肪酸，能很好地降低胆固醇，可以防治高血压动脉硬化、冠心病。

（2）药膳方：天麻蒸乳鸽

药膳食材：天麻12克，乳鸽1只，绍酒10克，姜5克，葱10克，盐5克，酱油10克，鸡汤300毫升。

操作方法：把天麻用淘米水浸泡3小时，切片；乳鸽宰杀后，除去毛、内脏及爪；姜切片，葱切花。把酱油、绍酒、盐抹在乳鸽上。将乳鸽放入蒸杯内，加入鸡汤，放入姜、葱和天麻片。将蒸杯置蒸笼内，用武火、大气蒸约1小时即成。每日1次，每次食半只乳鸽，喝汤食天麻。

功效：平肝熄风，定惊潜阳。

方解：天麻平肝潜阳、祛风通络；乳鸽补血，能延缓衰老、促进血液循环。用于高血压肝阳上亢患者食用。

2. 肝肾阴虚证

证候特点：眩晕，耳鸣健忘，目涩目糊，精神萎靡，少寐多梦，腰膝酸软，五心烦热，舌质红、苔少或无，脉弦细数。

（1）药膳方：益水涵阳汤

药膳食材：荠菜10克，枸杞子10克，石斛10克，制黄精10克，鸽蛋4枚，冰糖30克。

操作方法：枸杞子洗净，荠菜、石斛、制黄精分别洗净，切碎，冰糖打碎待用。锅中注入清水约750毫升，加入上四味药物同煮。待煮沸15分钟后，再将鸽蛋打入锅内，冰糖碎块同时下锅，煮至蛋熟即成。每日服1剂，连服7日。

功效：滋补肝肾，益阴养血。

方解：枸杞子滋补肝肾、益精明目；石斛益胃生津、滋阴除热；荠菜凉血止血、清热利尿、健脾利水、清肝明目；黄精补气养气、健脾、润肺、益肾；鸽蛋补肾、益气、养肝、清热去火，具有养肝护肤的作用。

（2）药膳方：夏枯草煲猪肉

药膳食材：夏枯草20克，桑椹20克，牡蛎20克，猪瘦肉250克，酱油、盐、糖等各适量。

操作方法：将夏枯草及牡蛎煎汁，猪肉切块，将煎汁与猪肉同入锅中，用文火煲汤。七成熟时，加入桑椹、酱油、盐、糖等调料，继续煮至肉烂熟，汁液收浓即成，食肉及桑椹。

功效：育阴潜阳，养血益精。

方解：本品中夏枯草性寒，味苦、辛，清肝热、散郁结、降血压；牡蛎益阴潜阳；桑椹甘寒，滋阴补血；猪肉性平，味甘、咸，含有丰富动物蛋白，有平肝养血、滋阴补虚之功。

3. 痰热壅盛证

证候特点：眩晕头痛，头目昏蒙，胸脘满闷，纳呆恶心，肢体困重，体倦嗜睡，口多痰涎，舌胖，苔黄腻，脉滑数。

药膳方：加味海蜇拌香芹

药膳食材：海蜇皮 100 克，芹菜 50 克，生薏米 30 克，陈皮 5 克，竹茹 15 克，盐、糖、麻油、醋各适量。

操作方法：将海蜇皮切丝，芹菜洗净，水焯后切丝，陈皮、竹茹、生薏米煎汁浓缩成 30 毫升。将海蜇皮、芹菜放盘中，加入煎汁及麻油、醋、少量盐和糖，拌匀即食。

功效：健脾疏肝，清热化痰。

方解：海蜇皮性平，味甘咸，归肝、肾经，清热化痰消积；芹菜性凉，味甘，平肝、清热、祛湿；陈皮燥湿化痰、理气和中；生薏米、竹茹清热化湿。

4. 瘀血阻窍证

证候特点：眩晕，头痛，兼见健忘，不寐，心悸，精神不振，耳鸣耳聋，面唇紫暗，舌暗有瘀斑。

（1）药膳方：山楂粥

药膳食材：山楂 20 克（掰开、去核），大米 100 克，水、红糖各适量。

操作方法：将山楂浸泡后，水煎取浓汁 200 毫升，再加水 300 毫升，与大米共煮成粥，调入适量红糖。每日一或两次温服。

功效：行气散瘀。

方解：山楂消食健胃，行气散瘀。

（2）药膳方：桃仁茯苓糕

药膳食材：桃仁 6 克，红花 6 克，茯苓 15 克，面粉 200 克，酵母、白糖各适量。

操作方法：把桃仁用沸水氽透去皮尖；茯苓切片，烘干，同桃仁共打成细粉。把面粉、药粉、红花、酵母、白糖拌均匀后，加入温水和面，发好面后，做成 5 厘米大小的糕状。把面糕放入蒸笼中，蒸 15 分钟即成，每餐主食。

功效：活血化瘀，益脾和胃。

方解：桃仁活血祛瘀、润肠通便、止咳平喘；红花活血通经、散瘀止痛；茯苓利水渗湿、益脾和胃、宁心安神。

第十九章 中 风

第一节 概 述

一、概念

中风，中医病名，有内风和外风之分，外风因感受外邪（风邪）所致，在《伤寒论》中名曰“中风”；内风属内伤病症，又称“脑卒中”“卒中”等，现代所称“中风”，多指内伤类中风，多因气血逆乱、脑脉痹阻，或血溢于脑所致，是以突然昏仆、半身不遂、肢体麻木、舌謇不语、口舌㖞斜等为主要表现的脑神经系统疾病。中风多为现代医学中的脑血管意外，包括脑梗死和脑出血。

二、流行病证学

中风具有高发病率、高死亡率、高致残率的“三高”特点，是人类三大致死疾病之一。近年来我国的流行病学资料表明，脑血管疾病在人类死因顺序中居首位。与西方发达国家相比，我国脑血管疾病的发病率与死亡率明显高于心血管疾病，发病率随年龄增长，男性高于女性。约 72%的首次中风患者为 65 岁以上的老年人，患病率在每 10 万人口中有 429～620 例。2013 年的《中国卫生和计划生育统计年鉴》显示，2008 年我国城市和农村脑血管疾病的患病率分别为 770/10 万和 520/10 万，2012 年全国因脑血管病住院的总人数为 195 万，2012 年我国城市和农村脑血管病的年死亡率分别为 120/10 万和 136/10 万。据此估算，全国每年新发脑卒中患者约为 200 万。每年死于脑卒中的患者为 150 万～200 万。中风后存活的患者，有 60%～80%有不同程度的残疾，重者影响正常生活。而且有中风病史的患者，有 1/4～3/4 可能在 2～5 年内复发。

我国脑血管疾病的地理分布调查表明，除西藏自治区外，呈现北高南低、东高西低的发病趋势。脑卒中的发病具有明显的季节性，寒冷季节发病率高，尤其是出血性脑卒中的发病季节性更为明显。我国东北地区为中风高发区，其寒冷气候与地域饮食习惯正是脑卒中的诱发因素。在临床上中风中经络期以风痰入络、风阳上亢证为主；中脏腑期以痰热腑实证为主；恢复期以气虚血瘀证为主。

三、病因病机认识

中医学认为，中风病以内因引发者较多，多为五志过极、心火暴甚，饮食不节、过食肥甘厚味、饮酒过度，劳累过度、形神失养，气候变化、冬季骤冷、乍暖乍寒；病理因素主要涉及虚、火、风、痰、气、血六因，以致阴亏于下，肝阳暴涨，内风旋动，气血逆乱，夹痰夹火，横窜经脉，蒙蔽心窍而发生猝然昏仆，半身不遂诸症。

现代医学认为，高血压，动脉硬化，先天性脑血管异常，心房颤动、心动过缓、心内膜炎等心脏病，糖尿病为本病的主要致病因素，其他致病因素为空气、脂肪、癌细胞和寄生虫等进入血液形成栓子，脑血管痉挛、受压和外伤等。

第二节 调养指导

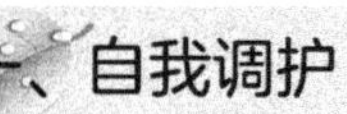

一、自我调护

（一）中风恢复期及后遗症期康复法

1. 恢复期的康复治疗

主动性康复训练应遵循瘫痪恢复的规律，先从躯干、肩胛带和骨盆带开始，按坐位、站位和步行，以及肢体近端至远端的顺序进行。一般把多种训练在一天内交替进行，有所偏重。此期要应用各种偏瘫康复技术促进功能的恢复。关于患侧肢体训练，在软瘫期要设法促进肌张力和主动运动的出现；在出现明显痉挛后要降低痉挛，促进分离运动的恢复，改善运动的速度、精细程度和耐力等。要注意非瘫痪侧肌力的维持和强化，主要操作：①床上翻身训练；②桥式运动；③坐位训练；④站位训练；⑤步行训练；⑥作业治疗；⑦对失语、构音障碍、认知功能障碍等也需进行针对性训练。

2. 后遗症期康复治疗

患者应每日练习翻身和坐位，甚至是被动的坐位，可明显地减少压疮、肺炎等合并症。部分患者可通过上下楼梯、远距离步行等活动，使运动耐力不断提高，生活质量得以提高。但要注意，活动空间宜不断扩大，活动种类宜逐渐增多，并且所有的活动均要在安全的前提下进行，活动量也应逐渐增加，不可冒进。

对不能适应原来生活环境的患者，可进行必要的环境改造，如尽量住平房或楼房底层，去除门槛，台阶改为坡道或两侧安装扶手，厕所改为坐式并加扶手，地面不宜太滑或太粗糙，所有用品要方便患者取放和使用等。

患者要定期到医院或社区康复机构接受再评价和指导，并力争恢复一定的工作。

（二）足浴养生法

1. 中风偏瘫足浴方

（1）活血通络方：桑枝、鸡血藤、怀牛膝、伸筋草各 30 克，水煎，每日 2～3 次，每次 20～30 分钟。

（2）伸筋方：伸筋草、透骨草、红花各 80 克，药温 50～60℃，先浸泡手部，后浸泡足部。浸洗时，手指、足趾在汤液中进行自主伸屈活动。

2. 中风先兆足浴方

（1）牛膝钩藤汤：牛膝、钩藤各 30 克，加清水适量，浸泡 5～10 分钟后，水煎取汁，放入浴盆中，待温时足浴，可不断加热水以保持水温，加至满盆为止。每日早起和晚睡前足浴，每次 30～40 分钟，以不适症状减轻或消失为 1 个疗程，连续 1～2 个疗程。

（2）决明降压汤：石决明 24 克，黄芪、当归、牛膝、生牡蛎、白芍、玄参、桑枝、磁石、补骨脂、牡丹皮、乌药、独活各 6 克。其中，石决明、生牡蛎、磁石先煎 30～60 分钟，再入他药同煎，取其煎液加温水适量，入浴盆足浴，每次 1 小时，每日 1 次，每次 1 剂，连续 7～10 剂。

（3）罗布麻叶 15 克，杜仲 6 克，牡蛎 15 克，夜交藤 10 克，吴茱萸 10 克，放入盆内加温水浸泡备用。每日晨起和晚睡前各洗浴双足 1 次，每次 20 分钟，7 日为 1 个疗程。

（4）钩藤 20 克，冰片少许。将钩藤切碎，加入少许冰片，入布包，放入盆内加温水浸泡备用。每日晨起和晚睡前各洗浴双足 1 次，每次 30～45 分钟，10 日为 1 个疗程。

（三）音乐养生法

针对大脑的音乐养生疗法（简称乐疗），以柔和舒缓、旋律优美、节奏不甚强烈的乐曲为主。患者可以每日乐疗 1 次，每次 20～30 分钟。对一些较重的中风患者，可在其床头安装插头装置，使用耳机进行。因为阳亢而发病的患者，应以平肝潜阳为宜，“潜阳”在乐疗中体现在选择放松、镇静、平和的乐曲上。音乐治疗每日 1～2 次，每次 30 分钟，30 次为 1 个疗程，音量控制不超过 70 分贝。中风患者，由健康突然变为瘫痪，脱离危险后，往往感到不知所措、意志消沉、情绪低落、悲观失望，心理打击严重。对于此类中风后忧郁的患者应该选择升发调畅、朝气蓬勃的乐曲；对于中风阳闭烦躁不宁的患者，可以选用节奏缓慢、恬静悦耳、沉稳柔润的乐曲；对于中风阴闭静卧不宁、昏迷不醒的患者，宜选用节奏鲜明强烈、能够振奋阳气的乐曲。

（四）饮食宜忌

（1）忌食过咸。

（2）忌食过饱和饮酒过量。

（3）多食纤维素类及富含钾、钙等润肠类物质的食物。

（4）饮食中应做到多食用植物油，少食用动物油。

（5）保证充足的优质蛋白摄入。

（6）戒烟酒。

（7）多食水果、蔬菜。

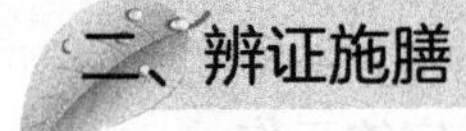

二、辨证施膳

（一）中经络

1. 风痰入络证

证候特点：肌肤不仁，手足麻木，突然发生口眼㖞斜，言语不利，口角流涎，舌强语謇，甚至半身不遂，或兼手足拘急、关节酸痛等症状，舌苔薄白。

药膳方：茺蔚子粥

药膳食材：茺蔚子 10 克，枸杞子 10 克，大米 100 克。

操作方法：先煎茺蔚子、枸杞子，去渣取汁，与洗净的大米同煮成粥，每日 2 次，温热服。

功效：通络逐水，补中益气，健脾养胃。

方解：茺蔚子辛散，苦泻，通络逐水，又有行气活血之功；配合枸杞子甘平而润，滋补肝肾；与大米同食又可补中益气，健脾养胃。

2. 风阳上亢证

证候特点：平素头晕头痛，耳鸣目眩，突然发生口眼㖞斜，舌强语謇，或者手足重滞，甚至半身不遂等症状，舌质红，苔黄。

（1）药膳方：天麻钩藤粥

药膳食材：天麻、钩藤、杜仲、茯苓各 10 克，大米 100 克，白糖适量。

操作方法：将上药水煎，去渣取汁，加入洗净的大米煮粥，粥将熟时加入适量的白糖调匀即可。每日 2 次，温服。

功效：平肝熄风，清热活血，补益肝肾。

方解：天麻、钩藤平肝熄风；杜仲补益肝肾；茯苓宁心安神。与大米同食，共奏平肝熄风，补益肝肾之效。

（2）药膳方：首乌芹菜粥

药膳食材：制何首乌 50 克，芹菜 100 克，瘦猪肉 50 克，大米 100 克，姜丝、麻油、盐各适量。

操作方法：制何首乌洗干净，加水 300 毫升，煎半个小时，去渣取浓汁；芹菜去掉须根和老茎洗干净切碎；瘦猪肉洗干净，剁成茸；大米淘净，加水 1000 毫升。大火烧开后，加入芹菜、肉茸和姜丝，转用小火熬成粥，下药汁、麻油和适量盐，调匀。分 2 次，早晚空腹温服。

功效：滋补肝肾，平肝降压。

方解：制何首乌滋补肝肾，芹菜平肝降压，大米补益中气、健脾养胃；与瘦猪肉、姜丝熬粥后食用，滋补肝肾、平肝降压、健脾养胃。

3. 阴虚风动证

证候特点：平素头晕耳鸣，目涩，五心烦热、腰酸，突然口眼㖞斜，言语不利，手指瞤动，甚至半身不遂，舌质红，苔腻。

药膳方：枸杞沙苑甲鱼汤

药膳食材：甲鱼 1 只（约 500 克），去头及内脏，切块，枸杞子、沙苑子各 50 克，调料适量。

操作方法：以上食材洗净用纱布包好。共煮至甲鱼肉烂，去中药渣加调料，饮汤食肉。

功效：滋阴补肾。

方解：甲鱼味甘性平，是滋阴补肾的佳品；枸杞子与沙苑子共起补肾之功，三者熬汤共奏滋阴补肾之功效。

（二）恢复期

中风病急性阶段经抢救治疗，若神志渐清，痰火渐平，饮食稍进，渐入恢复期，但后遗症有半身不遂、口㖞、语言不清或失声等。此时仍需积极治疗并加强护理。针灸与药物治疗并进，可以提高疗效。

1. 风痰瘀阻证

证候特点：口眼㖞斜，舌强语謇或失声，半身不遂，肢体麻木，苔滑腻，舌暗紫，脉滑。

药膳方：龙凤补益汤

药膳食材：蛇肉100克，鸡1只（约500克），生姜2片，酒一匙，盐少许。

操作方法：将蛇宰杀后去内脏、血，剥皮，切段后洗净；鸡宰杀后去毛、内脏，切块；生姜洗净。将全部用料、酒同时入锅，加适量清水，大火煮沸后去泡沫，小火炖3小时，加盐调味，饮汤食肉。

功效：祛风除痰，通经活络。

方解：蛇肉为祛风除湿、活血祛瘀之品；鸡乃温中补脾、补精益髓之物。煨汤服之可祛风除痰，通经活络。

2. 气虚血瘀证

证候特点：肢体偏枯不用，肢软无力，面色萎黄，舌质淡紫或有瘀斑，苔薄白。

（1）药膳方：复方黄芪粥

药膳食材：炙黄芪15克，炒白芍10克，当归10克，桂枝10克，生姜15克，大米100克，大枣4枚。

操作方法：前四味药煎浓汁去渣，后两味煮粥放入药汁即可，调匀服食，每日1剂。

功效：补气活血祛瘀。

方解：炙黄芪能补中益气；当归活血；白芍养血敛阴；桂枝温通经脉；生姜温经助阳。诸药结合既能补气养虚，又能温经活血。

（2）药膳方：黑豆猪蹄粥

药膳食材：黑豆、大米各50克，川芎15克，猪蹄一个，姜丝、麻油、盐各适量。

操作方法：将猪蹄燎净皮上余毛，刮洗干净，剁成小块；川芎用纱布包好，黑豆、大米分别淘洗干净，加水1000毫升，大火烧开后，加入猪蹄、包好的川芎、姜丝转用小火慢熬成粥，加入麻油和适量盐，早晚温服，每周服2～3剂。

功效：补虚填精，活血行气。

方解：川芎乃活血行气之品；黑豆具有养阴补气之功效，因其色黑，入肾经，故兼有补肾之功；猪蹄能补虚填精，强健筋骨。以大米熬粥服用可祛瘀生新，补益气血。

3. 肝肾亏虚证

证候特点：半身不遂，患肢僵硬，拘挛变形，舌强不语或偏瘫，肢体肌肉萎缩，舌红或淡红，脉细弱。

药膳方：牛肉牛膝枸杞粥

药膳食材：牛肉100克，大米100克，枸杞子50克，牛膝15克，调料适量。

操作方法：先将牛膝洗干净煮汤，取药汁加水，加碎牛肉、大米、枸杞子同煮粥，随量服用。

功效：补肾益精。

方解：牛膝有补肝肾、强筋骨之功，枸杞有补肾益精之效，两者结合补先天之本；牛肉、大米补中益气、滋养脾胃，补后天之本。以上四者为粥同食可填精补气，化生气血，培补生命之源。

第二十章 冠 心 病

第一节 概 述

一、概念

冠心病是冠状动脉粥样硬化性心脏病的简称，是一种由于冠状动脉固定性（动脉粥样硬化）或动力性（血管痉挛）狭窄或阻塞，使冠状动脉循环障碍，引起心肌与氧供需之间失衡而导致心肌缺血缺氧而坏死的一种心脏病，亦称缺血性心脏病。

WHO 对冠心病分类如下：①原发性心脏骤停；②心绞痛；③心肌梗死；④缺血性心脏病中的心力衰竭；⑤心律失常。

冠心病的典型症状由体力活动、情绪激动等诱发，突感心前区疼痛，多为发作性绞痛或压榨痛，也可为憋闷感。疼痛从胸骨后或心前区开始，向上放射至左肩、臂，甚至小指和无名指，胸痛放射的部位也可涉及颈部、下颌、牙齿、腹部等，休息或舌下含服硝酸甘油可缓解。本病也可出现在安静状态下或夜间，由冠脉痉挛所致。若疼痛逐渐加剧、变频，持续时间延长，祛除诱因或含服硝酸甘油不能缓解，此时有可能发生心肌梗死。其他症状可伴有全身症状，如发热、出汗、惊恐、恶心、呕吐等。

二、流行病证学

冠心病是全球死亡率最高的疾病之一，中国的冠心病死亡人数已列世界第二位，其发病有较显著的地区差异，北方省市普遍高于南方省市。总体上农村地区冠心病死亡率略低于城市地区，女性低于男性。急性心肌梗死死亡率总体呈逐年上升态势，从 2005 年开始呈快速上升趋势。无论农村还是城市，无论女性还是男性，急性心肌梗死死亡率均随年龄的增加而增长，40 岁开始显著上升。

一项关于冠心病中医临床流行病学研究显示，冠心病患者中医证型以血瘀型分布最广，但阳虚和寒凝型者病情较重，后两者春、冬季发病居多。由于气候、饮食、生活习惯等因素的影响，北方地区冠心病的发病率远高于南方地区，痰热脉阻、寒凝血瘀、心血瘀阻和气虚血瘀是北方地区冠心病的常见证候。

三、病因病机认识

中医学认为，冠心病病因与寒邪内侵、饮食失节、情志失调、劳倦内伤、年迈体虚有关。病位在心，但与肝、脾、肾、肺功能失调相关。病性属本虚标实，本虚以脏腑气血阴阳亏损、功能失调为主；标实则与痰浊、血瘀、寒凝、气滞等痹阻胸阳、阻滞心脉相关。

现代医学认为，冠心病的危险因素包括高脂血症，高血压，糖尿病，吸烟，肥胖，遗传，某些微量元素如锌、硒缺乏等。上述危险因素，在每个个体中可以是单一存在的，也可以是两种或两种以上复合存在的。若存在两种或两种以上的危险因素时，冠心病发生发展的危险性就不仅仅是两个危险因素简单的代数和，而是表现为成倍增加的协同作用，特别是高血压、高胆固醇血症和吸烟这三个独立的危险因素。

第二节 调养指导

一、自我调护

（一）生活起居

（1）防寒保暖：冬季和春秋冷暖交替季节，要注意“衣服气候”。有研究表明，当衣服表面温度大约在0℃，而衣服里层与皮肤间的温度始终保持在32～33℃时，即形成所谓“衣服气候”。这种“衣服气候”在人体皮肤周围创造了一个良好的小气候区，能有效缓冲外界寒冷气候对人体的侵袭，维持人体恒定的温度。如老年人，因其生理功能下降，代谢水平较低，冬装以质轻且暖和为宜。青年人代谢能力强，自身调节功能比较健全，穿衣不可太厚。

（2）食饮有节，切忌五味偏嗜：寒地地区饮食口味偏咸、偏重，如咸菜、咸鱼、咸肉等；喜食煎炸、油腻、辛辣性食品，均可损伤脾胃，导致脾胃不能正常运化。一是脾胃受损可使体内的体液运化失调，致生痰湿，痰为无形之邪，可停滞于身体任何部位，当痰湿之邪上行侵犯心胸，可阻碍心中阳气散布全身，阻滞气机舒展，从而导致胸痛。二是《黄帝内经》谓：“血与咸相得则凝，凝则血燥”，意思是人的血液中含盐量过多，使血液凝滞，有口干舌燥的感觉。现代研究表明，当盐食用过多时，将人体细胞内的水分吸出到细胞外，造成水肿、血液总量增加，使心脏负担加重。其中钠主要由肾脏排出体外，但肾脏排除钠的能力是有限的，过多的食盐，会增加肾脏的负担，血管内的钠和水分增加，使血管管壁周围的阻力增加。所以说长期过量食盐会增加心血管系统及肾脏系统的负担，导致冠心病、高血压、中风等心脑血管疾病。

（3）戒烟限酒：吸烟是心脏猝死及外周血管疾病最主要的危险因素。吸烟时烟草燃烧释放的一氧化碳、尼古丁等物质能诱发冠状动脉痉挛，减少冠状动脉的血流，增加血液的黏稠度，导致心肌缺氧甚至引起心肌梗死。许多前瞻性研究已经证明吸烟是冠心病的危险因素。适当喝酒可以活血化瘀，但长期大量酗酒，会增加冠心病、高血压、血脂异常（如三酰甘油升高等）等疾病的发生风险。

（4）调畅情志：北方寒地之人具有性格耿直豪爽的特点。七情太过，导致气机不利、血运受阻也是引发本病的常见原因。若平素风风火火，急躁易怒，容易肝气冲逆而上，造成气机逆乱，阻碍胸中气机舒畅、条达，造成胸闷、胸痛。

（二）健康保健操

1. 十指连心操

（1）搓手：两手合掌，两手掌对搓，直到两手发热。

（2）攥拳：双手攥拳，伸开，攥拳，伸开……反复进行 1～2 分钟。

（3）拍手：两手分开，拇指与其他指分开，手掌对手掌，手指对手指，均匀地相互拍击。

（4）运指：双手提到胸前，张开五指，掌心向外。双拇指内屈，其余四指用力伸开；再食指内屈，其余四指用力伸开……以此类推，反复进行。

（5）对指：双手对应的指尖相对，轻轻叩击。

（6）揉指：双手五指稍微分开，手指在对方指缝间滑行搓动。

（7）旋指：双手大拇指空出，其余八指交叉互搓。双大拇指先向前互相绕行 72 圈，再反转向后绕行 72 圈。

2. 扭舌护心操

许多心脏疾病都会在舌头上表现出相应征象。舌麻是心脏病的先兆，可试此套操。

（1）伸舌：嘴张大，努力地伸缩舌头 72 次。

（2）摇摆：伸舌，并左右摇摆舌体 72 次。

（3）舒卷：伸舌，然后卷舌头，再舔上颚，反复进行 72 次。

（4）漱齿：舌尖围绕着齿根正反各旋转 72 次。

（5）咽津：口中的津液，慢慢地咽下。

二、辨证施膳

1. 寒凝血瘀证

证候特点：胸痛如绞，多由于气候变冷或者感受寒邪而发病，伴有身体寒冷，甚至手足不温，冷汗自出，胸闷气短，心悸，面色苍白，舌紫暗苔滑，脉弦紧。

（1）药膳方：桃仁粥

药膳食材：桃仁（去皮尖）21 枚，桂心（研末）3 克，粳米（细研）100 克，米酒 180 毫升，生姜 3 克。

制作方法：桃仁、生姜加米酒 180 毫升共研，绞取汁备用。另以粳米煮粥，再加入上述药汁，更煮令熟，调入桂心末。每日 1 剂，空腹热食。

功效：祛寒化瘀止痛。

方解：桃仁活血祛瘀、润肠通便；桂心温中、利肝肺之气、下寒逆冲气；粳米养胃、润肠通便。

（2）药膳方：姜桂薤白粥

药膳食材：干姜 3 克（鲜者加倍），薤白 9 克，葱白 2 茎，粳米 100 克，肉桂（粉末）0.5～1 克。

制作方法：将干姜、薤白、葱白洗净切碎后与洗净的粳米同煮。煮成粥后撒入肉桂末。每日服用 1～2 次。

功效：通阳散结，行气导滞。

方解：干姜温中散寒、回阳通脉、燥湿消痰、温肺化饮；薤白理气宽胸、通阳散结；葱白发汗解表、通阳、利尿；粳米养胃、润肠通便。

2. 心血瘀阻证

证候特点：心胸疼痛，疼痛多为刺痛或者绞痛，疼痛位置固定，夜间或有加重，伴有胸闷，日久不愈，舌紫暗，脉涩或结代。

（1）药膳方：三七蒸鸡

药膳食材：母鸡1500克，三七20克，姜、葱、料酒、盐、味精各适量。

制作方法：将母鸡宰杀煺毛，剁去头、爪，剖腹去内脏，冲洗干净。三七一半上笼蒸软，切薄片，一半磨成粉。姜切片，葱切大段。将鸡剁成小块装盆，放入三七片，葱、姜摆于鸡块上，加适量料酒、盐、清水。上笼蒸2小时左右，出笼后捡去姜、葱，拌入味精、三七粉即成。食肉喝汤，佐餐时随量食用。

功效：散瘀定痛，益气养血。

方解：母鸡鸡肉含丰富蛋白质，其脂肪中含不饱和脂肪酸，是老年人和心血管疾病患者较好的蛋白质食品。三七滋补、保健、散瘀止血、消肿定痛。

（2）药膳方：桃仁红米粥

药膳食材：桃仁10克，红米50克。

制作方法：将桃仁去皮尖后研末，成末后放入水中，取桃仁汁。将桃仁汁同红米一起煮熟后食用。

功效：活血化瘀。

方解：桃仁活血祛瘀、润肠通便；红米补虚活血降压。

3. 痰热脉阻证

证候特点：胸痛、胸中闷塞、气短，舌苔黄腻，脉沉弦或紧。

药膳方：瓜蒌饼

药膳食材：瓜蒌瓤（去子）250克，桃仁200克，白砂糖100克，面粉1000克。

制作方法：把瓜蒌瓤（去子）与白砂糖放入锅内，加水适量，以小火煨熟，拌匀成馅。面粉发酵成软面团，擀面皮，添加瓜蒌馅，制成面饼，烙熟或蒸熟即可食用。每日早、晚空腹各食1个。

功效：清热化痰，宽胸散结。

方解：瓜蒌清热化痰、宽胸散结、润肠通便；桃仁活血祛瘀、润肠通便、止咳平喘。

4. 气虚血瘀证

证候特点：胸闷胸痛，气短乏力，汗多神疲，舌紫暗，或有瘀点、瘀斑，脉虚涩或结代。

药膳方：养心活血蜜膏

组成：太子参30克，黄芪30克，红景天20克，丹参20克，枸杞子20克，山楂20克。

制作方法：将以上药材洗净一同放入锅内煎煮，加清水适量，煎煮后滤过液体，将药物再煎，反复煎煮3次；将3次滤液合并一起后再煎，浓缩。浓缩后的药液兑入炼蜜适量，收成膏状。每日服用2～3次，每次可服用20～30克。

功效：益气养阴，活血养心。

方解：太子参、黄芪补气；红景天益气活血，通脉平喘；丹参活血调经、祛瘀止痛、凉血消痈、清心除烦、养血安神；枸杞子补肾培元；山楂降血脂、开胃、活血化瘀。

第二十一章 糖 尿 病

第一节 概 述

一、概念

糖尿病是由遗传和环境因素共同作用引起的一组以慢性血糖升高为主要特征的临床综合征。胰岛素缺乏和胰岛素作用障碍单独或同时引起糖类、脂肪、蛋白质、水和电解质等代谢紊乱。糖尿病及其多种慢性并发症，常易并发化脓性感染、尿路感染、肺结核等，严重病例或应激时可发生酮症酸中毒、高渗性昏迷、乳酸性酸中毒，也可导致器官功能障碍和衰竭，甚至致残或致死。

糖尿病典型症状为多饮、多尿、多食和消瘦、疲乏无力等症状。其并发症可出现视网膜病变、下肢溃疡、蛋白尿、心悸、高血压及冠心病等。诊断依据：有典型糖尿病症状者，空腹血糖≥7.0mmol / L或餐后2小时血糖≥11.1mmol / L即可诊断；无症状者需空腹血糖≥7.0mmol / L和餐后2小时血糖≥11.1mmol / L才达到诊断标准。主要分为1型糖尿病、2型糖尿病、胰岛素抵抗和（或）胰岛素分泌障碍、特殊类型糖尿病、妊娠期糖尿病。糖尿病属中医“消渴”范畴。

二、流行病证学

全球糖尿病患病率迅速升高，发展中国家尤为明显。近年流行病学的又一变化趋势为儿童和青少年2型糖尿病人数增加，成人2型糖尿病年轻化。流行病学调查显示，2015年我国糖尿病患病人数达1.09亿，已经成为糖尿病大国。

东北地区寒冷时节好食肥甘厚味，较平时进食较多，且户外寒冷，活动减少，故而发病率增高。2016年报道大庆18岁以上成年人糖尿病发病率为11.2%。2017年有报道黑龙江省糖尿病发病率远高于全国其他地区。临床多以湿热蕴结、肺热津伤及肾气不足为常见证型。

三、病因病机认识

中医学认为，糖尿病多因禀赋异常、五脏柔弱、过食肥甘、情志失调而致；病理因素主要涉及虚、瘀、痰、燥、火，与肺、脾、肾三脏相关。病机为五脏阴阳失调、虚实夹杂、本虚标实。

现代医学认为，糖尿病的发病主要与遗传因素、精神、神经因素、病毒感染、自身免疫、现代生活方式密切相关。

第二节 调养指导

一、自我调护

早期发现糖尿病及规范化管理糖尿病，以减少糖尿病及并发症的发生。生活上注意劳逸结合，保持情志平和，实施有规律的生活起居，保证充足睡眠，避免五志过极，长期紧张、思虑过度。患者要积极掌握自我监测手段，能正确认识、对待疾病，配合治疗，自我正确调整饮食和合理使用药物，会处理药物的不良反应，如低血糖反应，使患者能在医生的指导下进行自我调节和治疗，争取较好的预后。

（一）饮食调节

饮食对本病基础治疗有重要作用。进餐宜定时定量，在保证机体热量需要的前提下，饮食宜清淡，忌食厚味，多食杂粮，少食精粮；多食蔬菜、瘦肉、豆类、含糖低的瓜果，如番石榴、木瓜、雪莲果、柚子、樱桃、苹果等；忌食糖类、腌制食品；戒烟酒、浓茶、咖啡。

（二）生活起居

（1）注意防寒：寒冷的天气，会刺激交感神经，使体内儿茶酚胺类物质分泌增加，易导致血糖升高、血小板聚集而形成血栓，血压升高，冠状动脉痉挛，诱发心肌梗死、脑出血等。因此，糖尿病患者尤其是老年糖尿病患者应注意防寒保暖，随时关注天气变化，添加衣物。

（2）坚持运动，不宜晨练：推荐适当地进行慢跑、散步、打太极拳、舞剑等有氧健身锻炼。清晨气温低，寒冷刺激不仅易引起血糖波动，而且会诱发心脑血管疾病发生，故糖尿病患者不宜晨练。锻炼时间最好安排在上午 9:00～10:00 且运动量不宜过大。

（三）情绪畅达

情绪波动易引起交感神经兴奋，促使肝糖原分解释放入血，从而使血糖升高，使病情加重或者降低治疗效果，故应情绪乐观，心态平和。

（四）预防低血糖

糖尿病患者需监测血糖和尿糖，以便调节药量，也可及时发现低血糖症。

二、辨证施膳

1. 肺热津伤证

证候特点：口舌干燥，尿频量多，烦渴引饮，烦热多汗，舌红少苔，脉数。

（1）药膳方：天花粉粥

药膳食材：天花粉30克，粳米100克。

操作方法：先煎天花粉，去渣，取汁，再入粳米煮作粥。

功效：清肺，止渴，生津。

方解：天花粉性寒，味苦、微甘，入肺、胃经，清热生津、止渴；粳米性平，味甘，滋阴补肾、健脾暖肝、明目活血。

（2）药膳方：苦瓜蚌肉汤

药膳食材：苦瓜250克，蚌肉100克，盐、香油各适量。

操作方法：活蚌用清水养2天除泥味后取肉，同苦瓜煮汤，以盐、香油调味。喝汤食苦瓜和蚌肉，食用天数可与医生沟通酌情而定。

功效：养阴清热，润燥止渴。

方解：蚌肉性寒，味甘、咸，入肝、肾经，有清热解毒、滋阴明目之功效，可治烦热、消渴、血崩、带下、痔瘘、目赤、湿疹等症；苦瓜性寒，味苦，无毒，入心、肝、脾、肺经，具有清热祛暑、明目解毒、利尿凉血、解劳清心、益气壮阳之功效。

（3）药膳方：鲜萝卜炖鲍鱼

药膳食材：鲜萝卜500克，干鲍鱼50克。

操作方法：将萝卜洗净切片，同鲍鱼煮熟食用。隔日服食，连服15～20天。

功效：滋阴清热，宽中止渴。

方解：鲍鱼性平、味甘咸，清热滋阴、养血养胃、补虚明目；萝卜性凉，味辛、甘，入肺、胃经，润肺化热痰、宽中下气、消食。二物相合，滋阴清热润肺、宽中下气。

2. 湿热蕴结证

证候特点：形体肥胖，倦怠，纳呆，大便黏腻，口苦口腻，舌质暗红而干，苔黄腻，脉滑。

药膳方：绿豆南瓜薏苡仁汤

药膳食材：绿豆30克，薏苡仁30克，南瓜250克。

操作方法：南瓜切块，入绿豆、薏苡仁，加水适量煮熟食用。

功效：清热利湿。

方解：绿豆甘凉，能清暑、利尿、解毒，绿豆煮汤，是民间夏季解暑常用饮品；薏米性平，味甘、淡，归肺、脾、肾经，具有健脾清热利湿的功能；配南瓜生津益气，共奏清热除湿之功。

3. 肾气不足证

证候特点：咽干口燥，口渴多饮，多尿，神疲乏力，气短懒言，形体消瘦，腰膝酸软，心悸失眠，舌白嫩，脉弱。

药膳方：黄芪山药粥

药膳食材：黄芪30克，山药60克（研粉），石斛30克，枸杞子适量。

操作方法：先将黄芪、石斛煮汁去渣，后入山药粉、枸杞子搅拌成粥。

功效：益气生津，健脾固肾。

方解：黄芪补气益脾，山药补益肺、脾、胃；枸杞子、石斛益胃生津。

第二十二章　慢性支气管炎

第一节　概　述

一、概念

慢性支气管炎是指气管、支气管黏膜及其周围组织的慢性非特异性炎症。临床上以咳嗽、咳痰为主要症状，或有喘息，每年发病持续3个月或更长时间，连续2年或2年以上，并排除具有咳嗽、咳痰、喘息症状的其他疾病，可确诊为慢性支气管炎。慢性支气管炎归属中医“咳嗽”“喘证”“痰饮”等范畴。

本病早期症状较轻，多无异常体征，急性发作期可在背部或双肺底部听到干、湿啰音，咳嗽或咳痰后可减轻或消失，长期发作者可导致肺气肿。在过度疲乏、受凉、气候突变时容易发病，也可由急性上呼吸道感染迁延不愈所致。晚期病变进展，部分患者可发展成慢性阻塞性肺气肿、慢性肺源性心脏病，肺功能遭受损害，影响健康及劳动能力。

二、流行病证学

慢性支气管炎为北方的常见病，人群患病率约为47%，多发于中老年人，50岁以上可高达13%。我国东北地区冬季漫长而寒冷，夏季短促而凉爽，冬夏温差极大，甚至长冬无夏。黑龙江地处北方，纬度较高，冬季时间长，气候寒冷、干燥，慢性支气管炎患者较多，作为我国最北部的寒地城市及世界三大冰城之一哈尔滨，一年之中有5个月是冰封期，冬季最低温度在-38～-37℃。每年深冬气温在-19℃以下时，气温越低，慢性支气管炎的患病率越高。

研究结果表明，在慢性支气管炎患者中，中医证型多见痰热壅肺证、痰湿蕴肺证、肺气虚证、肾虚不纳证。在55～65岁，肾虚不纳者较多。

三、病因病机认识

中医学认为，慢性支气管炎主要与外邪六淫、饮食不节、情志劳欲相关。病理性质主要为虚、痰，病位首先在肺，继则影响脾、肾，后期病及于心。病机为肺虚痰浊阻滞，气机宣降失常。

现代医学认为，慢性支气管炎发病主要与蛋白酶-抗蛋白酶失衡、慢性炎症、氧化-抗氧化失衡相关，并且往往因多种因素长期综合作用所致。本病起病与感冒关系密切，多在气候变化比较剧烈的季节发病。呼吸道反复病毒感染和继发性细菌感染是导致慢性支气管炎病变发生和疾病加重的重要原因。吸烟、长期接触工业粉尘、大气污染和过敏因素也常是引起慢性支气管炎的原因，而机体抵抗力降低，呼吸系统防御功能受损则是发病的内在因素。

第二节　调 养 指 导

一、自我调护

（一）三伏贴

方药：细辛、白芥子、生半夏、附子等（源自黑龙江中医药大学附属第一医院）。上述药物研磨成粉，姜汁、黄酒调成稠糊状，装盒密封备用。于夏季三伏之时每伏第 1 天上午将制成的方药涂于辅料上，贴于选定的穴位，用胶布固定，3 天后取下，共 3 个疗程。

取穴：大椎、定喘、肺俞、脾俞。

治疗过程中若出现皮肤轻微潮红、起疱属正常现象，如瘙痒难耐、水疱溃破感染则予以对症处理，避免感染。有严重心肝疾患、皮肤病者不宜用此法治疗，贴敷时间根据机体耐受力的强弱选定，一般成人可贴 6～8 小时，儿童可贴 4～6 小时。

（二）氧疗

慢性支气管炎患者，特别是合并有慢性阻塞性肺气肿和肺源性心脏病的患者，都会有不同程度的肺通气功能障碍，导致机体缺氧和二氧化碳潴留。适当的氧疗可以改善症状，纠正缺氧状况的发生。家庭氧疗可选用氧气筒、氧气袋、小型便携式化学制氧机等，原则为低流量、持续性、长疗程，这是一种较好的康复疗法。

（三）饮食宜忌

慢性支气管炎患者饮食需要注意以下几点：①宜多食用新鲜蔬菜、瓜果；②补充蛋白质，如鸡蛋、鸡肉、瘦肉、牛奶、鱼类、豆制品等；③供给充足能量，适量进食羊肉、鹅肉等；④服用含维生素 A 的食物，如胡萝卜、西红柿、动物肝脏等，以达保护呼吸道黏膜之效；⑤不要过食寒凉食物、油炸及辛辣刺激食物、海腥发物，慎食鸭头、猪头、驴头、鸡头肉等特殊食物；⑥不宜进食含气和产气食物。总之，饮食宜忌的原则是寒证慎食生冷之品；热证忌食辛辣之物；脾胃虚弱者忌食生冷、黏滞、油腻之物。

肺阳虚者，表现为畏寒、乏力、少言懒语、气短等，咳声比较低微，且天气变化时易复发，可适当进食一些温热性质的食物，如洋葱、韭菜、羊肉、牛肉、山药、小米粥等，或在医生指导下服用玉屏风散、补中益气丸等中成药。

肺阴虚者，表现为口干咽燥、声音嘶哑、咳嗽痰少或无痰、手足心热、盗汗等，可适当进食百合、莲子、银耳、荸荠、甘蔗等生津润肺的食物，或在医生指导下服用养阴清肺丸、百合固金丸等中成药。最重要的是，无论何种类型的咳嗽，在无法自我准确判断、自疗效果欠佳的情况下，必须及时到医院就诊，以免贻误病情。

二、辨证施膳

1. 痰热蕴肺证

证候特点：咳嗽，咳痰黄稠而量多，胸闷，气喘息粗，甚则鼻煽，或喉中痰鸣，烦躁不安，发热口渴，或咳吐脓血腥臭痰，胸痛，大便秘结，小便短赤，舌红苔黄腻，脉滑数。

药膳方：黑豆雪梨汤

药膳食材：大雪梨1个，小黑豆50克，平贝母30克，苜蓿30克，冰糖30克。

操作方法：将雪梨洗净削皮，在靠梨柄处切开留作梨盖，用小勺挖去梨核；将小黑豆、平贝母、苜蓿择净，用清水淘洗干净，晾干，装入梨孔内，将梨柄盖上，用竹签插牢；将梨放在瓷盅内，加入冰糖，盖上盅盖，放在加水的锅内，置中火上蒸炖40分钟，将梨取出装入盘内。

功效：清热化痰，止咳平喘。

方解：黑豆，俗称黑小豆，与黄豆同属大豆类，味甘，性温，无毒，入心、脾、肾三经，有补肾滋阴、补血明目、除湿利水之效，主治肾虚腰痛、血虚、视物不清、腹胀水肿、自汗盗汗；平贝母，味苦、辛，性微寒，有清热润肺、止咳化痰之功；苜蓿味苦，性寒，有清热解毒、止咳、止血之功；雪梨，味甘，性寒，具有生津润燥、清热化痰之效。

2. 痰湿蕴肺证

证候特点：咳嗽反复发作，咳声重浊，痰多，因痰而嗽，痰出咳平，痰黏腻或稠厚成块，色白或带灰色，每于早晨或食后则咳痰甚、痰多，进甘甜油腻食物加重，胸闷脘痞，呕恶食少，体倦，大便时溏，舌苔白腻，脉象濡滑。

药膳方：陈皮粥

药膳食材：陈皮12克，莱菔子6克，粳米50克。

操作方法：陈皮、莱菔子加适量水煎煮，滤汁去渣，粳米淘净后与煎汁同煮为粥。

功效：止咳平喘，温化痰湿。

方解：陈皮味辛、苦、性温，入脾、肺经，行气健脾、燥湿化痰、降逆止呕。莱菔子降气化痰止咳，煮粥服食，可助陈皮理气化痰之力，还可增强陈皮健脾养胃之效。

3. 肺气虚证

证候特点：咳声低弱，痰吐稀薄，气怯声低，自汗畏风，或见呛咳，痰少质黏，舌淡，苔白，脉弱无力。

（1）药膳方：蜜枣甘草汤

药膳食材：蜜枣8枚，炙甘草6克。

操作方法：上二味加清水2碗，文火煎至1碗，去渣饮汤。

功效：补中益气，解毒润肺，止咳化痰。

方解：蜜枣补血、健脾、益肺、调胃；炙甘草具有补脾益气、止咳化痰、调和诸药之功效。

（2）药膳方：苏子粥

药膳食材：苏子10克，粳米50克，红糖适量。

操作方法：将苏子捣成泥，粳米淘净后与苏子泥、红糖同入砂锅内，加适量水，于文火上熬煮成稠粥。

功效：降气消痰，止咳平喘，养胃润肠。

方解：苏子味辛，性温，入肺经降气消痰、止咳平喘、润肠通便。粳米、红糖煮粥服食，润肠通便、补益肺脾。

（3）药膳方：百合党参猪肺汤

药膳食材：猪肺 300 克，百合 30 克，党参 20 克，味精、精盐各适量。

操作方法：将猪肺洗净，切成小块，与百合、党参同入砂锅，加水适量，先以武火烧开，后用文火慢炖，至猪肺熟烂时，加入味精、精盐调味即成。

功效：滋阴益气补肺。

方解：百合性平，味甘，润肺养胃、安神润肤；党参性平，味甘，补中益气；猪肺“以形补形”，养肺补肺、止咳健脾。

4. 肾虚不纳证

证候特点：喘促日久，动则喘甚，呼多吸少，气不得续，形瘦神惫，脚肿，汗出肢冷，面青唇紫，舌淡苔白或黑而润滑，脉微细或沉弱。

药膳方：人参胡桃汤

药膳食材：人参 10 克，胡桃 5 个，生姜 5 片。

操作方法：人参、胡桃肉放入砂锅内，加入生姜、清水，大火煮开，改用小火煮约 20 分钟即成。每日 3 次，10 天为 1 个疗程。

功效：补肾益气。

方解：人参主补五脏，安精神，止惊悸，除邪气，明目，开心益智；胡桃补气养血、润燥化痰、温肺润肠；生姜散寒发汗、化痰止咳、和胃、止呕。

第二十三章 痛 风

第一节 概 述

一、概念

痛风是长期嘌呤代谢障碍、血尿酸增高而致组织损伤的一组疾病。临床特点是高尿酸血症、急性关节炎反复发作、痛风石形成、慢性关节炎和关节畸形及在病程后期出现的肾尿酸结石和痛风性肾实质病变。

痛风发于人体各部位。40 岁以上男性多发（95%），女性一般在绝经后常见，因为雌激素对尿酸的形成有抑制作用，在更年期后会增加发作比例。高尿酸血症与痛风的发生并无直接关系，一些高尿酸血症患者一生都不会引发痛风，仅有部分高尿酸血症患者可发展为痛风，这部分患者在发现高尿酸血症一周或者一个月之内会发生第一次痛风，其后一般会有 1～2 年的间歇期，约 5%有 10 年间歇期，期间需积极治疗，预防痛风石形成。

据古代文献记载，早在金元时期就有“痛风”这一病名，中医古籍中的“历节病”与现代医学痛风较相似。

二、流行病证学

2013 年我国痛风患病率男性为 0.83%～1.98%，女性为 0.07%～0.72%，较以前明显上升。北方地区饮食结构中嘌呤食物偏高，通过对北方地区痛风组患者的临床特点、病程及中医证型进行统计分析，性别上，男性多于女性，男女比例约为 20:1；湿热痹阻型多见（46.30%）；81.50%的痛风患者发病前有明显诱因，高嘌呤饮食诱发最为常见（86.40%）；72.20%的患者首发部位为第一跖趾关节。痛风组质量指数（BMI）、血尿酸（UA）、三酰甘油（TG）、总胆固醇（TC）、血沉（ESR）及 C 反应蛋白（CRP）水平均高于对照组；痛风组高密度脂蛋白水平显著低于对照组；湿热蕴结型 ESR 水平显著高于其他 3 种证型。北方地区痛风患者临床特征复杂多样，但以湿热痹阻型多见，常伴肥胖及血脂代谢紊乱。

三、病因病机认识

中医学认为，本病的病机主要是先天不足，肾气亏虚；或脾运失司，痰浊凝滞关节；或湿浊排泄缓慢，留滞经脉，气血运行不畅，均致筋骨、关节、肌肉肿胀、疼痛、红热、屈伸不利、麻木、重着而形成本病。本病急性期多为湿热蕴结，恢复期多为寒湿阻络；久病不愈则血脉瘀阻，津液凝聚，痰浊瘀血闭阻经络而关节僵硬、肿大、畸形，关节周围结节、瘀斑。后期可内损脏腑，尤以肾脏受损多见。肾元受损，气化失司，则水湿内停，外溢肌肤，形成水肿；湿浊内停，郁久化热，湿热煎熬，可成石淋之证；若肾气衰竭，水毒潴留，可为肾劳。

现代医学认为，痛风的发生与多种因素有关：①年龄。痛风虽可见于各年龄段，但发病率最高阶段为男性50～59岁，女性约在50岁之后，绝大部分为绝经期以后，近年来发病趋于年轻化。②性别。以男性为主，男女之比为20:1。③地域。城市高于农村。④种族。本病遍布世界各地，至今尚未发现无痛风发病种族。⑤遗传。本病与家族史有关，且年龄越小的患者有家族史的比例越高。⑥饮食。主要是摄入过高的蛋白质饮食。⑦体重。本病与血尿酸水平明显相关，35岁时BMI明显与痛风发病呈正相关。⑧乙醇。与痛风密切相关，特别是啤酒，既富含嘌呤类营养物质，又抑制尿酸从肾脏排泄，中国特有的黄酒亦可导致痛风发作。⑨代谢综合征。包括糖耐量降低、糖尿病、血脂异常和高血压等。

第二节 调 养 指 导

一、自我调护

（一）中药外敷

选用金黄散合新癀片调匀外敷，每隔6～12小时换药1次。

（二）中药熏药或熏洗

急性期药物熏洗：马钱子20g，生半夏20g，艾叶20g，红花15g，王不留行40g，海桐皮30g，大黄30g，葱须3根，煎汤2000毫升。置于桶内，以热气熏蒸患部，药液变温后，浸洗患处，每日2次，7天为1个疗程。

（三）刺络放血法

三棱针刺络放血有活血祛瘀、通络止痛的功效，多在痛风急性发作时采用。取阿是穴，放血1～2毫升，每周2～3次。

（四）中频脉冲电治疗

中药离子导入，每日1次。热证者不宜。

（五）饮食宜忌

忌食食品：①动物内脏，如肝、肠、肾、脑。②海产品，如鲍鱼、蟹、龙虾、三文鱼、沙甸鱼、吞拿鱼、鲤鱼、鲈鱼、鳟鱼、鳕鱼。③贝壳食物。④肉类，如牛、羊、鸭、鹅、鸽、骨髓。⑤豆类食物，如黄豆、扁豆、豌豆、花生米、豆苗、黄豆芽。⑥蔬菜类，如菠菜、椰菜花、芦笋、蘑菇、紫菜、香菇等。⑦浓汤、肉类汤汁。⑧粗粮，如糙米、粗面粉、全麦片、玉米、小米、高粱、黑面粉、荞麦、燕麦、山芋等。⑨禁止饮酒。⑩浓茶、咖啡、酸奶。

宜食食品：①高钾食物，如香蕉、西兰花、西芹等。②充足的碱性食物，如海带、白菜、芹菜、黄瓜、苹果、番茄等蔬果。③嘌呤含量少的食物，如牛奶、鸡蛋、面包、黄瓜、番茄等。④主动喝水，如白开水、淡茶。

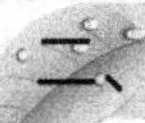

二、辨证施膳

1. 湿热痹阻证

证候特点：肢体关节重着疼痛，伴有灼热感，舌苔黄厚，脉数。

（1）药膳方：赤豆薏仁粥

药膳食材：赤小豆 50 克，薏苡仁 50 克。

操作方法：上述原料熬粥，每日 1 剂。

功效：补益脾胃，利尿渗湿。

方解：薏苡仁利水渗湿、舒通筋脉；赤小豆利水消肿，煮汁食之通利力强。

（2）药膳方：薏苡仁莴苣粳米粥

药膳食材：薏苡仁粉 30～60 克，粳米 60 克，莴苣 30 克。

操作方法：三者同入砂锅内，加水 500 毫升左右，煮成稀粥。每日早晚餐顿服，10 日为 1 个疗程。

功效：健脾蠲痹。

方解：薏苡仁利水渗湿、舒通筋脉；莴苣利五脏、通经脉、清胃热、清热利尿；粳米健脾和胃。

2. 肝肾亏虚证

证候特点：关节疼痛反复发作，关节变形，屈伸不利，腰膝酸软，或见眼干耳鸣，舌淡，苔白，脉沉细弦。

药膳方：栗子粥

药膳食材：栗子粉 30 克，糯米 50 克。

操作方法：栗子粉与糯米同入砂锅加水 400 毫升，用文火煮成稠粥。温热服食，可每日 1 次。

功效：补肝肾，调脾胃，壮筋骨。

方解：板栗强筋壮骨；糯米补中益气、养胃健脾。适用于所有痛风或高尿酸血症慢性期。

第二十四章　类风湿关节炎

第一节　概　　述

一、概念

类风湿关节炎是一种以对称性关节炎为主要临床表现的自身免疫性疾病，以关节滑膜慢性炎症、关节的进行性破坏为特征。临床表现为关节疼痛、早期残废，90%以上的患者累及手指近端指间关节，常导致关节破坏，同时可造成心、肺、肾等多脏器、多系统的损害。基本病理改变为滑膜炎、血管翳形成，并逐渐出现关节软骨和骨破坏，最终导致关节畸形和功能丧失。类风湿关节炎的临床表现：①晨僵。关节较长时间不运动后出现活动障碍、僵硬。②关节肿胀。凡受累的关节均可肿胀，多因关节腔滑膜炎症或周围软组织炎症引起。最常出现的部位为腕关节、掌指关节、近端指间关节、膝关节、踝关节等，亦多呈对称性。③关节痛和压痛。关节疼痛往往是最早的关节症状。最常出现的部位为腕关节、掌指关节、近端指间关节，其次是趾、膝、踝等关节。疼痛关节往往有压痛。④关节畸形。多见于较晚期的患者。因关节软骨或软骨下骨质结构破坏造成关节纤维性和骨性强直，又因关节周围的肌腱、韧带受伤，使关节不能保持在正常位置，出现手指关节的半脱位，如尺侧偏侧、“天鹅颈”畸形、“纽扣花”畸形等。⑤特殊关节受累表现。颈椎关节受累时可出现后颈枕部持续性疼痛，颈和四肢无力，甚至在头部活动或受到震动时可出现全身电击样感觉等症状；髋关节受累时可出现臀部及下腰部疼痛；颞颌部受累时可出现局部疼痛，讲话或咀嚼时加重，严重者有张口受限。因此，早期诊断、早期治疗至关重要。类风湿关节炎归属中医“痹证”“历节病”范畴。

二、流行病证学

类风湿关节炎在各民族、各年龄中皆可发病，成年后多发生于中年女性，尤以 25～50 岁为本病的好发年龄，5～10 年内致残率高达 60%，严重影响患者的劳动能力。目前，本病在世界的患病率为 1%，本病在我国的患病率为 0.3%，发病区域多在温带、寒带和亚热带。北方地区为本病的高发地区，患病率为 0.34%，严重危害患者的生活质量。目前尚缺乏根治方法，故以最大限度控制炎症，尽可能减轻骨破坏为治疗目标。典型的病例常于数周或数月内逐渐起病，首发症状多为对称性小关节疼痛、肿胀及晨僵，常伴有全身不适和乏力。少数病例急性起病，症状于数日或数周内出现，可伴有明显全身症状，甚至高热。有类风湿家族史者；青春期、哺乳期、更年期妇女；长期处于精神压力之下者；生活环境过于阴冷潮湿者为易感人群。

类风湿关节炎主要证型为风寒湿痹证、湿热痹阻证和肝肾不足证，多数老年患者表现为脾虚湿阻证、脾肾阳虚证，而中青年初发患者多表现为风湿痹阻证、寒湿痹阻证。北方寒地地区由于气候原因风寒湿痹证较为普遍。

三、病因病机认识

中医学认为，本病主要由脏腑气血不足，营卫失调，外邪乘虚而入，着于筋脉之间而发。病理因素主要有虚、瘀、痰、实，与肝、肾密切相关。病机为禀赋不足，肾阴亏虚，不能濡养肝木，筋骨失养，外邪闭阻，又脾胃亏虚，痰湿闭阻经络。

现代医学认为，类风湿关节炎的发病可能与遗传、感染、性激素、吸烟等有关。类风湿关节炎的病理主要有滑膜衬里细胞增生、间质大量炎性细胞浸润，以及微血管的新生、血管翳的形成及软骨和骨组织的破坏等。

第二节 调养指导

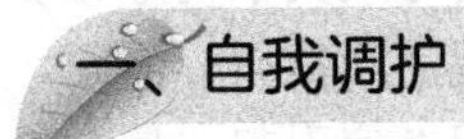

一、自我调护

（一）功能锻炼

（1）关节活动范围训练：目的在于改善关节活动范围，防止恶化。训练之前，先进行预备运动，或者配合局部热敷、按摩，逐渐增加关节活动范围，直到最大范围，以稍微超过范围引起疼痛的幅度为限。宜选下午进行，每日1～2次。

（2）增强肌力运动：类风湿关节炎患者常有肌萎缩和肌力低下的症状，关节的缓冲作用降低，越发加重关节的破坏，尤其是下肢负重关节要承受巨大压力，因此强化肌肉力是特别重要的运动项目。①等长运动：将关节保持在一定位置不动而达到肌肉运动的目的。如仰卧，一侧下肢伸直上抬约10°，或在踝关节处加1～2千克重物再上抬，以使股四头肌紧张而肌力增加；如侧卧，位于上方的下肢上抬，锻炼臀大肌、臀中肌，每次持续用力5秒左右，然后稍休息，反复进行10～20次。②等伸运动：是通过活动关节来进行肌肉运动的方法，利用重物增加负荷，活动关节以强化肌力。重物负荷因人而异，每项运动宜反复进行10～20次，肌力增加后可适量增加负荷。

（3）日常生活动作训练：类风湿关节炎患者，尤其是晚期患者出现某种程度残疾时，其日常生活活动，包括衣、食、住、行、个人卫生所必需的基本动作和技巧，是康复治疗的重点内容。早期患者如能积极配合正规治疗，多数可以保持较好的关节功能，生活能自理，并能参加工作。晚期患者出现某种残废时，关节功能会受到明显影响。

（4）对肢体不同程度残疾的患者，以下一些细节需特别注意：①起床。起床有困难时，可用绳梯帮助。②洗澡。洗不到背部时，可用长柄刷；手拿不稳肥皂时，可改用沐浴液；拿浴巾有困难时，可在浴巾两端缝上提手，套在手上。③如厕。坐便器两旁墙壁上可安装扶手以帮助起身。④穿衣。可用辅助器具帮助穿衣、穿袜、穿鞋。⑤用餐。勺匙柄可加粗，便于使用。⑥洗漱。用长柄式水龙头；避免用手指用力洗头，应使用洗头刷；避免用手指挤牙膏，应使用手掌按压。⑦取物。避免用手指用力使用衣夹、指甲钳、喷雾剂；避免用一两个手指拉抽屉；避免用好指提起水壶。⑧开门。粗大的钥匙有利于保护手指关节，所以尽量配备粗大钥匙开门。

（二）预防护理

（1）姿态护理：是指对患者的站、坐、行、睡的姿态和四肢安放的体位等，经常予以指导，及时纠正不正确的姿势，防止贻害终生。可采用短时间制动法：如石膏托、支架等，使关节休息，减轻炎症。进行主动或主动加被动的最大耐受范围内的伸展运动，每日1～2次，防止关节废用，活动前关节局部可进行热敷或理疗，以缓解肌肉痉挛，增强伸展能力。有晨僵症状的患者应在服镇痛药后出现疲劳或发僵前进行活动。对于卧床不能自理的患者要加强皮肤护理，按摩受压部位，定时翻身，保持床单平整、清洁，防止压疮发生。加强口腔护理，防止口腔黏膜感染及溃疡的发生。加强胸廓及肺部的活动，如深呼吸、咳嗽、翻身、拍背等，以防止呼吸道及肺部感染。

（2）对疼痛患者的处置：①遵医嘱给予抗炎镇痛药物，告诉患者饭后服用。②帮助患者采取舒适体位，膝下放一小平枕使关节处于伸展状态。③请专业治疗师会诊，指导如何给受损关节使用夹板。④根据病情使用冷敷或热敷。⑤当疼痛与行走有关时，鼓励患者使用工具。⑥使用支架床支起床上的被子，避免下肢受压。⑦鼓励患者放松心情，可用娱乐方法减轻疼痛。

（3）对关节僵直患者的处置：①鼓励患者在起床时进行15分钟的温水浴或局部加热，如热水泡手。②鼓励患者在淋浴或盆浴及进行日常活动时，锻炼活动每一个关节。③给患者安排足够的活动时间。④避免在关节僵直时安排治疗或检查等活动。⑤遵医嘱给予抗炎药物。⑥按照患者平时在家的时间给药。⑦建议患者晚上睡觉时戴一弹性手套以减轻手的僵直。

（三）饮食宜忌

（1）谨慎摄入：①牛奶、羊奶等奶类，以及花生、巧克力、小米、干酪、奶糖等含酪氨酸、苯丙氨酸和色氨酸的食物；②肥肉、高动物脂肪和高胆固醇食物；③甜食；④饮酒和咖啡、茶等饮品；⑤不吸烟，且注意避免被动吸烟。

（2）有益食物：葡萄、大枣、核桃仁、松子仁、栗子、桑椹、山楂树根（皮）、橄榄、桂圆、山药、黑豆、枸杞子、生姜、辣椒、莲子、骨头汤等。

二、辨证施膳

1. 风寒湿痹证

证候特点：肢体关节疼痛较剧，或呈游走性疼痛，或自觉身体沉重，或得热痛减，可伴有关节屈伸不利、肌肤麻木不仁、四肢小关节变形等，舌淡，苔白腻，脉濡或滑或紧。

（1）药膳方：姜糖薏米粥

药膳食材：薏米50克，白糖30克，生姜9克。

操作方法：先将薏米、生姜加水煮烂成粥，白糖调味食服。每日1次，连服1个月。

功效：祛风散寒除湿，通络止痛。

方解：薏苡仁利水渗湿、舒通筋脉；生姜发散风寒、温中暖脾，共奏祛风散寒除湿、通络止痛之功。

（2）药膳方：丝瓜络白酒

药膳食材：丝瓜络50克，白酒500毫升。

操作方法：将丝瓜络放入白酒中浸泡7天，然后去渣饮酒。每次饮15毫升，每日2次。

功效：祛湿通络。

方解：丝瓜络通经活络、解毒消肿；白酒辛温发散、祛风寒湿邪。两者合用可祛湿通络止痛。

2. 湿热痹阻证

证候特点：关节红肿疼痛，屈伸不利，晨起时明显活动不利，小关节变形，舌红，苔黄腻，脉濡数或滑数。

药膳方：茄根煎

药膳食材：茄子根15克。

操作方法：上味水煎服，每日3次，连服数天。

功效：祛湿热，止痹痛。

方解：茄根可祛风利湿清热。

3. 肝肾不足证

证候特点：关节肿大变形，屈伸不利，腰膝酸软，目干耳鸣，舌红，苔薄白，脉沉弱。

药膳方：蚂蚁丸

药膳食材：蚂蚁30克，何首乌30克，熟地黄30克，人参30克，五味子30克，刺五加30克。

操作方法：上药碾碎过筛，以水调和为丸，每丸重2.5克，每3日服1丸，10丸为1个疗程，共2个疗程。

功效：补益肝肾，强壮筋骨，益气血。

方解：蚂蚁祛风湿、活血化瘀；何首乌补益精血、强筋骨；熟地黄补血滋阴、益精填髓；人参补脾益肾；五味子敛肺滋肾；刺五加祛风湿、补肝肾、强筋骨、活血脉。诸药共奏补肾健脾、壮筋骨、益气血之功。

第二十五章 肺 结 核

第一节 概 述

一、概念

肺结核是结核分枝杆菌引起肺部感染的慢性感染性疾病，其中痰中排菌者称为传染性肺结核，常有低热、乏力、盗汗、消瘦等全身症状和咳嗽、咯血、呼吸困难、胸痛等呼吸系统表现。肺结核是感染结核杆菌后，在机体抵抗力降低、细胞介导的变态反应增高时发病。肺结核包括原发性肺结核和继发性肺结核，其基本病理特征为渗出、干酪样变、结核结节及其他增殖性病变，可伴空洞形成。若患者能被及时发现，并予合理治疗，大多可获临床治愈。

中医学将肺结核归属“肺痨”范畴。肺痨是具有传染性的慢性虚损疾患，由于劳损在肺，故称肺痨。主要以咳嗽、咯血、潮热、盗汗及身体逐渐消瘦等为其特征。病轻者诸症间作，重者可以先后相继发生，或兼见并存。

二、流行病证学

据 WHO 报告，全球有三分之一的人（约 20 亿）曾受到结核分枝杆菌的感染。结核病的流行状况与经济水平大致相关，结核病的高流行与国民生产总值（GDP）的低水平相对应。WHO 估算 2010 年全球有 850 万～920 万新增病例，120 万～150 万人死于结核病，结核病在传染病死亡原因中占第二位。

据我国第五次结核病流行病学抽样调查估计：结核病年发病例 100 万，发病率为 78/10 万；全国现有活动性肺结核患者 499 万，患病率为 459/10 万；涂阳肺结核患者 72 万，患病率为 66/10 万；菌阳肺结核患者 129 万，患病率为 119/10 万；结核病年死亡人数 5.4 万，死亡率为 4.1/10 万；结核病（TB）/艾滋病（HIV）双重感染患者约 2 万；每年新发多重耐药结核病（MDR-TB）约 10 万。通过加强结核病防治工作和落实现代结核病控制措施，近十余年来我国的结核病疫情呈下降趋势，涂阳肺结核患病率和结核病死亡率下降幅度分别达 60.9% 和 52.8%，年递降率分别达 9%和 8.3%。

由于我国原结核病疫情比较严重，各地区差异大，黑龙江省肺结核病自 1997 年纳入乙类传染病报告以来，除2000年和2002年以外，一直位居黑龙江省甲乙类传染病发病总数的第一位，且呈现上升趋势。2005～2007年在全国处于第6～8位，高于全国平均发病率。

据全国抽样调查肺结核的中医证候流行病学调查及分析，本病中医证型主要为肺气虚、肺阴虚、气阴两虚。

三、病因病机认识

中医学认为，肺痨的病因与先天禀赋不足，后天嗜欲无节，忧思劳倦或大病久病失于调治，内伤体虚，气血不足，阴精耗损，外感“痨虫”有关。病理性质以阴虚为主，并可导致气阴两虚，甚则阴损及阳。病位主要在肺，亦与脾、肾两脏关系密切。病机为气血津液耗伤，“痨虫”乘虚而入。

现代医学认为，肺结核是由结核分枝杆菌引起的慢性肺部感染性疾病。结核菌传播的主要途径为呼吸道，人型结核菌是人类结核病的主要病原体。结核菌数量、毒力不同，巨噬细胞非特异性杀菌能力不同，其引起的病变转归亦不同。如机体免疫功能状况较好，且结核菌菌量不多或毒力不强，则虽有结核菌感染也不导致发病或早期感染灶迅速临床痊愈，同时建立机体的感染免疫。若机体免疫功能状况较差，而结核菌菌量较多或毒力较强时，则导致结核菌感染而发病。

第二节 调养指导

一、自我调护

（一）日光浴

在进行日光浴时，将病变部位暴露于日光下，其余部分可用伞遮挡阳光。结核性腹膜炎、结核性胸膜炎、结核性气管炎、肺气肿及骨关节结核者，取局部日光浴20～30分钟。日光浴最好在饭后30分钟进行，不宜空腹时进行。但凡有活动性肺结核、发热、心力衰竭等症者，禁用本疗法。日光浴时若有其他不适，应及时中止并进行休息或处置。

（二）练呼吸

腹式呼吸和缩唇呼气：患者将左右手分别放在上腹和前胸部，全身肌肉放松，经鼻吸气，吸气时上腹部鼓起，呼气时缩拢口唇，从口呼气，同时腹部内收。呼吸要缓、细、匀，吸:呼=2秒:10秒。每日练习2次，每次10～15分钟。

（三）咳嗽引流法

有效的咳嗽方法，能促进肺内分泌物的引流。患者先缓缓吸气，同时上身稍向前倾。咳嗽时收缩腹肌使腹壁内凹，连咳3声后，缩拢口唇，将余气尽量呼尽，如此反复进行。将两手掌分置两侧锁骨下，上肢屈曲紧贴胸壁，咳嗽时以上臂和前臂同时叩击前胸及侧胸壁，起到振动作用，可增加咳嗽排痰的效率。

一旦症状改善，病情稳定，患者即应开展日常生活训练，以提高生活自理能力，改善生活质量。

（四）饮食宜忌

调整饮食习惯和食谱，少量多餐，以软食为主。由于脂肪类食物排空较慢，易造成胃部不适，故应以蛋白质和糖类食物为主。既病之后，不但要耐心治疗，更应重视摄生，戒酒色，节起居，禁恼怒，息妄想，慎寒温，适当进行体育锻炼，如太极拳、气功等。加强食养，可食用甲鱼、团鱼、雌鸡、老鸭、牛羊乳、蜂蜜，或常食猪、羊肺以脏补脏，以及白木耳、百合、山药、梨、藕、枇杷之类，以补肺润燥生津。忌辛辣刺激动火燥液之物，如辣椒、葱、姜等。

二、辨证施膳

1. 肺气虚证

证候特点：咳喘无力，短气，咳痰清稀，面色淡白，少气懒言，神疲乏力，舌淡苔白，脉弱。

药膳方：冰糖黄精汤

药膳食材：黄精 30 克，冰糖 50 克，猫爪草 20 克。

操作方法：黄精用冷水泡发；猫爪草洗净；加入冰糖，用小火煎煮 1 小时。吃黄精喝汤，每日 2 次。

功效：滋阴润肺。

方解：黄精味甘，性平，补气养阴、健脾、润肺、益肾；猫爪草味甘、辛，性微温，化痰散结，解毒消肿。

2. 肺阴虚证

证候特点：干咳、痨嗽、咽干、吐血，乏力，舌红少苔，脉细数。

（1）药膳方：百合鲫鱼汤

药膳食材：鲫鱼（多尾）1000 克，百合 200 克，十大功劳叶 10 克，精盐、胡椒粉、生油各适量。

操作方法：将百合去掉杂质，在清水中浸泡半小时。鲫鱼去鳞、腮、内脏，经油炸后，加开水、盐煮烂，汤滤清；将鱼、百合、十大功劳叶、鱼汤同放砂锅中共煮至熟，撒胡椒粉调味即可。

功效：清热降火。

方解：鲫鱼味甘，性平，入脾、胃、大肠经，健脾、开胃、益气、利水、通乳、除湿；百合味甘、微苦，性平，归肺、心、肾经，养阴润肺、清心安神、止咳；十大功劳叶苦、寒，入肺、肝、胃、大肠经，清热补虚、止咳化痰。

（2）药膳方：沙参玉竹猪肺汤

药膳食材：沙参 15 克，玉竹 15 克，猪心 1 个（约 250 克），猪肺半副（约 500 克），葱、花椒、姜、盐各适量。

操作方法：将沙参、玉竹择净后用清水漂洗，再放入纱布袋内；猪心、猪肺划破，冲洗干净；沙参、玉竹、猪心、猪肺、葱、姜、花椒同时放入砂锅内，用大火烧沸后，转用小火炖1小时，至猪心、猪肺熟透时加盐，起锅后切片装盘，食肉喝汤。

功效：养阴润肺，止咳清肺。

方解：北沙参性微寒，味甘，归肺、胃、脾经，润肺止咳、养胃生津、滋阴润燥，适合秋季食用；玉竹性平，味甘，归肺、胃经，滋阴润肺、生津养胃，可改善秋季烦渴的症状；猪肺味甘，性平，入肺经，补虚、止咳、止血，适用于肺虚咳嗽、久咳、咯血。

（3）药膳方：天冬雪梨粥

药膳食材：天冬15～20克，雪梨3个（去核），粳米100克，冰糖适量。

操作方法：将天冬、雪梨水煎，去渣取汁；然后再将粳米加入天冬、雪梨汁内煮粥，候熟，入冰糖少许，稍煮即可。

功效：养阴清热，润肺止咳。

方解：天冬具有养阴清热、润肺滋肾之功，用于阴虚发热，见咳嗽吐血、咽喉肿痛、消渴等；雪梨具有生津、润燥、清热、化痰等功效，适用于热病伤津烦渴、消渴症、热咳、痰热惊狂、噎膈、口渴失声、眼赤肿痛、消化不良等症；粳米具有养阴生津、除烦止渴、健脾胃、补中气、固肠止泻的功效。用粳米煮粥时，浮在锅面上的浓稠液体（俗称米汤、粥油）具有补虚的功效，对于病后体弱的人有辅助疗效。

3. 气阴两虚证

证候特点：咳嗽、咯血、潮热、盗汗、贫血、乏力，舌红少苔，脉细。

药膳方：杏仁桂圆炖银耳

药膳食材：泡发银耳240克，甜杏仁15克，白糖少许，桂圆肉15克，荸荠750克，普通汤150毫升，姜片3克，葱条3克，花生油15克，食用碱水6克，盐少许，料酒、味精各适量。

操作方法：将荸荠削皮洗净，切成两半，放入砂锅，加清水2500毫升，用中等火力熬2小时，待水浓缩到1750毫升时，去掉荸荠渣，用洁布把汤过滤；将甜杏仁去衣后放入沸水锅，加入碱水，用中火煮15分钟，捞起冲洗去净碱味，放入碗里用清水60毫升浸泡。桂圆肉洗净后放入碗里用清水90毫升浸泡。将杏仁、桂圆肉（连碗）同时入蒸笼蒸45分钟取出；砂锅中放清水500毫升，烧至微沸，放入银耳略煮半分钟，倒入漏勺沥尽水，再用中火加热，倒入花生油15克，放姜、葱及料酒适量，加汤150毫升、盐少许，放入银耳煨3分钟，倒入漏勺去掉姜葱；将荸荠水、银耳放入钵内，加盐、料酒，蒸45分钟，放入桂圆肉、甜杏仁后再蒸15分钟，取出撇去汤上的浮沫，加白糖、味精即成。

功效：滋阴润肺，补血止咳。

方解：甜杏仁性平，味甘，宣肺止咳、降气平喘、润肠通便、杀虫解毒；银耳补肾润肺、养心益胃、生津止咳；桂圆性平，味甘，补脾益胃、养血安神；荸荠味甘，性寒，润肺化痰消食、消痈解毒。

第二十六章　肿　　瘤

第一节　概　　述

一、概念

肿瘤是一类全身性疾病的局部表现，是机体在各种致癌因素作用下，局部组织克隆性异常增生而形成的异常病变。即使致癌因素停止作用后，仍然继续过度增生。其外形通常表现为肿块。现代医学将肿瘤分为良性肿瘤和恶性肿瘤。目前认为肿瘤病因复杂，是由多种原因引起机体失常，经过许多复杂的相互作用，逐步演变而成的一类疾病。

二、流行病证学

统计资料显示，在我国每年新发癌症病例达 429 万，占全球新发病例的 20%，死亡 281 万。癌症防治已成为我国重要公共卫生问题。恶性肿瘤发病率由高到低依次为东、中、西地区，按发病率排位，肺癌位居全国癌症发病首位，每年发病约 78.1 万，其后依次为胃癌、结直肠癌、肝癌和乳腺癌，肺癌和乳腺癌分别位居男女性癌症发病的第一位。我国癌症的地理分布调查表明，恶性肿瘤发病率呈现北高南低、东高西低的发病趋势。在东北寒地，矿产业比较集中，严重污染的空气让大量致癌物质侵蚀人们的肺部，诱发癌症。并且因重工业导致的水中致癌物含量较高，加之寒地暴饮暴食、喜爱饮酒、爱吃高盐和腌制的食品等生活习惯，使寒地肝癌、胃癌、大肠癌、乳腺癌等癌症的发病率均居高不下。按不同年龄段主要恶性肿瘤发病情况来看，全国男性发病前 5 位的恶性肿瘤依次为肺癌、胃癌、肝癌、直肠癌与食管癌，不同年龄段这些肿瘤的发病情况有所不同，44 岁及以下人群肝癌发病人数最多，45 岁及以上人群肺癌发病人数最多。全国女性发病前 5 位的恶性肿瘤依次为乳腺癌、肺癌、结直肠癌、甲状腺癌与胃癌，30 岁以下人群甲状腺癌发病人数最多，30～59 岁人群乳腺癌发病人数最多，60 岁及以上人群肺癌发病人数最多。按恶性肿瘤死亡情况来看，2014 年全国恶性肿瘤估计死亡病例 229.6 万（男性 145.2 万，女性 84.4 万），肿瘤死亡率为 167.89/10 万（男性为 207.24/10 万，女性为 126.54/10 万），0～74 岁累积死亡率为 12.00%。

调查显示，癌症发病率有八大特点：①预期寿命 85 岁时，累计患癌风险高达 36%。

②癌症发病两头高，中间低：中等城市癌症发病率最低，大城市肠癌发病率是小城市的2倍。③随着城市化的发展，男性癌症风险逐渐降低，小城市男性患癌症风险最高，女性患癌风险与男性相反，大城市女性患癌症风险最高。乳腺癌为城市女性癌症的主要负担，大城市女性乳腺癌风险是小城市的2倍，大城市甲状腺癌患病风险是小城市的4倍，主要与城市女性压力大、晚婚晚育和生活节奏快有关。④50 岁以下成年女性发病率高于男性。⑤肺癌仍居我国癌症发病率、死亡率第一位，已与发达国家水平相当，仍是各类城市男性癌症首位，与吸烟和环境污染关系密切。⑥消化道癌症是我国居民发病和死亡的主要负担，占男性全部癌症的50%左右。肠癌：城市女性增长趋势明显，随着城市化水平逐渐升高，主要与不健康饮食、久坐、腰围增粗有关。⑦前列腺癌患病风险随城市化发展程度逐渐上升，大城市男性应提高警惕。⑧甲状腺癌发病率上升趋势快，需格外引起重视，大城市女性需要特别关注。

北方严寒，易损伤阳气，饮食习惯喜好肥甘厚味，易损伤脾胃，聚湿生痰，故以气虚证、内火证和痰湿证为主要证候表现。寒地各类癌症常见证型统计：肺癌常见证型为肺毒血热证、痰热蕴肺证、阴虚肺燥证、肺肾两虚证；肝癌常见证型为脾虚肝郁证、瘀毒内阻证、湿热结毒证、气血亏损证；乳腺癌常见证型为肝郁气滞证、瘀毒内阻证、痰湿不化证、气血两亏证；胃癌常见证型为肝胃不和证、气血两亏证；大肠癌常见证型为湿热蕴结证、气滞血瘀证等。

三、病因病机认识

中医学认为，肿瘤病因为脏腑气血阴阳亏虚，正气虚弱，外邪侵袭，或饮食不节，情绪不舒等。病理因素为虚、痰、瘀、热、毒，病位为肺、肝、肠、胃等五脏六腑。发病机制为气血亏虚、痰结湿聚、热毒内蕴、气滞血瘀、经络瘀阻。

现代医学认为，肿瘤在本质上是基因病。各种环境和遗传的致癌因素以协同或序贯的方式引起DNA损害，从而激活原癌基因和灭活肿瘤抑制基因，加上凋亡调节基因及DNA修复基因的改变，继而引起表达水平的异常，使靶细胞发生转化。被转化的细胞多先呈克隆性的增生，经过一个漫长的多阶段演进过程，其中一个克隆相对无限制地扩增，通过附加突变，选择性地形成具有不同特点的亚克隆，从而获得浸润和转移的能力，形成恶性肿瘤。致癌因素有内因和外因之分。内因包括精神因素、内分泌失调、免疫缺陷与遗传因素等。外界致癌因素是引起癌症的重要刺激因素，80%～90%的癌症是由环境因素引起的。已知致癌因素有化学、物理、生物、饮食等几种，较重要的有以下几项：①吸烟与被动吸烟。②职业因素。因长期接触煤焦油、芳香胺或偶氮染料、亚硝胺类化合物等而致的职业性癌，占全部癌症的 2%～8%。③放射线及紫外线。④膳食。膳食中脂肪过多易诱发乳癌、大肠癌；有些食品添加剂具有致癌作用；腌、熏食品和一些蔬菜、肉类、火腿、啤酒中可能含有致癌的亚硝酸盐和硝酸盐；含有黄曲霉毒素的食品与肝癌发病可能有关。⑤药物。治疗癌症的各种抗肿瘤药特别是烷化剂，本身也具有致癌作用；此外，某些解热镇痛药、抗癫痫药、抗组胺药、激素类药等也与癌症的病因有关。⑥寄生虫与病毒。血吸虫病可引起膀胱癌；中华分枝睾吸虫可引起胆管癌；迁延性乙型肝炎所致的肝硬化患者容易发生肝癌；单纯疱疹病毒与宫颈癌的发病有关。还有许多病毒可以诱发动物肿瘤，但在人类尚缺乏直接证据。

第二节 调 养 指 导

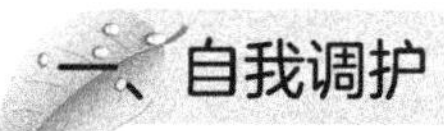

一、自我调护

(一)药茶疗法

1. 芦笋茶

组成:鲜芦笋 100 克,绿茶 3 克。

制法:将鲜芦笋清洗,切成 1 厘米左右小段,砂锅中加水后煮沸,放入芦笋及纱布包裹的绿茶,煎煮 15 分钟,取出茶叶包即可。

功效:润肺祛痰,解毒抗癌。

主治:适用于鼻咽癌、肺癌、食管癌、乳腺癌、宫颈癌等。

2. 乌梅山楂茶

组成:乌梅 10 枚,生山楂 15 克,绿茶 10 克。

制法:将乌梅、生山楂洗净,与布袋包裹的绿茶同时放入砂锅,加水煮 20 分钟左右,取出茶包即可。

功效:生津开胃,醒脑提神,抗癌防癌。

主治:适用于防治食管癌、胃癌、大肠癌、宫颈癌等。

3. 无花果绿茶

组成:无花果 2 枚,绿茶 10 克,灵芝 20 克。

制法:将无花果、灵芝洗净,与布袋包裹的绿茶同放入砂锅,加水煮 20 分钟左右,取出茶包即可。

功效:润肺清肠,抗癌防癌。

主治:适用于早期癌症。

(二)体育疗法

现代医学研究和临床观察资料表明,我国古人创造的多种运动方法,如传统的五禽戏、八段锦、太极拳、易筋操、体操、慢跑等,在防癌保健过程中,不仅能够使患者对生活充满信心,使原有症状得到缓解,还可以延长患者生存期,有很好的辅助治疗作用。

(三)娱乐疗法

通过各种形式的娱乐项目,使精神放松,心情愉快,以利于患者的治疗与康复。

(1)松弛疗法:①找一个舒适安静、光线柔和的房间,关好房门,坐在高低适中的椅子上,双脚平放在地上,双眼微闭。②慢慢调匀呼吸。③缓慢进行深呼吸,心中默念“放松”。④把注意力集中在脸部,随着呼气一次次逐渐放松开。⑤体会脸部的舒松感,似有气流涌遍全身。⑥紧闭双眼,脸部紧绷,咬紧牙关,然后突然放松,让舒松感传送至身体各处。⑦重复上述方法,循环往复直至全身上下彻底放松。⑧完全放松时,在舒适宁静的意念中,静坐 3~5 分钟。⑨慢慢放松上下眼皮,准备睁开。⑩双眼完全睁开。

（2）快乐疗法。

（3）音乐疗法。

（4）琴棋书画疗法。

（四）饮食宜忌

1. 肿瘤患者手术前饮食

肿瘤患者手术前应供给高蛋白和各种营养丰富的食物及充足的水分，以增强机体免疫力，能够抵御外邪，减少并发症，尽早康复。如在日常饮食的基础上增加适量的瘦肉、鸡蛋及各种富含维生素的水果、蔬菜等。另外，还可以结合辨证，运用中医药膳治疗。

2. 肿瘤患者手术后饮食

肿瘤患者术后一般宜先进流质、半流质食物，然后逐渐恢复到高营养的日常饮食。肿瘤患者术后食欲较差，故饮食宜以清淡少油为主，补充含有高蛋白、高维生素、钾、铁等的食物，如瘦肉、鲜菜、鲜果、杏干、大枣、菜汤、果汁、肉汁等。除上述一般食品外，根据不同部位的肿瘤，手术后饮食也有所区别。如脑瘤患者术后，应增加补肾健脑的食品，如酸枣仁、核桃、鲫鱼等；肺癌患者术后，宜增加补气养血、宽胸利膈、宣肺化痰之品，如大枣、杏仁霜、冬虫夏草、蛤蚧、鳊鱼等；肝癌患者术后，可多服养血柔肝、健脾和胃的食品，如生薏米、胡萝卜、猪肝、猴头菌、黄鱼、穿山甲肉、鸡内金、山楂等。

3. 肿瘤患者放疗时饮食

肿瘤患者放疗后，应在饮食中增加一些清淡滋润、养阴生津的食物，如梨汁、绿豆、银耳、甲鱼等；忌食辛辣刺激性食物，如茴香、生蒜、辣椒、生葱等；控制烟酒。除上述一般食品外，根据不同部位肿瘤，放疗时的饮食也有所区别。如脑瘤患者放疗时，宜多服滋肾健脑消肿之品，如黑芝麻、葡萄、冬瓜等；肺癌患者放疗时，宜多服滋阴润肺、止咳化痰之品，如雪梨、荸荠、杏仁露、银耳、罗汉果、蜂蜜、百合、冬虫夏草、猪肺及瘦肉等；肝癌患者放疗时，宜多服健脾和胃、滋阴养血之品，如藕、鳖甲胶、山药、荔枝、龙眼肉等。如出现消化道反应及骨髓抑制等不良反应时，则可参照化疗时的饮食。

4. 肿瘤患者化疗时饮食

化疗后多用健脾理气、和胃降逆之品，如生薏苡仁、白扁豆、大枣、小米、橘子、佛手、胡萝卜、白萝卜、山楂、姜汁、蔗汁等。如出现骨髓抑制，应多用益气养血生髓之品，如红枣、鸡蛋、猪骨髓、牛骨髓、核桃仁、连衣花生、紫河车、鹿胎盘、龙眼肉、菠菜、香菜、甲鱼、鹅血、银耳、猴头菇、蘑菇、蜂王浆、枸杞子、赤小豆、黄芪炖鸡等。对于各种肿瘤的不同证型，应采用辨证施膳进行治疗。晚期肿瘤不能主动进食的患者，可采用管饲进食的方法，维持营养。管饲“要素膳”在上部消化道即可吸收，因而残渣少，粪便少，并可减少肠道细菌的数量和种类。在放疗过程中，用此膳食可保护患者，使体重不减，血蛋白不下降，并可减少放疗所致的肠道损伤，对某些化学药物所致的结直肠黏膜损伤也有保护作用。管饲饮食量要逐渐增加，以免造成腹泻、肠道痉挛和产气。一般先给一半量，3～4天后，如能适应则可继续加量。当不能经口或管饲饮食时，则采用静脉高营养。

5. 防癌饮食

一般认为，在日常饮食中，应多食新鲜蔬菜，如黄花菜、蒲公英、菠菜、紫茄子、莴苣、豆芽和大蒜等；新鲜水果，如猕猴桃、大枣、杏子等；菌类如松茸菜、灵芝水等；海带和全谷类食物等。注意事项：常饮绿茶，适当减少脂肪、食盐的摄入，少食熏制食品，不食烧焦、霉变食物，不食过热过硬的食物，不偏食或过饱等，这些均有助于控制肿瘤的发生。

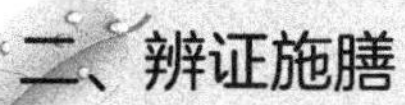

二、辨证施膳

（一）肺癌

肺癌，原发于支气管黏膜上皮，是最常见的恶性肿瘤之一。一般早期常无明显的临床症状，中、晚期才出现咳嗽、胸痛等呼吸系统症状，以及消瘦乏力等恶病质的表现。中医学多将之归入“肺积”“息贲”“咳嗽”“胸痛”等疾病范畴。多由正气不足，复感邪毒侵肺，或痰湿蕴肺，久则化毒成瘀，痰瘀毒热互结而成肿块，晚期多损伤肺阴，甚至导致肺肾两虚。而晚期肿瘤患者，正气亏虚，属本虚标实证。

肺癌早期，脾胃功能尚佳，应多进食滋补之品，有利于提高机体免疫力，使对手术及放、化疗等治疗手段有更好的耐受作用。肺癌患者手术后，肺气虚损，气血亏虚，故饮食宜以补气养血食品为主。肺癌放疗会导致肺阴亏耗，故宜食养阴润肺、补气养血之品。肺癌化疗时，多因化疗药物毒性较大，导致元气大伤，正气虚损。此时应予大量药物补气，除用药物治疗外，饮食上可选用鲤鱼汤、香菜鲫鱼汤、黄芪炖鸡、排骨汤、动物肝脏、鹰龟、木耳、冬虫夏草、连衣花生、向日葵籽等。如出现咳嗽、咯血等症状，应忌食生湿和伤阴的食物，宜食滋阴养血、清肺祛痰之品，如杏仁、海蜇、荸荠、梨等。晚期肺癌患者，多因前期的手术及放、化疗导致脾胃虚弱，正气亏损，因此进食应以清淡为主，辅以滋养气血的大枣、桂圆之品，少食多餐。注意预防恶病质。

1. 肺毒血热证

证候特点：咳痰色黄，或夹有血丝，发热，气短胸痛，小便赤痛，心烦寐差，便干，舌红或见瘀斑，苔黄，脉数。

药膳方：蕺菜大枣赤豆粥

药膳食材：干蕺菜 50 克，赤小豆 60 克，生薏米 90 克，红豆杉 10 克，大枣 25 枚，白糖适量。

操作方法：薏米、赤小豆洗干净浸泡 5 小时。蕺菜、红豆杉洗净浸半日，单包。大枣洗净去核。诸药食洗净添水，煮成稀粥。加适量白糖，每日服用数次，连服 14 天左右。

功效：清热解毒，化瘀凉血。

方解：方中蕺菜，又名鱼腥草，性微寒，味辛，为“治热毒壅肺之要药”，功善清热解毒、消痈排脓；赤小豆，性平，味甘、酸，入小肠、脾经，《药性论》云：“能消热毒痈肿”，功善清热解毒、散瘀消肿；生薏米，性微寒，味甘、淡，入肺、脾、胃经，《本草纲目》记载其“健脾益胃，补肺清热，祛风胜湿”，功善健脾利湿、消热消痈；红豆杉具有利尿消肿、温肾通经等功效；大枣，性平，味甘，入脾、胃经，《吴普本草》记载：“主调中益气”，功善补益中气、养血和药。全方合煮成粥共奏活血止血、清热解毒扶正抗癌之功。

2. 痰热蕴肺证

证候特点：咳嗽，痰多且黄腻，难以咳出，胸闷，纳差，便秘，伴恶心呕吐，或见颈部痰核瘰疬，舌暗红，苔黄厚腻，脉弦滑。

药膳方：笋菇萝卜炒肉丝

药膳食材：芦笋 350 克，香菇 60 克，胡萝卜 150 克，灵芝 20 克，瘦猪肉丝 100 克，食用油40克，盐、香油少许，葱、姜、水淀粉各适量。

操作方法：胡萝卜去尽萝卜缨及根须，芦笋、香菇、灵芝洗净，切丝。混合后，撒上少许盐浸味。猪肉洗净切丝。油锅烧热后，放入葱、姜略炒，迅速加入肉丝，将肉丝炒至六分熟，放入芦笋丝、胡萝卜丝、香菇丝、灵芝丝、少许盐，继续翻炒，加少许水淀粉，淋少许香油后出锅。每日分2次佐餐用，可连服10～15天。

功效：健脾化湿，清化痰热。

方解：方中芦笋，性寒，味甘，入肺经，《玉楸药解》云："清肺止渴，利水通淋，解鱼肉、药箭诸毒"，功善清热生津、利水通淋；香菇，性平，味甘，能补虚健脾、祛风化痰、解毒抗癌；胡萝卜，性平，味甘、辛，入肺经，《本草求真》云："胡萝卜能宽中下气，补中健食"，功善健脾和中、清热化痰解毒；灵芝，性平，味甘，功善补气安神、止咳平喘、延年益寿；瘦猪肉，性微寒，味甘、咸，入脾、胃经，功善健脾益气、补肾滋阴、润燥消肿。全方共奏健脾理气、清化痰热之功。

3. 阴虚肺燥证

证候特点：干咳少痰或无痰，咽干口渴，胸闷气短，五心烦热，体倦，低热盗汗，便干溲赤，舌红绛少津，苔薄黄或光剥苔，脉细数无力。

药膳方：二冬膏

药膳食材：天冬500克，麦冬500克，炼蜜适量。

操作方法：将天冬、麦冬洗净，各水煮4小时，捞出凉后再各煮2小时，再次捞出凉后再分别煮2小时，合并煎液，过滤后晾凉成清膏，每100克清膏加入炼蜜50克，混合均匀后，每日2次，每次服20克，开水调服。

功效：甘凉清淡，润肺解毒。

方解：天冬，性大寒，味甘、苦，归肺经，《本草汇言》曰："润燥滋阴，降火清肺之药也"，功善滋阴清肺、祛火润燥；麦冬，味甘、微苦，归肺经，功善润肺养阴、益胃生津。全方共奏养阴清肺、润燥止咳之功。

4. 肺肾两虚证

证候特点：咳嗽气短，动则喘促，咳痰无力，面色不华，倦怠懒言，腰膝酸软，舌淡苔白，脉沉无力。

药膳方：枸杞杏仁参蛤粥

药膳食材：枸杞子100克，苦杏仁80克，核桃仁、黑芝麻各50克，人参粉4克，蛤蚧粉4克，糯米100克，蜂蜜适量。

操作方法：将糯米加水并加入洗净的枸杞子、苦杏仁、核桃仁和黑芝麻，共同煮成稀粥，待粥熟后加入人参粉和蛤蚧粉，再加入少许蜂蜜，混合均匀，早晚饭前1小时温服。每日2次，连服15天。

功效：补益肺肾。

方解：方中枸杞子，性平，味甘，归肺经，功善滋补肝肾、润肺明目；苦杏仁，性微温，味苦，归肺经，功善止咳平喘、润肠通便；核桃仁温肺补肾、敛肺定喘；枸杞子、黑芝麻，性平，味甘，益肾，加甘平之蜂蜜，助其润肺补虚、清热解毒；人参，味甘、微苦，入肺、脾经，功善补气生津、安神益智；蛤蚧，性平，味咸，入肺、肾经，功善补肺益肾、止咳定喘。全方共奏补益肺肾、止咳平喘之功。适用于肺癌晚期虚证，但寒热均不明显者。也可用于放、化疗引起的白细胞减少等。

（二）肝癌

肝癌恶性程度较高，自然生存期很短。经理化检查可发现肝脏肿块或甲胎蛋白阳性，临床上以肝区疼痛、肝脏进行性肿大，伴腹水、黄疸等为主要临床表现。根据肝癌发展过程中出现的症状、体征将之归入“肝积”“黄疸”“癥积”“肥气”“腹胀”等疾病范畴。肝癌患者多正气亏虚，复因饮食失宜、情志所伤而致脏腑功能失调；或为肝气郁滞，脾失健运；或为瘀毒内阻，肝络不通；或为湿热结毒，日久渐积而成。终致气血亏耗，正不胜邪。

肝癌患者常伴有脾胃虚弱，不欲饮食，故烹饪食物时应更加注重色香味，增进患者的食欲。宜少食多餐，也可适当加食柠檬水、山楂等。肝癌患者胆汁分泌异常时，常伴有厌食油腻、食欲不振、黄疸等症状，此时应以清淡饮食为主。肝癌患者手术后，常因损伤脾胃之气，而出现不欲饮食、体倦懒言、面色不荣、食少纳呆等症状，故宜健脾理气，进食牛奶、鸡蛋、猪肝、山楂、生薏米、胡萝卜、蘑菇、猴头、黄鱼、鲈鱼、鳜鱼、穿山甲肉、柠檬、佛手、西瓜、鸡内金等食品。肝癌患者放疗时，常因脾胃气阴两虚引起纳呆不饥、口舌燥裂等症状，故饮食以滋润生津的食品为主。肝癌患者化疗时，会导致脾胃虚弱、正气虚损之证，临床上表现出食少、厌食、乏力、消瘦之证，故应食用补血益气、健脾开胃之品，如生薏米、动物肝脏等。出现腹胀、黄疸的患者，宜多食清热健脾之品，如冬瓜、山药、生薏米、金橘饼、玫瑰花、鲫鱼等；勿食番薯、土豆等壅滞产气食物。肝癌晚期患者的饮食，以适合患者口味，增进食欲而营养较为充足为重点，以清淡稀软、易于消化为宜，忌油腻，禁用一切毒物，忌服酒类饮料、辣椒、母猪肉、南瓜、韭菜等。此时患者多伴有食管静脉曲张，管壁十分薄脆，极易损伤，同时患者凝血机制很差，出血后很难凝血止血，故除了不食过油、烤制、硬脆及纤维含量较高的食品外，还应注意进食时一定要细嚼慢咽。食鱼、鸡时特别要小心鱼刺、鸡骨的卷入，以免损伤消化道，造成大出血。伴随消化道出血的肝癌患者，应禁食并通过静脉输入的方式给予高能量饮食，以维持生命。肝癌晚期，血氨增高的患者，还应严格掌握蛋白质的汲取量，应给予充足能量的食物，防止出现肝昏迷。如能进食，可食用适量的蜂蜜、巧克力糖及酸牛奶等。

1. 脾虚肝郁证

证候特点：肝区隐隐胀痛，频繁吸气，食欲不振，便溏，舌淡，苔薄白，脉弦。

药膳方：刀豆香菇粥

药膳食材：刀豆子 50 克，香菇 50 克，籼米 60 克，猪肝 50 克，生薏米 50 克，葱、姜、盐、味精、胡椒粉各适量。

操作方法：香菇洗净后浸泡 2 小时，发好后切块，浸泡好的水存好留用。猪肝切块。将油锅烧热，先放入葱姜，然后加入猪肝，略炒后加入刀豆子和切好的香菇丁，一起爆炒后加少许盐、味精等，撒少许胡椒粉，出锅装入钵内备用。将籼米、生薏米洗干净，加水煮粥，粥熟后放入之前炒的刀豆、猪肝和香菇，一起再煮片刻，即可盛出。每日早晚饭前 1 小时温服，连服 3～4 周。

功效：健脾理气，疏肝解郁。

方解：方中刀豆子，性温，味甘，能温中健脾、下气止呃；猪肝，性温，味甘、苦，归脾、胃、肝经，功善柔肝健脾、明目益气；生薏米，性凉，味甘、淡，功善利水、健脾、除痹、清热排脓；香菇，性平，味甘，入肝、胃经，功善益气活血、化痰理气、健脾补虚、解毒抗癌，药理研究其β-葡萄糖苷酶有抗癌的作用；配以籼米，性温，味甘，能补益中气，尤适用于脾虚肝郁、腹胀呃逆者。

2. 瘀毒内阻证

证候特点：上腹部积块较为明显，质地较硬，积块固定，按压疼痛明显，伴刺痛，偶伴发热，面色黧黑，舌紫暗，苔白厚，脉弦或沉细。

药膳方：斑蝥煮鸡蛋

药膳食材：斑蝥1～2只（去头、足、翅），鲜鸡蛋1个。

操作方法：将斑蝥洗净后，在生鸡蛋上部敲开一个孔，将斑蝥放入蛋内，用食品级纱布封口后，蒸熟，剥开鸡蛋除去斑蝥，食用鸡蛋。每日一个鸡蛋，连续服用5天，停食5天，再继续服用5天，共用此法3个月为1个疗程。

功效：化瘀解毒。

方解：斑蝥，性寒，味辛，有大毒，功善破血祛瘀、解毒消癥；鸡蛋，性平，味甘，入肺、胃经，功善益气养血、清热解毒，并能缓解斑蝥的毒性。药理研究表明，斑蝥中的斑蝥素（CA）可以抑制肿瘤中蛋白质的合成，影响肿瘤细胞的复制和转移；去甲斑蝥素（NCTD）还可抑制肿瘤细胞的分裂和生长增殖；斑蝥酸钠可通过改善细胞的能量代谢降低癌毒素的水平，抑制癌细胞DNA和RNA，杀死肿瘤细胞。全方共奏扶正抗邪之功。注意斑蝥有毒，服用时应严格控制剂量，以免中毒。同时应多饮绿茶，助其解毒。

3. 湿热结毒证

证候特点：肝区疼痛，伴有低热不退，偶见高热，炽热不宁，脘腹胀大，胸闷痞满，食少纳差，肝脾肿大，时有恶心呕吐，面色萎黄，口苦咽干，溲赤便秘，舌红苔黄，脉弦滑数。

药膳方：猪秧秧蒸猪肝

药膳食材：猪秧秧70克，猪肝80克，油、盐各少许。

操作方法：猪肝切片，猪秧秧清洗干净切成小段，将两者混合均匀后，装入碟盘中，隔水蒸熟，拿出后加入油、盐少许调味。

功效：清热利湿，化痰解毒。

方解：猪秧秧，性凉，味甘、辛、微苦，归肝、膀胱经，功善清热解毒、抗癌、活血利尿；猪肝同上。全方共奏清热解毒、补肝利湿之功。适宜于肝癌有热象者日常饮食。

4. 气血亏损证

证候特点：肝癌晚期，肝区胀大，面色晦暗，形体憔悴，倦怠无力，食少纳呆，尿少便溏，或有浮肿，舌暗淡苔少，脉象沉细而弱。

药膳方：虫草炖胎盘

药膳食材：冬虫夏草20克，可食用胎盘1个，生薏米20克，葱、姜、油、盐各少许。

操作方法：将虫草、生薏米洗净浸泡片刻，将胎盘洗净切块，三者共同放入蒸屉中加少许葱、姜隔水蒸熟，后放入油、盐调味服食。

功效：益气养血，扶正抗癌。

方解：胎盘，性温，味甘，功善大补气血、益精填髓；生薏米，性凉，味甘、淡，功善利水、健脾、除痹、清热排脓；冬虫夏草，性温，味甘，能治诸虚百损，可以增强免疫力，可抑制C型RNA致肿瘤病毒的复制，干扰肿瘤细胞的合成。上药合用，共奏大补气血、扶正抗癌之功。放、化疗引起的白细胞减少的患者也可服用。但毒热壅盛、邪毒内结者不宜服。

（三）乳腺癌

乳腺癌在我国发病率很高，临床上以乳房结块等为主要表现。本病在祖国医学中属于“乳岩”“妒乳”等疾病范畴。乳腺癌的病因主要为阳明积热或冲任失调，复因情志不和，导致肝郁气滞，瘀毒内阻，肝气横逆，损伤脾胃，而致痰湿毒邪壅滞，郁积成疾，损伤气血阴阳，终致气血两亏。

乳腺癌患者应注意膳食结构，适当减少脂肪摄入，忌生南瓜、葱、母猪肉、蒜、醇酒厚味等助火生痰有碍脾运的食物，宜食化痰软坚的食物。术后，可给予滋养气血、散结补虚之品，以补益正气，提高免疫力，助于康复。乳腺癌放疗时，易伤阴耗气，宜服用滋阴凉血益气之品。乳腺癌化疗时，若出现恶心、呕吐等症状或白细胞减少的现象，可予和胃止呕、补气生血之品。

1. 肝郁气滞证

证候特点：乳房有肿块，肿块无异常感觉，无外部皮色改变，胁肋胀而窜痛，生气等情绪激动时会加重，可伴食少纳呆，或月经量少，或月经有血块，舌质偏红，苔薄黄，脉弦。

药膳方：玫瑰橘酒饮

药膳食材：青橘皮 20 克，玫瑰花瓣 20 克，青橘叶 20 克，橘核 20 克，黄酒 60 克。

操作方法：将玫瑰花瓣、青橘皮、橘核、青橘叶洗干净，共同置入黄酒中，加少许水混合，每日 1 剂，早晚饭后 1 小时温服，连续服用 10 天为 1 个疗程。

功效：疏肝解郁。

方解：方中玫瑰花，性温，味甘、微苦，功善活血调经、柔肝健脾、解郁安神；青橘皮，性温，味辛、苦，功善破气消积、化痰除痞；青橘叶，性平，味苦、辛，助青橘皮疏肝行气、消肿解郁、散结止痛；橘核，性平，味苦，归肝、肾经，能理气、散结、止痛；黄酒既可矫味，又能活血通经，助药行其功用。全方共奏清热解毒、理气散结之功。该方主要用于乳腺癌早期，可供乳腺癌患者日常饮用。

2. 瘀毒内阻证

证候特点：乳房结块，日益增大，坚硬不移，灼热疼痛，甚则溃烂翻花，面紫青，舌红绛，有瘀点，苔黄，脉弦。

药膳方：蜈蚣山甲海马散

药膳食材：蜈蚣 5 只，海马 2 只，炙山甲 50 克，黄酒适量。

操作方法：将蜈蚣、海马、炙山甲共同烘干，烘干后将其混合研磨成粉末状，黄酒调服，每天服用 3 次，每次 5 克，连服 15 剂。

功效：活血解毒祛瘀。

方解：方中穿山甲，性微寒，味咸，功善解毒化脓、祛瘀消肿、活血通经；蜈蚣，性温，味辛，有毒，归肝经，助山甲解毒散结；海马，性温，味甘，能补阳益气、温肾活血；黄酒推行药势，适用于中晚期乳腺癌患者。

3. 痰湿不化证

证候特点：乳中有块，坚硬不平，胀木不痛，腋下瘰疬，全身沉重，精神不爽，面黄纳差，胸闷腹胀，舌暗苔厚腻，脉弦滑。

药膳方：丝瓜鸡蛋汤

药膳食材：老丝瓜 300 克，木耳 60 克，鸡蛋 3 枚，食用盐、香油各适量。

操作方法：将老丝瓜洗净，切成丝状，与浸泡好的黑木耳共同放入锅中煮熟煨汤，开锅以后将搅拌好的鸡蛋撒入，并加入适量的盐和香油，微煮片刻即可食用。每日服用 2 次，服用 10 天。

功效：健脾祛湿，化痰散结。

方解：方中丝瓜，性凉，味甘，归肺、肝、胃、大肠经，功善清热化痰、凉血祛瘀、解毒疗疮；鸡蛋、木耳甘平益气。本品可清热凉血、化痰散结，汤鲜色美，可为乳腺癌患者佐餐之用。

4. 气血两亏证

证候特点：乳癌晚期，肿瘤远处转移，面色萎黄不荣，头晕，短气，体倦无力，食少纳呆，舌淡苔白，脉沉细。

药膳方：杏圆炖银耳

药膳食材：干银耳30克，南杏仁15克，干桂圆肉15克，黄花菜30克，冰糖60克。

操作方法：将银耳洗净，温水浸泡至发好，放入锅内先炖煮1.5小时。将干桂圆肉洗净，用清水泡15分钟左右。将杏仁洗净放入开水中浸泡20分钟后，取出将皮去掉，加入泡好的桂圆共同蒸1小时，再加入冰糖和黄花菜及煮好的银耳共同煮15分钟即可。每日早晚饭后服用，可连服2～3周。

功效：扶正抗癌，补气活血。

方解：银耳，性平，味甘、淡，入肺、胃、肾经，无毒，功善滋补生津、润肺养胃，为滋补佳品。南杏仁又名甜杏仁，性平，味甘，无毒，归肺、大肠经，功善润肺镇咳、生津开胃。黄花菜性平，味甘、微苦，归肝、脾、肾经，清热利尿、解毒消肿、止血除烦、宽胸膈、养血平肝、利水通乳、利咽宽胸；桂圆肉开胃益脾、养血安神。本品气味香甜，为补益气血的美食补品。全方共奏扶正抗癌、补气活血之功，用于乳腺癌晚期患者。

（四）胃癌

胃癌是我国最常见的恶性肿瘤，约占消化系统癌肿的50%，占全部恶性肿瘤的10%。40～60岁为多发人群，男女比例为3∶1。其发病原因与食管癌相似，此外还与某些胃部疾病（如胃腺瘤性息肉、胃溃疡、萎缩性胃炎等）恶性病变有关。胃癌多发于幽门前区和胃窦部，约占50%，胃小弯侧约占25%，其次为贲门部、胃大弯、胃前后壁。胃癌可分为浸润型、溃疡型、息肉样型，以腺癌为最多见，少数为黏液癌及混合癌。胃癌多属于中医学“噎膈”“反胃”“胃脘痛”“癥瘕”“积聚”等范畴。其主要临床表现：①上腹部饱胀不适和疼痛。多呈间歇性饱胀不适和持续性隐痛。②食欲不振，尤其厌恶肉类食物。③恶心、呕吐。呕吐多与癌肿部位有关，在幽门部呕吐频繁，呕吐物多为宿食和胃液，如近贲门，症状与食管癌相似。④呕血或黑便。常呕出咖啡色液体及排出柏油样黑便，为癌肿侵及大血管所致。⑤倦怠乏力，体格消瘦。⑥其他症状，如嗳气、吞酸、胃灼热、全身不适等。

胃癌患者总的饮食原则是采用易于消化的食物，如富含蛋白质、脂肪的蒸煮较烂的食物，尽量减少食物中粗纤维的含量。要注意保护胃黏膜，避免高盐、过硬、过烫的食物。食物要新鲜，维生素补充要均衡。多食用新鲜水果、蔬菜，增加优质蛋白质的摄入量。宜多食用大蒜、洋葱、胡萝卜等。忌烟酒；忌辛辣刺激性食物；忌霉变、污染、坚硬、粗糙、多纤维、油腻等不易消化的食物；忌煎、炸、烟熏、腌制等食物；忌暴饮暴食。

1. 肝胃不和证

证候特点：胃脘痞满，时时作痛，窜及两胁，嗳气频繁，大便不畅，舌质偏红，苔薄黄，脉弦。

药膳方：清炖黄花鱼

药膳食材：黄花鱼 1 条，荜茇、砂仁、陈皮、胡椒各 3 克，油、盐、葱、姜各少许。

操作方法：将黄花鱼去鳞和内脏，洗净，荜茇、砂仁、陈皮、胡椒等略捣碎。将油烧热，下黄花鱼稍煎，加水适量，入葱、姜、荜茇、砂仁、陈皮、胡椒共煮，加盐少许，炖熟即可。每日早晚各 1 次，2 次食尽，连服 7 日。

功效：疏肝解郁。

方解：此方为《家庭饮食调治》所载。黄花鱼性温，味甘，补气填精、开胃安神；荜茇性热，味辛，温中散寒、下气止痛；陈皮性温，味辛、苦，理气健脾、燥湿化痰。方中富含多种氨基酸，对放疗有增效作用。黄花鱼鳔有明显抗幽门结扎性溃疡的效果，可达到预防胃癌的目的，所以应将鱼鳔与黄花鱼同炖。《中国海洋生物》载："大黄鱼可治食道癌和胃癌。"此方味道鲜美，既可疏肝理气健胃，又可抗癌防癌，适于胃癌患者经常食用。

2. 气血两亏证

证候特点：胃癌晚期，胃脘可见肿块，食后胃胀或食后不下，全身乏力，面色萎黄不荣，头晕，短气，舌淡苔白，脉沉细。

药膳方：猴头菇炖章鱼

药膳食材：猴头菇 250 克，章鱼肉 100 克，葱白、姜丝、油、盐、酒各少许。

操作方法：将猴头菇温水浸泡 15 分钟，挤净水切块；将鱼肉洗净切块。二物置锅内，加水适量煮沸，放入葱、姜、盐、酒、油适量，慢火炖熟。每日 1 次，连服 15 日，食量不限。

功效：扶正抗癌，补气活血。

方解：此方见于《食治本草》。猴头菇性平，味甘，补虚损、利五脏，含有多糖、多肽和酰胺类物质，均有抗癌作用，对胃癌有明显的治疗效果，可以缩小肿块、提高免疫力、延长生存期；章鱼性平，味咸，益气养血、通经生肌。章鱼提取物有极强的抗病毒和抗肿瘤作用。猴头菇与章鱼合用，味鲜美可口，抗癌作用强，又可益气养血，尤适宜于胃癌、食管癌、肠癌等消化道肿瘤。

（五）大肠癌

大肠癌是指自大肠黏膜上皮起源的恶性肿瘤，是最常见的消化道恶性肿瘤之一。近年大肠癌发病有上升趋势，40 岁以上人群高发，男性患者约为女性的 2 倍。临床常见血便或黏液脓血便、大便形状或习惯发生改变、腹痛、腹部包块等。根据其发生部位不同，可分为直肠癌和结肠癌。其临床表现常各有其特殊性，大肠癌具有起病隐匿的特点，早期常无明显的临床表现，病情发展较慢，远期疗效优于其他消化道恶性肿瘤，预后相对较好。其病因与遗传、生活方式、大肠腺瘤等关系密切。大肠癌的发病率从高到低依次为直肠、乙状结肠、盲肠、升结肠、降结肠及横结肠，现有向近端（右半结肠）发展的趋势。发病年龄趋老年化，男女之比为 1.65∶1。高脂肪、高蛋白和低纤维饮食易引起大肠癌。

大肠癌的发生与食物太精细、缺少纤维素、高动物蛋白、高脂肪膳食有关。经常进行此类饮食的人，肠道厌氧菌较多，可将胆酸分解成一种较强致癌力的脱氧胆酸。因此在饮食方面，应给予丰富的维生素食品，如土豆、红薯、青菜、香蕉等。但应避免过于粗糙的饮食，如韭菜、笋等。饮食也要多样化，多选大豆制品，绿色、黄色、橙色的蔬菜及水果，不要食用腌制、烟熏及油炸食品。多饮水，不食易致便秘的食物，如牛奶、浓茶等。

1. 湿热蕴结证

证候特点：肛门直肠有肿瘤，腹痛腹胀，大便次数增多，带黏液脓血，或里急后重，饮食减少，舌苔黄腻，脉滑数。

药膳方：马齿苋绿豆汤

药膳食材：新鲜马齿苋120克或干品60克，绿豆。

操作方法：将上述原料加水适量，煎汤500毫升。每日1～2次，连服2～3周。

功效：清热解毒，利水消肿，生津养液。

方解：马齿苋酸寒无毒，绿豆性寒，共奏清热解毒、利水消肿、生津养液之功。二味合用对湿热蕴结患者较宜。本方对脾虚泄泻者不宜使用。

2. 气滞血瘀证

证候特点：腹块刺痛，坚硬不移，腹胀腹泻，痢下紫黑脓血，里急后重。舌紫或瘀斑，苔黄，脉涩而沉弦。常见于大肠癌进展期。

药膳方：佛手柑粥

药膳食材：佛手柑15克，粳米100克，当归15克，冰糖适量。

操作方法：佛手、当归煎汤备用。粳米加水适量煮为粥，粥成入佛手汁及冰糖微煮沸即可。每日1次，连服10～15天。

功效：理气和血，健胃止呕。

方解：佛手性温，味辛、苦、酸，入脾、胃、肝经，理气止痛、健胃止呕。当归味甘、辛，性温，归肝、心、脾经，补血活血、润燥滑肠。

参考书目

郭海英. 2009. 中医养生学[M]. 北京：中国中医药出版社.
李春燕. 2009. 养生的智慧全集：不可不知的黄帝内经养生哲学[M]. 北京：中国商业出版社.
李俊德. 2006. 长生有道：名老中医谈养生[M]. 北京：华夏出版社.
卢传坚. 2013. 当代名老中医养生宝鉴[M]. 北京：人民卫生出版社.
马烈光，洪净，周铮. 2012. 中医养生大要[M]. 北京：中国中医药出版社.
马烈光，蒋力生. 2016. 中医养生学[M]. 北京：中国中医药出版社.
马烈光. 2012. 中医养生学[M]. 北京：中国中医药出版社.
孟景春. 1992. 中医养生康复学概论[M]. 上海：上海科学技术出版社.
孙晓生. 2015. 孙晓生中医养生文丛 · 第二辑[M]. 北京：中国中医药出版社.
王玉川. 1992. 中医养生学[M]. 上海：上海科学技术出版社.
赵霖. 2003. 首席专家赵霖谈平衡膳食健康忠告[M]. 北京：人民卫生出版社.

龙江医派赋

天苍苍兮东远，地茫茫兮北偏，幅员辽阔，位处陲边，白山黑水，亘古荒寒。峻岭巍峨兮，林深路险；江河纵横兮，波涌浪宽。不习耕读，专事游牧渔猎；追随四季，衣食一任自然。

风云不测，水旱灾患时起；福祸难知，每发疫疠疾年。临危无术兮，死伤接踵；医药不兴兮，告穷归天。汉晋唐宋以降，华夏文明始传；渤海后金更替，胡马屡起烽烟。赵宋朱明孱弱，满蒙入主中原；文人获罪流放，岐黄渐次北迁。卜奎医阵先起，冰城聚拢三山；呼兰研读金鉴，松滨专修保元。艺业至是以进，道术期期待全。

民国初建，军阀又开战端，日寇强占东北，满洲傀儡政权，民生日日凋敝，国事处处不堪。百姓疾苦谁问，心身饱受摧残。洋医风强阵马，国医步履维艰。倭奴把持医政，无故考试刁难。幸有仲山先生，敢为天下之先，负笈南渡，学成北还，塞外高山唱大风。悬壶立德，著书立言；庠序以教，经典为要；开创社团，争鸣解惑；广引四方才俊，秘技薪火相传。

开国大典，改地换天，龙江医派，焕发新颜。万象甦生兮，兴利除弊；举办大学兮，哺英育贤。高马韩张，医名远播；后起之秀，势可前瞻。几代人披风沥雨、勤耕不辍，数十载破浪行船、一路高歌。感恩先人奠宏基，且喜后辈接前缘。噫嘻！斯文永续，医脉绵绵，桃李开遍原野，繁华布满杏园。试看今日之域中，竟是吾侪夺桂冠。

（常存库）

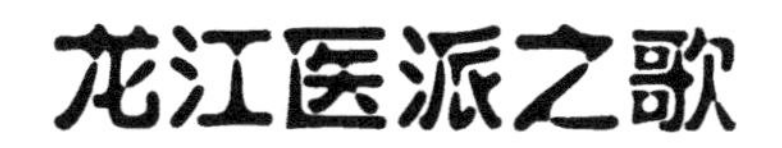

1=C $\frac{4}{4}$
♩=100

作词: 常存库
作曲: 王 欣

0 0 05 61 | 3· 1 2 17 | 6 – 04 61 | 2· 1 72 176 |

5 – 05 43 | 23 6 5· 4 | 3 212 | 1 – – 12 |

白山

3· 5 4 31 | 23 1 – 35 | 1 – 7 17 | 67 5 5 561 |

黑水莽莽 苍苍 龙江 医脉源远 流长 东北风

2 23 1·1 75 | 7 6 02 23 | 4 4 6 77 67 | 65 5 – 0 |

激起生命力的 剽悍 黑土地 孕育出中医药的 锋芒

1· 7 6 71 | 53 3 – – | 6· 5 4 31 | 45 2 – 11 |

道业承接 今古 贤才汇聚 八方 龙江

6 6 6 76 771 | 2· 1 3 2 | 2 – – 55 | 3· 1 7 65 |

医派在这里诞生在 这里成 长 桃李 花开满园

1 – – 12 | 3· 5 4 31 | 23 1 – 35 | 1· 7 2 17 |

香 曾几 何时亘古 洪荒 华夏 文明大道

67 5 – 561 | 2 2 3 1·1 75 | 7 6 02 23 | 4 4 6 77 67 |

康庄 经历了 数千载漫长的 守望 积累了 几百年丰富的

65 5 – – | 1· 7 6 71 | 53 3 – – | 6· 5 4 31 |

收藏 山野遍生 灵药 世代广有

45 2 0 11 | 6 6 6 76 771 | 2· 1 3· 2 | 2 – – 55 |

奇方 龙江 医派在这里奠基在 这里开 创 杏林

3· 1 7 12 | 1 – – – | | |

际会再争 强